DIAGNOSTIC ET TRAITEMENT

DES

AFFECTIONS OCULAIRES

PAR LES DOCTEURS

X. GALEZOWSKI
PROFESSEUR LIBRE D'OPHTHALMOLOGIE

V. DAGUENET
MÉDECIN-MAJOR DE 1re CLASSE

CONJONCTIVE — CORNÉE
SCLÉROTIQUE — IRIS

Avec figures intercalées dans le texte.

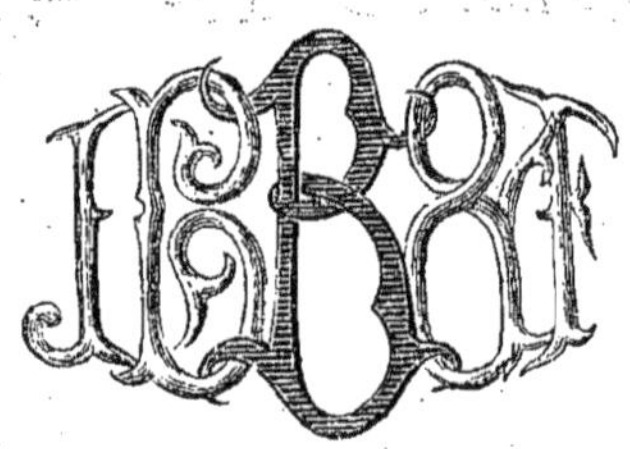

PARIS
LIBRAIRIE J. B. BAILLIÈRE ET FILS
19, Rue Hautefeuille, près du boulevard Saint-Germain

1883

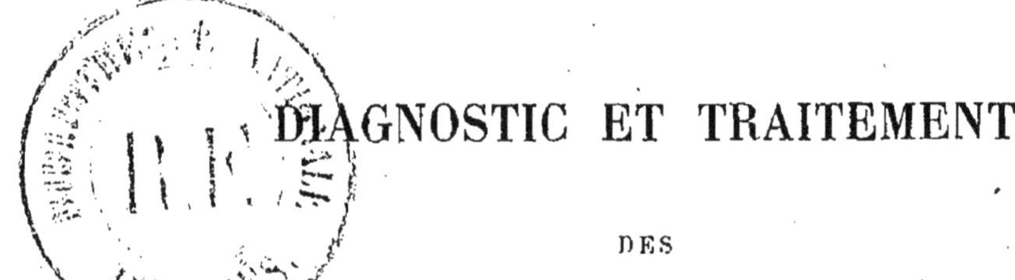

DIAGNOSTIC ET TRAITEMENT

DES

AFFECTIONS OCULAIRES

TRAVAUX DE M. LE Dr GALEZOWSKI :

Traité des maladies des yeux. *Deuxième édition.* Paris, 1874, 1 vol. in-8 de XVI-896 pages avec 416 figures.............................. ... 20 fr.

Traité iconographique d'ophthalmoscopie comprenant la description des différents ophthalmoscopes, l'exploration des membranes entières de l'œil et le diagnostic des affections cérébrales et constitutionnelles. Paris, 1876, 1 vol. in-8 avec 20 planches chromolithographiées contenant 113 figures et 30 figures intercalées dans le texte............................. 30 fr.

Échelles optométriques et chromatiques, pour mesurer l'acuité de la vision, les limites du champ visuel et la faculté chromatique, accompagnées de tables synoptiques pour le choix des lunettes. Paris, 1883, in-8, 25 pl.

Échelles portatives des caractères et des couleurs pour mesurer l'acuité visuelle. Paris, 1880, 34 planches, in-18......................... 2 fr. 50

Du diagnostic des maladies des yeux par la chromatoscopie rétinienne, précédé d'une étude sur les lois physiques et physiologiques des couleurs. Paris, 1868, 1 vol. in-8 de 267 pages, avec 31 figures, une échelle chromatique comprenant 44 teintes et cinq échelles typographiques tirées en noir et en couleurs.. 7 fr.

Recueil d'ophthalmologie, 1re année, 1871, in-8, 124 pages. — 2e série, 1875 à 1878, 4 vol. in-8. — 3e série, 1879 à 1882, t. I à IV, in-8.

Amblyopies toxiques. Paris, 1877, 1 vol. in-8.................... 7 fr.

Migraine ophthalmique. 1 vol. in-8. *Sous presse.*

TRAVAUX DE M. LE Dr DAGUENET :

Manuel d'ophthalmoscopie, diagnostic des maladies profondes de l'œil. Paris, 1875, 1 vol in-18 avec figures...................... 4 fr.

5667-83 — CORBEIL. Typ. et stér. CRÉTÉ

DIAGNOSTIC ET TRAITEMENT

DES

AFFECTIONS OCULAIRES

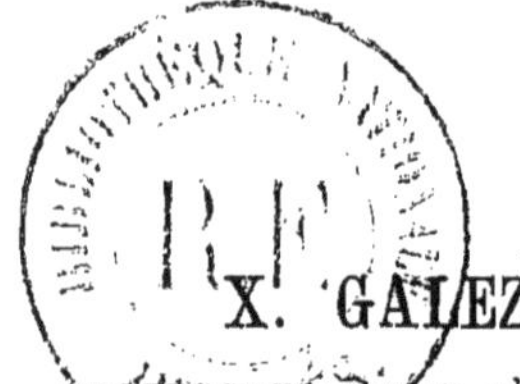

PAR LES DOCTEURS

X. GALEZOWSKI
PROFESSEUR LIBRE D'OPHTHALMOLOGIE

V. DAGUENET
MÉDECIN-MAJOR DE 1re CLASSE

CONJONCTIVE — CORNÉE

SCLÉROTIQUE — IRIS

Avec figures intercalées dans le texte.

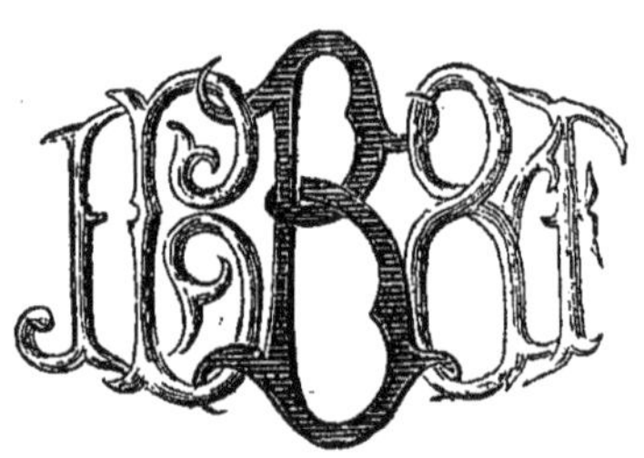

PARIS

LIBRAIRIE J. B. BAILLIÈRE ET FILS

19, Rue Hautefeuille, près du boulevard Saint-Germain

1883

INTRODUCTION

Le traitement des maladies des yeux est étroitement lié à leur diagnostic. Plus celui-ci est exact, plus il fournit à la thérapeutique des indications précises; c'est pourquoi nous avons cru utile de ne pas séparer ces deux questions dans l'ouvrage que nous présentons aujourd'hui au public.

Depuis nombre d'années, le diagnostic des affections oculaires a atteint un degré de précision qui dépasse, on peut bien le dire, celui des autres branches de la médecine. Il le doit aux méthodes d'exploration les plus variées, auxquelles l'œil se prête merveilleusement.

En effet, il laisse voir à l'observateur sa forme, ses dimensions, ses rapports, les mouvements qu'il exécute et toutes les parties antérieures qui le constituent (*conjonctive*, *cornée*, *sclérotique*, *iris*).

Par le toucher, il permet d'apprécier sa consistance et d'explorer sa sensibilité.

L'ophthalmoscope éclaire ses parties les plus profondes, décèle leurs altérations et sert à mesurer mathématiquement sa réfraction.

Enfin, la délicate fonction qu'il remplit comme organe de la vision peut être analysée, grâce à la mesure exacte de l'acuïté visuelle et de la vision périphérique, grâce à la connaissance des phosphènes et à l'étude, chaque jour plus approfondie, de l'impressionnabilité de la rétine aux différentes couleurs.

On pourrait être tenté, d'après cela, de croire que le

diagnostic des maladies des yeux est devenu très simple; mais cependant il faut nous attendre à rencontrer sur notre route de nombreuses difficultés.

Les premières tiennent à la grande diversité de ces affections. En effet, tout en ne pesant guère que sept grammes, le globe de l'œil est en réalité un organe très complexe où presque tous les principaux tissus du corps sont représentés : tissu cellulaire, épithélial, muqueux, fibreux, musculaire, vasculaire, nerveux, etc. Chacun de ces tissus a sa pathologie et est la source de lésions variées, qui sont de même nature que celles qui frappent les autres tissus analogues de l'économie et ne peuvent être étudiées avec fruit que si on connaît les lois de la pathologie générale.

En second lieu, les maladies des yeux sont rarement simples, mais présentent au contraire de fréquentes complications. Nous ne saurions nous en étonner si nous réfléchissons que les membranes de l'œil ont entre elles des rapports très intimes, sont souvent alimentées par les mêmes vaisseaux, innervées par les mêmes nerfs; il n'est donc pas surprenant de voir leurs altérations, et notamment leur inflammation, ne pas toujours rester limitées à la partie primitivement atteinte, mais envahir de proche en proche les membranes voisines, créant ainsi des complications qui sont souvent plus graves que la maladie elle-même et dont il importe au plus haut point de reconnaître la nature et la filiation morbide.

Enfin les affections oculaires exigent souvent du praticien une très grande sagacité pour découvrir les causes qui leur ont donné naissance. Nous savons qu'elles sont souvent sous l'influence des diathèses et des maladies constitutionnelles ou sous la dépendance d'affections de certains organes plus ou moins éloignés, tels que le cerveau, le cœur, les reins, le foie, l'utérus, etc. Ce n'est pas toujours chose facile que de reconnaître leur origine et de remonter à leurs véritables causes, tant celles-ci sont multiples et quelquefois obscures.

Telle est la source des principales difficultés que l'on rencontre dans le diagnostic des maladies des yeux.

Chercher à vaincre ces difficultés en étudiant avec soin les principaux symptômes de chaque affection, en fixant leur valeur, en faisant voir l'importance qu'ils acquièrent par leur réunion ou leur groupement avec d'autres symptômes ; essayer d'autre part, quand l'occasion s'en présente, de faire voir les allures particulières, la physionomie spéciale que présente souvent la même maladie, selon la cause dont elle relève et selon le terrain sur lequel elle se développe, tel a été le but que nous nous sommes proposé. Nous avons dû pour cela donner d'assez longs développements à la description de la maladie elle-même, afin d'y puiser les éléments de son diagnostic et de saisir ses points de ressemblance et de dissemblance avec les autres affections avec lesquelles on peut la confondre.

Dans l'étude de la thérapeutique, nous avons cru utile de rappeler les propriétés des médicaments, afin de mieux connaître les armes que nous avons à manier.

Nous nous sommes également efforcés de mettre en relief les indications à remplir dans chaque affection, afin que le traitement en découle et soit toujours assis sur des bases rationnelles.

Cet ouvrage se compose de trois fascicules.

Le Premier traite des maladies de la *conjonctive*, de la *cornée*, de la *sclérotique* et de l'*iris*.

Le Deuxième comprendra l'étude des affections du *cristallin*, du *corps vitré*, de la *choroïde*, de la *rétine* et du *nerf optique*.

Enfin le Troisième sera réservé aux affections des *muscles*, aux troubles de l'*accommodation* et de la *réfraction*, aux maladies des *paupières*, des *voies lacrymales*, de l'*orbite*, et se terminera par un résumé des *blessures de l'œil*, sujet que nous avons préféré traiter à part et dans son ensemble, plutôt que d'en éparpiller la description à l'occasion de l'étude de chaque membrane en particulier.

DIAGNOSTIC ET THÉRAPEUTIQUE

DES

AFFECTIONS OCULAIRES

MALADIES DE LA CONJONCTIVE

CONSIDÉRATIONS SUR L'ANATOMIE DE LA CONJONCTIVE. SON MODE D'EXPLORATION. DIVISION DES CONJONCTIVITES. — CONJONCTIVITES CATARRHALE, PURULENTE, GRANULEUSE, DIPHTÉRITIQUE, PHLYCTÉNULAIRE. — XÉROSIS. — PTÉRYGON. — TUMEURS DE LA CONJONCTIVE. — LÉSIONS SYPHILITIQUES.

De toutes les affections oculaires, ce sont les maladies de la conjonctive qui sont les plus fréquentes et à ce titre, elles ont pour le praticien un intérêt de premier ordre.

Mais, avant de commencer leur étude, il est nécessaire de bien connaître le terrain sur lequel elles se développent. C'est pourquoi, sans avoir à faire ici l'anatomie complète de la conjonctive, nous croyons bon de rappeler certaines notions anatomiques qu'il est indispensable de connaître au point de vue du diagnostic et du traitement.

Nous aurons aussi à apprendre les moyens d'explorer cette membrane, afin que l'examen puisse toujours en être fait d'une manière méthodique et complète.

NOTIONS ANATOMIQUES.

Anatomie. La conjonctive est une membrane muqueuse très fine (1), renfermant dans sa charpente celluleuse des vaisseaux, des lymphatiques et des nerfs et ayant comme éléments spéciaux des papilles, des follicules et des glandes, le tout recouvert par une couche épithéliale.

(1) EXAMEN MICROSCOPIQUE DE LA CONJONCTIVE. — La conjonctive est composée de trois couches qui sont: 1° *la couche épithéliale*; 2° *la tunique propre*; 3° *le tissu sous-conjonctival.*

Sur les paupières, l'épithélium est cylindrique, mais il devient peu à peu pavimenteux à mesure qu'on se rapproche de la cornée, et c'est sous cette dernière forme, qu'il recouvre cette membrane.

Le tissu propre est constitüé par un stroma reticulé, n'ayant que peu d'éléments élastiques et présentant des mailles très fines, remplies de cellules lymphoïdes. Il appartient au genre du tissu adénoïde de Virchow.

Le tissu sous-conjonctival n'existe pas à proprement parler au niveau des tarses. Sur les culs-de-sac et la conjonctive bulbaire il se compose de mailles de tissu propre et de très nombreuses fibres élastiques, qui s'unissent à celles du tissu sous-jacent.

Les papilles sont de petites saillies constituées par du tissu cellulaire dense, dans lequel se trouve une petite anse vasculaire. Elles sont plus apparentes sur les cartilages tarses que sur les culs-de-sac où elles ont cependant une base plus large, et n'existent plus sur la conjonctive bulbaire. Toutefois c'est sur le cartilage tarse supérieur et au voisinage de l'angle externe qu'elles sont surtout visibles, sous forme de petites saillies très nombreuses et très fines.

Les follicules clos sont de petits amas de cellules lymphoïdes, entourés d'une membrane enveloppante. Bien des incertitudes règnent encore à leur égard, car les uns (Blumberg, Waldeyer) les regardent comme des éléments pathologiques et nient leur existence dans la conjonctive saine, tandis que d'autres (Krause, Frey, Kleinschmidt), les considèrent comme des productions normales et constantes. Quoi qu'il en soit, ces follicules peuvent s'hypertrophier et apparaître sur toute la muqueuse palpébrale, mais surtout sur la moitié externe du cul-de-sac inférieur, leur terrain de prédilection. La conjonctive bulbaire en est toujours dépourvue.

Les glandes de Krause (glandes acino-tubuleuses, sous-conjonctivales de Sappey) ont un diamètre moyen de $0^{m}/_{m}$,4. Elles siègent dans le tissu sous-conjonctival des culs-de-sac, de préférence du côté nasal, et sont toujours plus

Mais ces divers éléments ne se trouvent pas uniformément répandus partout dans la même proportion, et il importe d'avoir une idée très exacte de leur répartition.

1° Si nous les étudions dans la conjonctive palpébrale, nous trouvons que c'est cette partie de la muqueuse qui est la plus riche en vaisseaux et en nerfs. De là, la sensibilité assez

nombreuses à la paupière supérieure qu'à l'inférieure. Ainsi d'après Krause leur nombre varie entre 12 à 18 pour la paupière supérieure et entre 2 et 6 pour l'inférieure. Selon Sappey, on en trouve chez les uns de 12 à 15; chez d'autres de 30 à 40. Vues au microscope, elles représentent des glandes en grappe, dont le conduit excréteur s'ouvre dans les culs-de-sac. Ces glandes sécrètent un liquide analogue aux larmes, ou, selon Sappey, un véritable mucus.

Henle a aussi décrit dans la conjonctive des glandes utriculaires, dont le siège de prédilection serait la face postérieure des cartilages tarses. Mais leur existence n'est pas admise par la plupart des auteurs.

Enfin, dans certains cas pathologiques, tels que le trachome, Ivanoff a décrit dans la conjonctive des glandes tubuleuses qui, selon cet auteur, sont des glandes de nouvelle formation et auxquelles il fait jouer un rôle important. (Voir *Conjonctivite granuleuse.*)

La conjonctive est abondamment pourvue de vaisseaux lymphatiques. Sur le bulbe, ils communiquent avec les lacunes de la cornée (de Recklinghausen, Leber, Ciaccio). Vers les angles externe et interne de l'œil, ces lymphatiques gagnent la face et se rendent dans les ganglions pré-auriculaire et sous-maxillaires.

Les nerfs proviennent des nerfs ciliaires et des rameaux nasal, frontal et lacrymal de la branche ophthalmique de Willis. Parmi ces nerfs, les uns appartiennent en propre à la conjonctive ; les autres ne font que la traverser pour gagner d'autres organes et particulièrement la cornée.

Les nerfs de la conjonctive sont remarquables par leurs terminaisons qui ont lieu dans des corpuscules claviformes, découverts par Krause. Ces corpuscules, formés d'une enveloppe très mince et contenant une substance molle et granuleuse, siègent sous la couche épithéliale et sont beaucoup plus nombreux dans la conjonctive palpébrale que dans celle du bulbe, ce qui explique sa plus grande sensibilité.

Les filets du grand sympathique exercent aussi leur influence sur la circulation de la conjonctive. Claude Bernard a démontré qu'en coupant la portion céphalique du grand sympathique, on détermine une rougeur très vive de cette membrane.

grande qu'on lui connaît; de là surtout, le maximum d'injection et de rougeur qu'elle acquiert dans les inflammations catarrhales, circonstance qui est d'une assez grande importance pour le diagnostic.

La conjonctive palpébrale possède également un grand nombre de papilles, qui donnent à sa surface un aspect légèrement velouté. C'est l'hypertrophie souvent considérable de ces papilles, qui est quelquefois prise pour de véritables granulations et qui est ainsi l'occasion de fréquentes erreurs.

Comme appareil glandulaire, elle a les follicules clos. Ce sont les seules glandes qu'elle possède, car la plupart des auteurs nient l'existence des glandes tubuleuses que Henle prétend y avoir découvert. Quant aux glandes de Meibomius, dont on aperçoit à travers son tissu les rangées linéaires, elles ne lui appartiennent pas en propre, car elles sont situées dans le cartilage tarse et viennent s'ouvrir sur le bord des paupières.

2° La conjonctive des culs-de-sac est un peu moins vasculaire que la précédente et par conséquent un peu plus pâle. C'est le domaine exclusif des glandes de Krause, et c'est ici que les papilles prennent leur base la plus large et les follicules leur plus grand développement. Elle est également remarquable par les nombreux plis qu'elle présente, plis qui sont parallèles aux bords des paupières. On sait que c'est dans la partie externe du cul-de-sac supérieur, que s'ouvrent les huit ou douze canaux excréteurs de la glande lacrymale.

A l'angle interne, on trouve un plissement très prononcé de la conjonctive, connu sous le nom de pli semi-lunaire et qui n'est autre chose que le vestige de la membrane clignotante, que présentent certains animaux. Il supporte en dedans la caroncule lacrymale, sorte de petit îlot de peau, détaché du derme, entouré et recouvert par la conjonctive et destiné à servir de barrière aux larmes dont il empêche l'écoulement par l'angle interne, en les faisant refluer du côté des points lacrymaux. On retrouve dans ce petit organe tous les éléments de la peau, et particulièrement des poils très fins, des glandes sébacées, des glandes sudoripares et de très nombreux vaisseaux.

3° Enfin la conjonctive bulbaire, qu'il nous reste à étudier, est la plus pauvre en éléments spéciaux. Privée de papilles et de glandes, elle est même peu riche en vaisseaux et en nerfs ; aussi sa transparence est-elle parfaite.

Appliquée sur toute la partie antérieure du globe, depuis la région équatoriale, elle recouvre, au niveau des deux extrémités du diamètre transversal de la cornée un petit amas cellulo-graisseux connu sous le nom de pinguecula. Arrivée sur le bord de la cornée, elle en revêt la périphérie dans une zone de 2 à 3 mill., zone qui constitue le limbe conjonctival et au niveau de laquelle elle est très adhérente au tissu sous-jacent. Là sont ses limites, mais sa couche épithéliale se prolonge encore sur la cornée tout entière.

Vascularisation de la conjonctive.

Telle est la conjonctive, vue dans son ensemble. Mais ce qui doit surtout nous intéresser, ce sont certains détails relatifs à la vascularisation de cette membrane et à son mode d'adhérence.

La conjonctive reçoit son sang artériel principalement de la carotide interne, par l'intermédiaire de l'artère ophthalmique. Ce sont les artères palpébrales, lacrymale et ciliaires antérieures qui lui fournissent ses principaux rameaux. D'autres lui viennent encore des artères frontale, dorsale du nez et sus-orbitaire. Enfin, la carotide externe contribue aussi à l'alimenter par les ramifications capillaires des artères transversale de la face et sous-orbitaire.

Parmi toutes ces artères les plus importantes par leur volume sont les palpébrales, et les plus intéressantes par les considérations pathologiques auxquelles elles donnent lieu, sont les ciliaires antérieures. Celles-ci, émanées des artères musculaires, rampent sous la conjonctive bulbaire, à laquelle elles fournissent des rameaux. Arrivés à 2 ou 3 mill. de la cornée, elles émettent de nombreuses branches perforantes, qui traversent la sclérotique et se rendent dans le corps ciliaire. A ces rameaux artériels correspondent des rameaux perforants veineux, chargés de ramener le sang dans les veines conjonctivales, mais ils ne le rapportent qu'en faible quantité, car la plus grande partie du sang veineux suit une autre voie et se rend dans les vasa vorticosa de la choroïde.

Ce sont ces rameaux qui établissent une voie de communication entre la circulation de la choroïde et celle de la conjonctive. C'est pourquoi ces deux circulations sont jusqu'à un certain point solidaires, et nous donnent l'explication de phénomènes pathologiques intéressants. Dans les affections glaucomateuses, ne voit-on pas en effet refluer dans les vaisseaux conjonctivaux le sang des vasa vorticosa, gêné dans son libre parcours, par la pression intra-oculaire exagérée ? Ce sont les veines ciliaires, situées dans la direction des muscles droits, qui s'engorgent nécessairement les premières ; elles engorgent à leur tour les autres veines de la conjonctive, et c'est ainsi qu'un trouble circulatoire de l'intérieur de l'œil, se traduit et se révèle à l'extérieur par les signes les plus manifestes.

Les artères ciliaires antérieures sont également remarquables par la présence d'un réseau vasculaire particulier, qu'elles forment autour de la cornée, et qui est désigné sous le nom de réseau péricornéen.

Celui-ci en est constitué par les dernières ramifications des artères ciliaires antérieures, qui, arrivées au voisinage de la cornée, se terminent par un réseau capillaire très dense, situé en partie dans le tissu conjonctival, en partie dans le tissu épiscléral. A l'état normal, ce réseau vasculaire n'est pas visible à l'œil nu, mais à l'état pathologique, il devient très apparent et constitue ce que l'on appelle l'injection périkératique. Celle-ci est formée de nombreux petits vaisseaux denses, serrés et radiés, perpendiculaires au bord de la cornée et assez profondément situés pour que la pression n'en puisse faire refluer le sang. Une telle injection a toujours en pathologie une haute signification, car elle indique une affection de la cornée, de l'iris ou de la choroïde.

Terminons cette rapide étude sur les vaisseaux de la conjonctive, par une dernière remarque à laquelle donne lieu sa circulation veineuse. On sait que dans la conjonctive, à chaque branche artérielle correspondent une ou deux veinules, qui suivent le trajet de l'artère et se rendent d'abord dans les veines palpébrales et musculaires et enfin dans la veine ophthalmique, qui fait ainsi communiquer les vaisseaux conjonctivaux avec le sinus caverneux. C'est ce qui explique comment l'hypérémie du cerveau retentit quelquefois jusque sur la conjonctive et comment les affections rétro-bulbaires (tumeurs, abcès, périostose) peuvent donner lieu à des congestions symptomatiques de cette membrane, qu'il faut bien se garder de prendre pour de véritables inflammations, ainsi que nous aurons occasion plus loin de le faire remarquer.

Mode d'adhérence de la conjonctive.

Arrivons maintenant au mode d'adhérence de la conjonctive et aux nombreuses déductions pratiques qui en sont la conséquence.

On sait que la conjonctive palpébrale est très adhérente au cartilage tarse. Voilà pourquoi dans les conjonctivites, le gonflement de cette portion de la muqueuse est toujours peu prononcé et contraste avec celui des culs-de-sac et de la conjonctive bulbaire. Voilà pourquoi les ecchymoses se produisent ici sous la forme d'un simple pointillé et ne peuvent se fusionner et s'étaler en larges plaques, comme celles de la conjonctive bulbaire. Voilà enfin pourquoi, dans les opérations qui se pratiquent sur cette muqueuse, il faut éviter de lui faire subir une perte de substance, car les bords de la plaie ne pouvant venir en contact, donnent lieu à la production d'un tissu cicatriciel offensant pour la cornée. Cette remarque s'applique en particulier aux nombreuses opérations de chalazions, que l'on pratique du côté de la muqueuse.

Sur les culs-de-sac, la conjonctive est faiblement unie au tissu sous-jacent. Aussi est-elle susceptible de se tuméfier considérablement, à la suite d'une violente inflammation. C'est pour cette même raison que sa dissection est possible et même facile, lorsqu'il s'agit d'enlever le cul-de-sac conjonctival, dans certains cas rebelles de conjonctivite granuleuse.

Mais c'est la conjonctive bulbaire qui a les adhérences les plus faibles et les plus lâches, à l'exception du limbe conjonctival. Il en résulte qu'elle est légèrement mobile sous le doigt et qu'on peut ainsi déplacer ses vaisseaux, ce qui les distingue de ceux du tissu épiscléral, qui sont toujours fixes et immobiles. Une autre conséquence, c'est que cette membrane se laisse très aisément détacher, dans les opérations, ce qui facilite singulièrement la strabotomie et l'énucléation du globe, etc.

Cette laxité remarquable explique aussi comment le sang épanché s'étale facilement ici, sous forme de larges ecchymoses et comment l'infiltration séreuse, causée par une inflammation de l'œil, trouve un terrain tout préparé pour pouvoir s'accumuler en assez grande quantité et donner lieu au chémosis.

Ce n'est pas tout encore, car c'est cette laxité qui, jointe à l'élasticité que présente la conjonctive, permet de comprendre le mécanisme de la luxation sous-conjonctivale du cristallin. On sait qu'à la suite d'une forte contusion du globe, portant généralement sur la région externe, c'est-à-dire sur la région la plus exposée aux violences extérieures, la sclérotique peut se rompre par contre-coup à sa partie interne, et laisser passer à travers la rupture le cristallin déplacé. Celui-ci se loge alors sous la conjonctive qui cède sans se rompre, comme le dit Tillaux, et forme ainsi une petite tumeur, dont nous aurons plus tard à apprécier les caractères.

EXPLORATION MÉTHODIQUE DE LA CONJONCTIVE.

L'exploration méthodique de la conjonctive doit être faite de la façon suivante :

I. *Paupière inférieure.* — On commence par abaisser la paupière inférieure avec le doigt, en recommandant au malade de diriger ses regards en haut ; on explore alors à l'œil nu et à la loupe la conjonctive palpébrale inférieure et celle du cul-de-sac, en les comparant avec les mêmes parties du côté opposé.

Les points principaux qui doivent fixer l'attention de l'observervateur sont : 1° la teinte de la muqueuse et sa vascularisation ; 2° sa transparence ; 3° les petites saillies dont elle est revêtue.

1° A l'état physiologique, la conjonctive a une teinte rosée sur la paupière inférieure, plus pâle sur les culs-de-sac. On voit à l'œil nu les quelques gros troncs vasculaires qui la sillonnent. Cette vascularisation est variable selon l'âge et les individus ; elle peut être un peu plus accentuée que de coutume sans cesser d'être normale, car elle n'entraîne alors aucun inconvénient.

2° La transparence de la muqueuse doit toujours être recherchée avec soin. Elle permet sur les paupières de voir la coloration blanche du cartilage tarse et les rangées linéaires des glandes de Meibomius. Toute perte de transparence indique un état pathologique.

3° Le plus souvent on n'aperçoit aucune saillie sur la surface conjonctivale, si ce n'est les plis de la muqueuse. Mais chez les sujets jeunes et lymphatiques, on voit quelquefois sur la moitié externe du cul-de-sac inférieur, de petites vésicules, légèrement transparentes, grosses comme la tête d'une épingle, qui sont évidemment de nature folliculaire et ne donnent lieu à aucune plainte.

II. *Paupière supérieure.* — Pour examiner la conjonctive palpébrale supérieure, on doit renverser la paupière, ce qui se pratique de la manière suivante. Pendant que le malade regarde en bas, on glisse l'ongle du pouce de la main droite sous la paupière supérieure gauche et par un mouvement d'élévation, on fait basculer le cartilage tarse autour d'un point d'appui placé à sa partie supérieure et qui peut être un corps dur quelconque tel qu'un crayon, ou l'index de la main droite. — Pour l'œil droit, la même manœuvre doit être exécutée avec la main gauche. Ici la conjonctive tarsienne est beaucoup plus pâle que celle de la paupière inférieure. Si elle prend une teinte jaune-orange, c'est déjà l'indice d'un état pathologique; aussi sa transparence est-elle pour ainsi dire complète.

C'est sur la face tarsienne supérieure et principalement vers l'angle externe, qu'on voit à la loupe de petites saillies très nombreuses et très fines constituées par les papilles.

III. *Conjonctive bulbaire ou scléroticale.* — La conjonctive bulbaire est très peu vasculaire à l'état normal et très transparente. Toutefois, chez les vieillards, il n'est pas rare de rencontrer au voisinage des angles, un nombre assez considérable de vaisseaux engorgés. Ce sont là des stases veineuses qui sont l'expression d'une gêne apportée dans la circulation générale par une maladie du cœur, des vaisseaux ou des poumons.

IV. *Pli semi-lunaire et caroncule lacrymale.* — Ces parties de l'inspection ne seront pas oubliées dans l'examen, car à cause de leur grande vascularité, toutes les inflammations de la muqueuse s'y reflètent d'une façon fort sensible.

CONJONCTIVITES.

Si de toutes les maladies des yeux, les affections de la conjonctive sont les plus fréquentes, parmi celles-ci ce sont assurément les conjonctivites qui sont de beaucoup les plus nombreuses.

Tantôt très bénignes, tantôt singulièrement graves, tantôt simples, tantôt compliquées, s'étendant parfois aux membranes voisines et prenant alors le nom d'ophthalmies, elles varient selon leur nature et leurs causes, selon les complications qu'elles présentent, selon l'âge où elles se développent, selon le terrain sur lequel elles se produisent. Leur tableau clinique est donc loin d'être aussi simple qu'on pourrait l'imaginer, et nous aurons à faire voir combien il présente, d'aspects variés et combien le diagnostic est souvent compliqué.

Division. On divisait autrefois les conjonctivites en de très nombreuses variétés. La cause première de la maladie, ses caractères anatomiques, les symptômes prédominants, servaient tour à tour de bases aux classifications établies. C'est ainsi que les anciens auteurs décrivaient non seulement la conjonctivite catarrhale, mais la conjonctivite rubéolique, variolique, l'ophthalmie des vidangeurs, qui n'en sont que des variétés. En même temps que l'ophthalmie purulente et la conjonctivite granuleuse, ils étudiaient aussi à part la conjonctivite blennorrhagique, la conjonctivite des nouveau-nés, l'ophthalmie des armées, l'ophthalmie d'Égypte, etc.

Les travaux modernes ont permis de simplifier beaucoup ces divisions, en les faisant rentrer dans des groupes plus larges et plus ouverts. C'est pourquoi, prenant pour base les lésions anatomiques, nous pouvons ranger toutes les conjonctivites dans les cinq classes suivantes :

1° Conjonctivite catarrhale;
2° — purulente;
3° — diphthéritique;
4° — granuleuse;
5° — phlycténulaire.

CONJONCTIVITE CATARRHALE.

La conjonctivite catarrhale, ainsi que son nom l'indique, est caractérisée principalement par la sécrétion catarrhale exagérée de la conjonctive.

Pour en faciliter l'étude et en simplifier le diagnostic, il convient de la diviser en : 1° conjonctivite catarrhale aiguë; 2° conjonctivite catarrhale chronique.

CONJONCTIVITE CATARRHALE AIGUE.

Les symptômes objectifs, beaucoup plus importants ici que les symptômes fonctionnels, consistent : 1° dans l'*injection anormale de la conjonctive;* 2° dans *son gonflement*; 3° dans sa *sécrétion catarrhale exagérée.* Symptômes objectifs.

1° L'*injection anormale de la conjonctive* a pour effet de communiquer à la muqueuse une coloration d'un rouge plus ou moins intense, qui constitue le symptôme le plus apparent de la maladie. Elle lui fait perdre sa transparence, de sorte qu'on n'aperçoit plus ni le tarse, ni les glandes de Meibomius, ni même la teinte blanche de la sclérotique, si la conjonctive bulbaire participe à l'inflammation.

Cette injection est surtout prononcée là où la muqueuse est le plus vasculaire, c'est-à-dire sur les paupières, sur les culs-de-sac et au voisinage de la caroncule lacrymale. Elle peut se limiter à ces parties, mais si elle les dépasse, elle y est toujours plus manifeste que sur le bulbe, remarque qui ne manque pas d'intérêt, au point de vue du diagnostic.

Si on examine avec soin ses caractères, on voit qu'elle est composée de gros troncs vasculaires visibles à l'œil nu, et dont les principaux semblent déboucher des culs-de-sac, pour se répandre soit du côté de la paupière, soit du côté du bulbe.

Mais c'est à la loupe surtout que cet examen doit être fait. On aperçoit alors les divisions et les subdivisions des vaisseaux former des mailles très-nombreuses et très-serrées. On voit flotter sur la muqueuse de petits lambeaux d'épithélium à demi détachés, souvent enroulés sur eux-mêmes et qui jouent un rôle assez important sur lequel nous aurons à revenir dans l'étude des symptômes fonctionnels. Enfin on aperçoit souvent, surtout sur la conjonctive palpébrale, un semis de petits points rouges, qui ne sont autre chose que des ecchymoses en miniature. Ces petites ecchymoses restent ici toujours isolées, car l'adhérence intime de la muqueuse au tissu sous-jacent ne leur permet pas de se réunir. Elles contrastent par leur petitesse avec les larges ecchymoses qu'on voit parfois se développer sous la conjonctive bulbaire, à cause de la laxité considérable que le tissu sous-conjonctival présente dans cette région.

2° Le *gonflement de la muqueuse* est souvent peu marqué dans les cas légers. Toutefois il est surtout apparent sur la caroncule, sur le pli semi-lunaire et sur les culs-de-sac, dont les plis physiologiques se boursouflent et s'épaississent.

Là se bornent ordinairement ses effets, mais il peut se manifester avec éclat sur la conjonctive bulbaire, et donner lieu à un soulèvement partiel de cette membrane par une sorte de bourrelet séreux qui entoure plus ou moins complètement la cornée et qui est désigné sous le nom de chémosis. Chose importante à noter, ce chémosis n'est pas toujours en rapport avec la violence de l'inflammation, mais souvent avec l'état de flaccidité du tissu sous-conjonctival, ainsi que cela a lieu chez les vieillards.

Les paupières peuvent elles-mêmes participer dans une certaine mesure au gonflement de la muqueuse. Elles deviennent alors lourdes, pesantes, à demi fermées, mais leur œdème toujours peu accentué est loin de prendre les proportions qu'il acquiert dans l'ophthalmie purulente.

Enfin le gonflement de la muqueuse doit être étudié dans certains de ses éléments qui s'hypertrophient, sous l'influence de l'inflammation, beaucoup plus rarement, il est vrai, dans la forme aiguë de la maladie que dans la forme chronique. Nous voulons parler ici des papilles et des follicules.

Le plus souvent ces divers éléments légèrement hypertrophiés, donnent simplement à la muqueuse un aspect velouté. D'autres fois, les papilles prennent un développement assez considérable et constituent ce que nous appelons de fausses granulations. Enfin il est des cas où ce sont les follicules clos qui s'hypertrophient à un tel point, qu'ils apparaissent sous forme de petites vésicules demi-transparentes, sur toute la surface de la muqueuse palpébrale, mais principalement sur la moitié externe du cul-de-sac inférieur. C'est cette forme que certains auteurs ont décrite à part, sous le nom de conjonctivite folliculaire, et dont le diagnostic est souvent difficile à cause de sa ressemblance avec des granulations néoplasiques.

3° L'*hypersécrétion de la conjonctive* consiste principalement en larmes et en une véritable sécrétion catarrhale.

Il n'est pas sans intérêt de savoir que, chez certains malades, ce sont les larmes qui dominent, au moins pendant quelques jours, de sorte que, si on ne tient pas compte de la date récente de la maladie, on peut croire avoir affaire à un larmoiement produit par l'obstruction des voies lacrymales.

Mais d'ordinaire c'est la sécrétion catarrhale qui est immédiatement prédominante et qui donne de suite à la maladie le cachet qui lui est propre. Au début, cette sécrétion est formée d'un liquide clair, dans lequel nagent des mucosités sous forme de flocons ou de longs filaments, que les mouvements des paupières promènent sur toute la surface de l'œil, et que l'on retrouve le plus souvent dans le cul-de-sac inférieur. A un degré plus avancé, elle devient visqueuse, trouble, muco-purulente, et, en se desséchant pendant la nuit, forme ces croûtes sèches et cassantes qui agglutinent l'extrémité des cils et non leur base, comme celles de la blépharite, et collent les paupières entre elles. Elle ne devient franchement purulente que si la maladie se transforme elle-même en ophthalmie purulente, ce qui a lieu quelquefois chez les enfants scrofuleux.

Tels sont les principaux caractères de l'hypersécrétion catarrhale. Ajoutons qu'elle est irritante, contagieuse (1) et que son abondance est proportionnelle à l'intensité de l'inflammation. Elle constitue ainsi le symptôme le plus important de la conjonctivite catarrhale, symptôme nécessaire pour le diagnostic différentiel, car s'il fait défaut, alors que la conjonctive est cependant rouge et injectée, c'est qu'il ne s'agit pas d'une véritable inflammation, mais d'une de ces congestions symptomatiques dont nous aurons plus loin occasion de parler.

Symptômes fonctionnels.

Les symptômes fonctionnels doivent être étudiés du côté des paupières et du côté de l'œil.

(1) La sécrétion catarrhale de la conjonctive est inoculable sur une conjonctive saine, surtout si elle est muco-purulente. Le plus souvent elle donne lieu à une conjonctivite catarrhale, mais chez un enfant scrofuleux, ou chez un malade atteint de granulations, elle peut être le point de départ d'une véritable ophthalmie purulente.

1° *Du côté des paupières.* — Ils consistent en diverses sensations de gêne, de picotements, de cuisson, de graviers dans les yeux. Cette dernière sensation, assez caractéristique de la maladie est due, non au frottement contre la conjonctive bulbaire d'anses vasculaires engorgées, ainsi que l'avancent certains auteurs, mais à de petits lambeaux d'épithélium à demi détachés et enroulés sur eux-mêmes, qui jouent ainsi le rôle de véritables corps étrangers. Il est facile de s'en assurer en pratiquant à la loupe l'examen de la conjonctive. La sensation à laquelle ils donnent lieu cesse du reste de se produire, dès que la sécrétion est devenue assez abondante, pour les entraîner facilement au dehors.

Une particularité à noter, c'est que tous ces symptômes s'aggravent le soir, alors même que le malade est dans l'obscurité, mais surtout s'il veut se livrer à un travail appliquant et prolongé.

2° *Du côté de l'œil.* — On voit se manifester parfois quelques troubles de la vue, tels que de légers nuages, des auréoles lumineuses et coloréees autour des lumières. Ces nuages tiennent à des mucosités que le mouvement des paupières entraîne momentanément au-devant de la cornée. Quant aux auréoles lumineuses, elles sont dues à la décomposition de la lumière à travers une mince couche de larmes.

Enfin une légère photophobie peut exister, mais elle n'est jamais accompagnée de douleurs péri-orbitaires. Ce symptôme négatif est important à noter, au point de vue du diagnostic, car, quand ces douleurs se manifestent, elles annoncent une complication soit du côté de la cornée, soit du côté de l'iris.

Terminons en disant que ces symptômes existent dans les

deux yeux, car la conjonctivite catarrhale est d'emblée binoculaire ou le devient habituellement, après quelques jours de durée.

Complications.

Tels sont les caractères ordinaires de la conjonctivite catarrhale, mais cette affection présente souvent des complications qu'il importe de bien connaître au point de vue du diagnostic et du traitement. Ces complications varient surtout selon l'âge et la constitution du malade.

Chez les enfants, la conjonctivite catarrhale s'accompagne souvent de blépharite, d'eczéma des paupières, d'excoriations à l'angle externe de l'œil et enfin de phlyctènes périkératiques. Ces phlyctènes peuvent devenir des pustules et donner lieu à de véritables abcès de la cornée, danger qui est surtout à craindre lorsque la conjonctivite est de nature rubéolique, soit parce que la constitution est plus affaiblie, soit parce que les produits de la sécrétion catarrhale ont acquis des propriétés plus irritantes.

Une autre complication également propre au jeune âge et non moins grave est celle qui peut se manifester chez les enfants scrofuleux. Chez ceux-ci, la maladie se transforme parfois en une véritable ophthalmie purulente ou croupale, ainsi que l'un de nous l'a décrit autrefois.

Chez les adultes, on voit dans certains cas une véritable iritis se déclarer, en même temps qu'une conjonctivite catarrhale et en prendre le masque. De là des erreurs de diagnostic faciles à commettre si l'on ne se tient pas sur ses gardes.

Ce qui est moins rare et qui arrive surtout pendant certaines épidémies, c'est la tendance de la conjonctivite à retentir sur l'iris et le cercle ciliaire non de façon à y produire des inflammations ayant des caractères objectifs apparents, mais dans une mesure suffisante cependant pour donner lieu à de légères douleurs péri-orbitaires. Ce symptôme, qui n'existe jamais dans les conjonctivites ordinaires simples, doit toujours être recherché, lorsque l'injection est très accentuée autour de la cornée. Il mérite d'être pris en sérieuse considération, car nous verrons qu'il donne lieu à des indications particulières pour le traitement.

Chez les vieillards, la conjonctivite catarrhale, si elle est de longue durée, peut produire l'ectropion, le chémosis favorisé ici par le peu de tonicité des tissus. Des abcès de la cornée, à forme indolente et peu grave, situés à la partie inférieure de cette membrane, peuvent également en être la conséquence.

Étiologie.

La conjonctivite catarrhale reconnaît des causes très variées. Les plus communes sont l'influence d'un refroidissement, d'un climat humide et l'action d'un air vicié ou chargé de poussière. Mais beaucoup d'autres causes ont été invoquées. Citons, par exemple, les cils déviés du côté de l'œil, les corps étrangers logés sous les paupières, les obstacles au libre écoulement des larmes. Citons aussi l'éruption des fièvres exanthématiques, l'inoculation des produits d'une conjonctivite catarrhale elle-même, parfois l'intolérance de la conjonctive pour certains collyres, tels que l'atropine, l'ésérine et enfin le retentissement sur cette muqueuse de cette affection bizarre, connue sous le nom de fièvre des foins (1).

Toutes ces conjonctivites ont des traits communs et res-

(1) Il est un médicament fort souvent employé, l'iodure de potassium, qui peut aussi donner lieu à une conjonctivite. La conjonctivite iodique est caractérisée par un larmoiement considérable, par le coryza qui l'accompagne et survient soit dès le début, soit à la fin du traitement iodé. Il est important de se renseigner sur cette cause qui peut entraîner des erreurs de diagnostic.

semblent à la conjonctivite catarrhale vulgaire que l'on voit tous les jours et qui leur sert de type classique. Quelques-unes cependant, et entre autres la conjonctivite dite toxique (atropine, ésérine), la conjonctivite lacrymale et celle qui résulte du hay-fever se distinguent par quelques caractères spéciaux, que nous aurons plus loin occasion de mentionner.

Diagnostic. Le diagnostic de la conjonctivite catarrhale est ordinairement assez facile. Toutefois certaines causes d'erreur peuvent se présenter, les unes d'une constatation assez délicate et sur lesquelles nous aurons à insister, les autres beaucoup plus grossières et que nous ne ferons que signaler.

Ainsi écartons tout d'abord du tableau clinique de la conjonctivite catarrhale, les cas nombreux où la muqueuse est injectée, consécutivement à une affection des autres membranes de l'œil, ou des organes péri-bulbaires. C'est ainsi qu'on voit les kératites, les sclérites, les iritis et certaines choroïdites s'accompagner souvent d'une injection secondaire de la conjonctive, qui se traduit par une rougeur plus ou moins vive de l'œil. Mais cet état congestif se différencie facilement d'une véritable inflammation par les caractères suivants :

1° L'injection est à son maximum, autour de la cornée, sur la conjonctive bulbaire et non sur la conjonctive palpébrale, comme cela a lieu dans les véritables conjonctivites;

2° La sécrétion de la muqueuse est nulle ou à peine sensible ;

3° La maladie de l'œil, qui a servi de point de départ à l'état congestif de la conjonctive, se dévoile par les symptômes objectifs et fonctionnels qui lui sont propres.

C'est pour ne pas tenir compte de ces divers caractères, qu'on peut commettre les plus fâcheuses erreurs de diagnostic. Ainsi, nous avons vu prendre pour des conjonctivites, des cas de glaucome aigu, dans lesquels l'injection secondaire de la conjonctive était tellement vive, qu'il y avait production de chémosis et même sécrétion catarrhale assez notable, car les malades avaient été traités par les astringents ; mais on n'avait prêté aucune attention ni aux violentes douleurs péri-orbitaires qui existaient, ni à l'affaiblissement considérable de la vision, ni aux autres symptômes si caractéristiques de cette maladie.

Enfin ne quittons pas ce sujet, sans faire remarquer que les affections des organes péri-bulbaires peuvent, eux aussi, retentir sur la conjonctive, en gênant la circulation veineuse et notamment celle de la veine ophthalmique. Il n'est pas rare de voir une congestion symptomatique de la conjonctive se déclarer à la suite des périostoses de l'orbite et des tumeurs diverses de cette région. Lorsqu'il y a en même temps exophthalmie, le diagnostic s'impose à première vue, mais celle-ci peut manquer dans les affections du rebord orbitaire ; aussi, dans les cas douteux, faut-il explorer celui-ci avec une minutieuse attention.

Une fois le terrain déblayé des congestions symptomatiques, arrivons au diagnostic proprement dit de la maladie qui nous occupe.

Ce diagnostic doit comprendre :

1° Le diagnostic de la maladie ; 2° le diagnostic de ses complications ; 3° le diagnostic de ses causes.

Dans le diagnostic de la maladie, deux cas principaux peuvent se présenter. Dans le premier, l'inflammation de la muqueuse n'est que partielle, c'est-à-dire limitée à la conjonctive des paupières et des culs-de-sac et alors le diagnostic se fait d'emblée et à première vue, aucune méprise n'étant possible, si l'affection est aiguë et récente.

Dans le second, la conjonctive tout entière est enflammée et alors on peut confondre la maladie avec les affections suivantes :

1° *Avec une conjonctivite purulente.* — Cette confusion n'est possible que pendant les deux ou trois premiers jours de la maladie et à la condition que la conjonctivite catarrhale soit d'emblée très intense... En faveur de la conjonctivite purulente, on doit prendre en considération l'injection très accusée de la muqueuse surtout sur le pli semi-lunaire et sur la partie inférieure et interne de la conjonctive, c'est-à-dire sur les points les plus exposés à la contagion, puisqu'il s'agit ici d'une affection presque toujours produite par inoculation directe. On tient compte également de la localisation de la maladie sur un seul œil, de la production rapide de nombreuses ecchymoses sous la conjonctive, de son gonflement considérable, de la tuméfaction des paupières et enfin de la coïncidence de l'affection, chez le malade, soit avec une blennorrhagie, soit en outre avec un état leucorrhéique s'il s'agit d'une femme. Le doute n'est plus possible, dès que la sécrétion est devenue franchement purulente, et que des complications précoces se montrent du côté de la cornée.

2° *Avec une iritis.* — On ne s'attendrait pas au premier abord à une confusion possible entre ces deux maladies tant leurs symptômes sont d'ordinaire tranchés. Mais il est important de savoir que certaines iritis débutent par une véritable conjonctivite catarrhale. Pour éviter l'erreur, il suffit de se rappeler la possibilité de la commettre. En effet, le changement de coloration de l'iris, aisément reconnu par l'inspection des deux yeux, les dépôts brunâtres qui sont déjà visibles sur la capsule, dès les vingt-quatre ou trente-six premières heures de la maladie, l'irrégularité de la pupille et la présence de douleurs péri-orbitaires plus ou moins vives, éviteront toute méprise.

Diagnostic des complications.

Le diagnostic des complications ne présente, en général, aucune difficulté.

S'il s'agit en effet d'une blépharite, d'une rougeur érythémateuse ou eczémateuse de la peau des paupières, de l'excoriation de l'angle externe, d'un état de purulence de la conjonctive, les caractères en sont nettement apparents.

Il en est de même des altérations de la cornée (phlyctéries, pustules, abcès), que l'examen de cette membrane fait toujours facilement reconnaître. Signalons ici une cause d'erreur bien simple à éviter et qui consiste, chez les enfants, à ne pas prendre pour un abcès de la cornée, un petit paquet de mucosités arrêté momentanément au devant de cette membrane.

Seules les complications latentes que nous avons mentionnées du côté de l'iris, réclament un peu plus d'attention. Mais on a ici pour guides deux symptômes d'une haute valeur, à savoir : la présence de douleurs péri-orbitaires et l'injection vive qui apparaît au voisinage de la cornée.

Diagnostic des causes.

Le diagnoctic des causes est une des parties les plus importantes de cette étude, car c'est lui qui fournit au traitement les principales indications.

S'il s'agit, en effet, de conjonctivites produites par des cils déviés, par la présence d'un corps étranger, par l'intolérance de la muqueuse pour certains collyres, par un obstacle siégeant dans les voies lacrymales, par le hay-fever, il est évident que le principal traitement doit être dirigé contre chacune de ces causes. Or, comment reconnaître de pareilles conjonctivites?

C'est en inspectant avec soin le bord ciliaire à l'œil nu et à la loupe qu'on aperçoit les cils déviés.

C'est en retournant chaque paupière qu'on trouve les corps étrangers et on est invité à le faire, lorsqu'on voit l'inflammation se localiser sur un seul œil, alors que la conjonctivite catarrhale ordinaire est habituellement binoculaire.

Conjonctivite toxique. La conjonctivite dite toxique a des caractères tout particuliers. Elle peut se déclarer à la suite de l'instillation trop longtemps prolongée de collyres astringents, mais c'est surtout l'atropine et l'ésérine qui la développent le plus facilement. Dans certains cas, l'intolérance de la muqueuse peut arriver d'emblée, à la suite d'une seule instillation, mais le plus souvent elle ne se manifeste qu'à la longue et, chose remarquable, elle reparaît à plusieurs années d'intervalle et dès la première instillation, chez le malade qui en a souffert une première fois.

On reconnaît cette conjonctivite :

1° A son mode de production que nous venons d'indiquer;

2° A l'hypertrophie souvent très considérable des follicules clos de la conjonctive, qui apparaissent comme de petites vésicules demi-transparentes, surtout dans la moitié externe du cul-de-sac inférieur (conjonctivite folliculaire);

3° A la participation de la peau des paupières à l'inflammation, sous forme de rougeur érythémateuse ou d'eczéma.

Conjonctivite lacrymale. La conjonctivite lacrymale, à son tour, a des symptômes non moins tranchés et une physionomie particulière.

Elle est souvent monoculaire, précédée par un larmoiement plus ou moins ancien, accompagnée fréquemment de blépharite, d'une vive rougeur au niveau des angles, produite par le passage des larmes. Enfin elle est sujette à des poussées successives et périodiques et l'injection des voies lacrymales en décelant leur obstruction, achève le diagnostic.

Conjonctivite du hay-fever.

Enfin la conjonctivite du hay-fever, tout en ayant l'apparence extérieure d'une conjonctivite catarrhale, est elle-même nettement caractérisée par les trois symptômes suivants : 1° Démangeaisons très vives sur le bord des paupières; 2° larmoiement si considérable, qu'en certains moments les larmes coulent sur les joues; 3° photophobie très intense. Ajoutons à cela, qu'elle accompagne souvent le coryza de la fièvre des foins ou en a été précédée et on a alors tous les éléments nécessaires pour faire un diagnostic complet.

Telles sont les causes de conjonctivite les plus faciles à saisir et les plus importantes pour le traitement. Mais toutes les autres causes doivent être recherchées avec la même attention. Il en est ainsi pour les influences atmosphériques, climatériques et professionnelles auxquelles on soustraira le malade dans la mesure du possible. Il en est ainsi pour les fièvres exanthématiques et surtout pour la rougeole. On sait que celle-ci commence souvent par un véritable catarrhe oculo-nasal, pour lequel on amène l'enfant à la consultation. De là, la grande importance de s'assurer si le petit malade a de la fièvre, des éternuements, des épistaxis, car ces caractères feront souvent découvrir une rougeole jusqu'alors méconnue.

Traitement.

Le traitement de la conjonctivite catarrhale est assez varié. Le médecin doit prendre en considération les causes de la maladie, son intensité plus ou moins grande, les principaux symptômes qu'elle présente, les complications qu'elle entraîne. C'est à ces sources diverses qu'il puise ses indications et ses succès, bien plus que dans la recherche empirique de collyres plus ou moins heureusement formulés.

Pour mettre de l'ordre dans cette étude, on peut diviser le traitement en quatre parties qui comprennent :

1° *Le traitement de la maladie proprement dite;*

2° *Le traitement des symptômes prédominants;*

3° *Le traitement des complications;*

4° *Le traitement propre à certaines variétés de conjonctivite;*

5° *Le traitement hygiénique.*

1° Traitement de la maladie proprement dite.

Pour combattre la conjonctivite catarrhale, bon nombre de médications ont été proposées. Parmi les principales, citons : 1° la médication thermique (action du froid et de la chaleur); 2° la médication antiphlogistique; 3° la médication abortive et astringente.

1° *Médication thermique.* — Recommandée par de Graefe, et condamnée par Arlt, l'action du froid est surtout employée par l'école allemande, sous forme de compresses trempées dans de l'eau froide et appliquées toutes les heures sur les paupières, pendant dix à quinze minutes. Sous cette influence, les vaisseaux engorgés de la conjonctive se resserrent et la sensation désagréable de chaleur éprouvée par le malade se dissipe, mais cela n'est que momentané, car des phénomènes de réaction se manifestent et augmentent encore la congestion de la conjonctive. Que de malades avons-nous vu, qui, improvisant sur eux-mêmes cette méthode, entretenaient ainsi une conjonctivite, qui cédait rapidement à d'autres moyens. Et du reste, la thérapeutique générale ne nous apprend-elle pas que le froid convient peu aux inflammations des muqueuses? Dans les angines, dans les bronchites, dans les entérites, ne recherche-t-on pas au contraire l'action bienfaisante de la chaleur sous forme d'infusions chaudes ou aromatiques? Nous ne parlons donc de cette méthode que pour la proscrire et cela avec d'autant plus de raison, que le froid peut à lui seul produire une conjonctivite, ainsi qu'on le voit, lorsqu'à la suite d'une opération pratiquée sur les yeux, on emploie des compresses froides dans le but de diminuer les souffrances du malade.

L'action de la chaleur est diamétralement opposée à celle du froid. En relâchant les fibres lisses des vaisseaux, elle augmente la congestion de l'organe sur lequel elle est appliquée, mais, dès que cesse son emploi, les vaisseaux se contractent, la réaction se produit et c'est cette réaction salutaire dont nous cherchons à obtenir les bénéfices, car, grâce à elle, les malades se trouvent immédiatement soulagés.

Ainsi analysés au point de vue qui nous occupe, les effets de la chaleur laissent facilement deviner les principales règles qui doivent présider à son mode d'emploi. Il est évident, en effet, que son action doit être vive, de courte durée et que la réaction doit être plutôt favorisée qu'entravée.

On réalise en pratique ces conditions, en conseillant au malade de se laver les yeux plusieurs fois par jour, avec de l'eau aussi chaude que possible. Ces lavages doivent être faits à grande eau avec une éponge appliquée à plusieurs reprises et pendant quelques minutes, sur les paupières fermées. Cette petite opération, une fois faite, le malade doit ouvrir les paupières et ne pas craindre de sortir immédiatement à l'air libre, si le temps n'est pas trop humide, car l'air frais, en favorisant la réaction, se montre plus utile que nuisible.

Ainsi employée, la chaleur calme rapidement les sensations désagréables éprouvées par le malade et favorise la guérison. Nous avons recours à son action, dans tous les cas de conjontivite aiguë que nous avons à traiter, en y joignant toutefois l'emploi des autres moyens de traitement dont il nous reste à parler.

2° *Médication antiphlogistique et calmante.* — En tête de cette médication nous plaçons ici les sangsues et l'atropine.

Nous n'avons pas à nous étendre ici sur la médication antiphlogistique. Tout ce que nous avons à en dire, c'est que l'application de cinq ou six sangsues à la tempe trouve souvent son indication. Cette indication s'impose en effet, toutes les fois que la conjonctivite est très aiguë, et que l'injection de la muqueuse est vive autour de la cornée et s'accompagne de douleurs péri-orbitaires même légères.

Pour accentuer la rémission produite par les sangsues, nous conseillons en même temps, l'instillation du collyre suivant trois ou quatre fois par jour :

Sulfate neutre d'atropine..................	0gr,02
Eau distillée..............................	10 gr.

C'est aussi dans ces sortes de cas qu'un purgatif salin peut être avantageusement prescrit.

Au bout de deux ou trois jours, les caractères aigus de la maladie cessent, et on a alors recours au traitement par les collyres astringents.

3 *Médication astringente.* — C'est la médication qui est la plus souvent employée dans le traitement des conjonctivites et c'est elle qui présente le plus grand intérêt.

On sait que les médicaments astringents ont la propriété de resserrer les tissus sur lesquels ils sont appliqués, de faire contracter les vaisseaux et de diminuer les sécrétions. Parmi ceux qui sont le plus souvent employés, il faut citer : le nitrate d'argent, le sulfate de zinc et le sulfate de cuivre.

Appliqué sur la conjonctive en solution étendue, le nitrate d'argent produit immédiatement un coagulum blanchâtre, dû à la précipitation des matières albumineuses qu'il rencontre. Il provoque en même temps le rétrécissement des vaisseaux, retrécissement qui porte non seulement sur les capillaires, mais sur les artères et les veines et peut aller jusqu'à les faire diminuer de la moitié environ de leur diamètre primitif (Rosbach). Enfin il est très efficace pour combattre les sécrétions morbides exagérées. C'est donc un excellent agent, d'autant plus avantageux que son action est superficielle, limitée et antiseptique. Tout ce qu'on peut lui reprocher, c'est de s'infiltrer dans les tissus, de s'y réduire, et de finir à la longue par communiquer à la conjonctive, une teinte brunâtre indélébile. Aussi son action doit-elle être constamment surveillée, et ne jamais être trop longtemps prolongée.

La pharmacie prépare le nitrate d'argent en solution et sous forme de crayon de nitrate d'argent pur ou de crayon mitigé; mais dans la conjonctivite catarrhale, on ne se sert que des solutions, aux doses que nous indiquerons tout à l'heure.

A côté du nitrate d'argent se placent le sulfate de zinc et le sulfate de cuivre, dont les propriétés astringentes et constrictives sont à peu près analogues à celles du sel lunaire et ne présentent que de légères différences. On les réserve pour les cas où la sécrétion n'est pas très abondante et on met en usage les solutions de sulfate de zinc de préférence à celles de sulfate de cuivre, car celles-ci sont plus douloureuses. Lorsqu'on se sert du sulfate de cuivre c'est à l'état de crayon ou de cristal poli qu'on l'emploie et lorsqu'on veut obtenir une action astringente longtemps prolongée, comme le réclament les cas subaigus et chroniques, plutôt que les cas franchement aigus. D'après Nothnagel et Rossbach (1) ces deux substances ont des propriétés antiseptiques marquées, le sulfate de zinc à la dose de 1/50 et le sulfate de cuivre à la dose de 1/130 (2).

Tels sont les principaux agents propres à combattre la conjonctivite catarrhale. Voyons maintenant comment on doit les appliquer et en régler l'usage

Lorsque la sécrétion de la conjonctivite est très abondante, nous donnons la préférence au nitrate d'argent, à la dose suivante :

Nitrate d'argent cristallisé................	$0^{gr},25$
Eau distillée...........................	10 gr.

On retourne les paupières et on passe sur la surface de la muqueuse et sur les culs-de-sac un pinceau trempé dans la solution que nous venons d'indiquer, puis on neutralise immédiatement l'excès du collyre qui peut être resté sur la conjonctive, en promenant sur les points primitivement touchés un second pinceau trempé dans de l'eau salée.

Eau distillée..............................	10 gr.
Sel marin.................................	2 gr.

Cette cautérisation doit être renouvelée tous les jours, puis à de plus longs intervalles lorsque la sécrétion catarrhale a diminué.

Si la sécrétion de la muqueuse est peu considérable, nous

(1) Nothnagel et Rossbach : *Nouveaux éléments de matière médicale et de thérapeutique*. Paris, 1880.

(2) On ajoute quelquefois du laudanum aux collyres de sulfate de zinc et sulfate de cuivre, etc., dans le but d'obtenir une action calmante. Cette manière d'agir ne doit pas être conseillée, car la quantité d'opium est insignifiante au point de vue anesthésique et cette addition donne lieu à la formation de méconates insolubles de zinc, de cuivre, qui transforme ces collyres en collyres incrustants.

conseillons le collyre au sulfate de zinc ainsi formulé :

Sulfate de zinc......................	0gr,15 à 0gr,25
Eau distillée.........................	10 grammes.

Ce collyre est instillé, à la dose de deux à trois gouttes deux fois par jour au moyen d'un des nombreux compte-gouttes destinés à cet usage.

D'autres astringents, tels que le tannin (1), le borax, peuvent être employés dans les mêmes proportions. Ce que nous recommandons surtout, ce sont les doses assez élevées de ces divers collyres, relativement à celles qui sont souvent employées et que nous trouvons insuffisantes.

Quant à la durée de leur emploi, c'est la quantité de la sécrétion qui doit servir de guide. Lorsque celle-ci est assez abondante on les emploie deux fois par jour puis une seule fois et seulement tous les deux à trois jours, à la fin de la maladie. L'indication qui domine ici, est de les continuer jusqu'à ce que toute trace de conjonctivite ait disparu, afin d'empêcher la maladie de passer à l'état chronique et de durer des mois ou des années. Toutefois, lorsqu'à la longue le malade ne semble plus en retirer profit, il est nécessaire de les supprimer, car leur usage trop longtemps prolongé peut entretenir sur la muqueuse une irritation qui cesse d'elle-même, quand on s'abstient de tout traitement.

Résumé du traitement.

Il nous est facile maintenant de nous résumer et de don-

(1) Le tannin passe pour un bon astringent et est fréquemment employé. Toutefois Rossbach ne l'a jamais vu produire le rétrécissement des vaisseaux sur les muqueuses enflammées, aussi nettement par exemple que le nitrate d'argent Bien plus en faisant des expériences sur le mésentère de la grenouille, cet auteur a constaté qu'une solution de tannin, loin de faire contracter les vaisseaux sanguins, provoque au contraire leur dilatation (Voir Nothnagel et Rossbach, *Matière médicale et thérapeutique*, 1880).

ner un rapide aperçu des diverses médications à employer dans le traitement de la conjonctivite catarrhale.

1° L'application de l'eau chaude est utile dans tous les cas qui peuvent se présenter.

2° Si la conjonctive bulbaire est très vivement injectée, s'il y a surtout manifestation de quelques douleurs péri-orbitaires, le traitement antiphlogistique par les sangsues et l'atropine est nettement indiqué, pendant quelques jours.

3° Lorsque la sécrétion catarrhale est très abondante, c'est le nitrate d'argent qui doit obtenir la préférence, et dans les autres cas, c'est au sulfate de zinc, au sulfate de cuivre ou au tannin qu'il faut avoir recours.

2° Traitement des symptômes.

Il est également très important de combattre certains symptômes de la conjonctivite catarrhale, qui sont quelquefois tellement accusés, qu'ils attirent principalement les plaintes du malade. Le plus souvent il s'agit d'une sensation de graviers fort gênante, qui fait croire à la présence d'un véritable corps étranger sous la conjonctive. Dans ces sortes de cas, une large application de vaseline pure, introduite avec un pinceau entre les paupières, calme immédiatement le malade. Cette substance onctueuse et douce empêche en effet les frottements contre la muqueuse irritée, de ces petits débris d'épithélium à demi détachés qui jouent ici un véritable rôle de corps étrangers.

Certains malades ont les paupières tellement collées le matin, qu'ils ne peuvent que difficilement les ouvrir. On évite ce léger inconvénient, en les enduisant le soir avec une petite quantité de pommade de concombre fraîche.

D'autres fois c'est la photophobie qui sans être très intense, est cependant assez prononcée pour devenir incommode. Le meilleur moyen d'y remédier est de conseiller l'usage de lunettes teinte fumée, ou d'un morceau de taffetas noir placé au-devant des yeux.

Nous avons parlé jusqu'ici du traitement de la conjonctivite exempte de toutes complications. Lorsque celles-ci se présentent, elles peuvent être plus importantes que la conjonctivite elle-même et le traitement doit être principalement dirigé contre elles. Il en est ainsi dans les cas où de nombreuses phlyctènes et de véritables abcès se montrent sur la cornée, comme comme on en voit de fréquents exemples, surtout chez les enfants. C'est alors le traitement antiphlogistique qui est indiqué, à savoir : deux ou trois sangsues sur la tempe et l'instillation du collyre d'atropine. 3° Traitement des complications.

Le même traitement convient, nous l'avons déjà dit, à ces menaces de complications qui ont lieu quelquefois du côté de l'iris et du cercle ciliaire, et qui sont dues probablement à des phénomènes congestifs passagers, appréciables surtout par l'apparition de douleurs péri-orbitaires. L'emploi des astringents n'est autorisé qu'après la cessation complète de ces douleurs.

Si on voit la conjonctivite catarrhale prendre peu à peu les allures de l'ophthalmie purulente, comme cela arrive chez les enfants scrofuleux, on fera usage de la pommade à l'huile de cade ou à l'iodoforme (1).

Mais, hâtons-nous de le dire, les complications habituelles de la conjonctive sont moins graves que celles que nous venons d'énumérer, et le plus souvent il ne s'agit que de blépharite et d'eczéma des paupières ou d'excoriation de la peau à l'angle externe.

(1) Voir *Ophthalmie purulente scrofuleuse*, p. 65.

Contre la blépharite, on peut faire usage de la poudre de calomel, appliquée à la base des cils avec un pinceau ou de la pommade suivante :

Oxyde jaune d'hydrargyre..................	0gr,10
Vaseline..................................	10 gr.

Lorsqu'il s'agit d'un eczéma des paupières le meilleur traitement consiste à le saupoudrer avec de la poudre de calomel, après en avoir détaché les croûtes s'il est de nature impétigineuse.

C'est encore le calomel qui convient dans les excoriations de l'angle externe qui sont souvent si douloureuses. On a aussi recommandé de les cautériser avec la pointe d'un crayon de nitrate d'argent

4° Traitement de certaines variétés.

Il est enfin un certain nombre de conjonctivites qui réclament un traitement spécial, en rapport avec les causes qui les ont produites. Telles sont celles qui tiennent à des causes locales (cils divers, corps étrangers, etc.). Mais nous faisons principalement allusion ici, aux conjonctivites qui sont dues, soit à l'oblitération des voies lacrymales, à la déviation de leurs conduits, et à l'influence du hay-fever.

Dans les premières, l'instillation de collyres astringents peut bien diminuer l'inflammation de la muqueuse, mais est impuissante à la guérir. Il est nécessaire alors d'avoir recours soit au simple débridement du conduit lacrymal inférieur, si celui-ci n'est que dévié, soit à l'incision du canal et au passage des sondes, si l'obstruction des voies lacrymales est complète. Chez les malades pusillanimes, qui refusent cette petite opération, on peut s'en tenir à de simples injections, mais celles-ci sont le plus souvent insuffisantes.

Dans la conjonctivite du hay-fever, les astringents ne donnent jamais de bons résultats, car il s'agit d'une conjonctivite particulière, de cause spéciale, où l'élément nerveux semble prédominer sur l'élément catarrhal. Ce qui réussit le mieux, d'après notre propre expérience, c'est l'instillation du collyre suivant :

Sulfate neutre d'ésérine....................	0gr,02
Eau distillée..............................	10 gr.

(à la dose de une goutte seulement, tous les jours ou tous les deux jours.)

L'ésérine joue ici un double rôle... Elle agit non seulement contre l'élément nerveux que nous venons de signaler, mais s'oppose aussi à la diapédèse, propriété qu'on s'accorde à lui reconnaître, ainsi que nous aurons occasion de le voir, quand nous nous occuperons de son étude.

5° Traitement hygiénique.

Nous serons brefs sur le traitement hygiénique de la conjonctivite, tout en constatant son importance. Il consiste pour le malade à éviter l'air froid et humide, ainsi que l'atmosphère remplie de fumée des cercles et des cafés. Combien de conjonctivites, entretenues dans les classes pauvres par des habitations malsaines et étroites, et par l'absence de toute hygiène? On fera bien de recommander alors une large ventillation, des sorties fréquentes au grand air et autant que possible un traitement fortifiant.

Une particularité qu'il est bon de connaître c'est de savoir que l'état puerpéral et l'allaitement mettent quelquefois un obstacle insurmontable à la guérison des conjonctivites les plus simples; il faut alors *savoir attendre*, précepte qui en médecine trouve souvent son application.

CONJONCTIVITE CATARRHALE CHRONIQUE.

Cette conjonctivite peut succéder à l'état aigu ou se développer peu à peu et naître d'emblée à l'état chronique. Dans sa forme la plus simple, elle constitue l'hypérémie conjonctivale de quelques auteurs.

Symptômes objectifs.

Nous avons vu que les symptômes objectifs de la conjonctivite catarrhale aiguë, consistent dans l'injection de la muqueuse, dans son gouflement et dans son hypersécrétion. C'est dans le même ordre que nous étudierons les caractères de la conjonctivite chronique, mais en faisant remarquer que ses symptômes sont ici singulièrement atténués.

L'injection anormale de la muqueuse dépasse quelquefois à peine le degré physiologique, lequel du reste est assez variable selon les individus et selon l'âge. Aussi est-il bon de comparer un œil à l'autre, si l'un d'eux est resté sain. Dans les cas douteux, il est même nécessaire d'examiner la conjonctive de la paupière supérieure, car à l'état normal elle a une teinte très pâle et la moindre injection qui s'y révèle, peut toujours être considérée comme pathologique.

Mais le plus souvent l'injection de la muqueuse est assez prononcée, pour ne laisser place à aucun doute. Elle présente alors son maximum d'intensité, tantôt sur le bord ciliaire, tantôt sur la surface tarsienne ou des culs-de-sac, le plus ordinairement aux angles interne et externe. Si elle s'étend sur le bulbe, ce qui est assez rare, elle n'y est jamais très vive ; mais il est intéressant de savoir qu'elle se concentre et se localise parfois autour de la cornée, sous forme d'injection périkératique, sans que rien d'anormal n'apparaisse soit du côté de cette membrane, soit du côté de l'iris, fait assez étrange dont il est bon d'être prévenu.

2° Le gonflement de la muqueuse est toujours à peine marqué, et c'est surtout sur la caroncule lacrymale, sur le pli semi-lunaire et sur les culs-de-sac, qu'il faut le rechercher. Sur le bulbe, il n'est pas appréciable et ne donne jamais lieu au chémosis.

Dans certains cas, ce sont seulement certains éléments de la muqueuse, tels que les papilles et les follicules qui se gonflent et s'hypertrophient. On voit alors apparaître sur la conjonctive de petites saillies anormales qui constituent les fausses granulations, dont nous aurons à nous occuper dans l'étude de la conjonctivite granuleuse.

3° L'hypersécrétion que présente la conjonctive consiste surtout en larmes et en mucosités.

Les larmes peuvent faire défaut dans certains cas, mais le plus souvent leur sécrétion est exagérée par moments et elles gênent alors le malade par leur abondance. C'est ce qui arrive surtout lorsque celui-ci s'expose au vent ou à l'humidité.

Quant aux mucosités, elles sont en général peu abondantes, mais suffisantes souvent pour coller les paupières pendant la nuit. Dans les cas les plus simples, elles ressemblent à de petites masses écumeuses ou savonneuses, qui se déposent dans les angles des yeux.

Symptômes fonctionnels.

Les symptômes fonctionnels, à part la moindre intensité qu'ils présentent, sont à peu près les mêmes que ceux de l'état aigu.

Du côté des paupières, ce sont des sensations de lourdeur, de sécheresse, de picotements, de sable, de démangeaisons aux angles, qui importunent les malades et qui s'aggravent par l'exposition à une lumière vive, à la fumée de tabac et sous l'influence du travail.

Du côté de l'œil, on note souvent une légère photophobie, et lorsque le malade veut travailler, une fatigue de la vue qui rappelle complètement les caractères de l'asthénopie accommodative. A ce propos, il est intéressant de savoir que les malades viennent souvent consulter pour des troubles de la vue, qui s'accentuent surtout le soir et qui ne sont autre chose que le résultat d'une conjonctivite chronique.

Tous les symptômes que nous venons d'énumérer sont variables selon les individus, se remplacent les uns les autres, sont sujets à des exacerbations souvent inexplicables, et finissent par gêner considérablement les malades, par leur opiniâtreté et leur longue durée.

Les complications habituelles de la maladie sont peu importantes. Elles se réduisent en général à un léger degré de blépharite et à la production de phlyctènes sur la conjonctive bulbaire. La déviation des points lacrymaux et l'obstruction des conduits sont une cause plutôt qu'un effet de la conjonctivite chronique.

Causes. Parmi les causes pouvant amener la conjonctivite catarrhale chronique, nous en trouvons plusieurs que nous avons déjà signalées dans la conjonctivite catarrhale aiguë. Telles sont celles qui sont dues à un air vicié par des poussières, par la fumée, par l'encombrement. Telles sont celles également qui sont produites par des cils déviés, par des corps étrangers et par une affection des voies lacrymales.

D'autres paraissent plus spéciales à l'état chronique. Ce sont les infractus des glandes de Meibomius par des sels calcaires — les vices de réfraction exigeant des efforts exagérés d'accommodation et de convergence et surtout l'influence de la constitution lymphatique ou scrofuleuse. C'est cette cause constitutionnelle qui d'après Cuignet explique pourquoi la maladie peut durer des mois et des années et ne disparaître qu'après une amélioration notable de l'état général (1).

Le diagnostic de la conjonctivite chronique est d'ordinaire assez simple. Quelques difficultés ne peuvent se présenter que dans les deux conditions suivantes : Diagnostic.

1° Il est des cas assez rares où le gonflement de la muqueuse se localise principalement sur les glandes et sur les papilles qui s'hypertrophient et simulent de véritables granulations. Nous verrons plus loin le moyen de distinguer ces fausses granulations des granulations néoplasiques, distinction qui s'établit moins par l'aspect de ces saillies, que par le siège qu'elles occupent, les allures qu'elles prennent et les complications qu'elles entraînent (Voir *Conjonctivite granuleuse*).

2° Une autre cause d'erreur que nous avons déjà signalée, se présente plus fréquemment :

On sait que la conjonctivite chronique entraîne parfois chez les personnes qui travaillent une fatigue de la vue qui rappelle tous les caractères de l'asthénopie accommodative. Celle-ci peut de son côté faire naître elle-même une conjonctivite chronique, de sorte que, dans les cas où ces affections sont réunies, on est amené à se demander si on a affaire à une conjonctivite déterminant une asthénopie, ou à une asthénopie amenant une conjonctivite.

On évite toute méprise en se basant sur les considérations suivantes :

Dans la conjonctivite suivie d'asthénopie, le malade a souvent une réfraction normale et une accommodation régulière : ce qui tranche toute difficulté. La conjonctivite présente des alternatives de mieux et de pis sous les in-

(1) Voir Cuignet, *Recueil d'ophthalmologie*, année 1881.

fluences les plus variées. Enfin le repos de la vue est sans grande influence sur la marche de la maladie.

Dans l'asthénopie envisagée comme cause de conjonctivite, l'individu est hypermétrope ou astigmate. L'irritation de la conjonctive est toujours en rapport avec la durée du travail et se montre considérablement amoindrie après un repos de quelques jours. Enfin cette irritation n'est jamais très vive, de sorte que le degré de la conjonctivite est ici un des bons éléments du diagnostic.

Traitement. La première condition du traitement est de rechercher la cause qui peut donner naissance à la maladie, afin de la faire disparaître. On observe donc avec soin s'il y a des cils déviés, une obstruction des voies lacrymales ou s'il existe un vice de réfraction, qu'on doit immédiatement corriger au moyen de verres convenables.

Ces précautions une fois prises, on peut régler le traitement de la façon suivante :

1° On conseille au malade de reposer sa vue, de suspendre tout travail le soir à la lumière artificielle et de porter des conserves teinte fumée, pour éviter la photophobie.

2° L'application sur les paupières de compresses trempées dans une solution chaude aromatique, se montrent très utiles (thé, camomille, laitue). On peut aussi se servir pour ces compresses de solutions faiblement astringentes, telles que :

Sous-acétate de plomb liquide.......	3	grammes.
Eau distillée.........................	300	—

3° Enfin l'instillation de collyres astringents doit être faite une ou deux fois par jour. Voici la formule que nous employons :

Sulfate de zinc....................	$0^{gr},10$ à $0^{gr},20$
Eau distillée......................	10 grammes.

Dans les cas plus légers, nous mettons en usage la solution suivante :

Borate de soude....................	$0^{gr},25$ à $0^{gr},30$
Eau distillée......................	10 grammes.

Enfin, lorsque la maladie se montre rebelle, nous avons recours au collyre de nitrate d'argent :

Nitrate d'argent cristallisé..........	$0^{gr},03$ à $0^{gr},05$
Eau distillée......................	10 grammes.

Dans ces sortes de cas, nous touchons quelquefois la muqueuse avec le crayon de sulfate de cuivre ou avec un cristal de sulfate de zinc. Ce cristal, que nous devons à l'obligeance de M. Frémy, nous est souvent très utile.

Un pareil luxe d'agents thérapeutiques n'est pas de trop dans une maladie dont le degré est fort variable et dont la durée est souvent très longue.

Certaines malades se plaignent d'un état de sécheresse de l'œil, qui, par moment, les incommode beaucoup. L'introduction entre les paupières d'une petite quantité de vaseline pure ou de vaseline additionnée d'oxyde jaune d'hydrargyre (5 centigrammes d'oxyde jaune pour 6 grammes de vaseline) les soulage considérablement.

4° Enfin le traitement général par les toniques et les fortifiants, ne doit pas être oublié chez les personnes faibles et anémiques. Chez ces malades, c'est même la condition essentielle de la guérison.

CONJONCTIVITE PURULENTE.

La conjonctivite purulente est une conjonctivite dont la sécrétion purulente indique le caractère essentiel et dont le point de départ est presque toujours l'inoculation de la conjonctive par un virus spécial.

Elle présente plusieurs variétés que nous étudierons successivement, savoir :

1° *L'ophthalmie blennorrhagique ;*

2° *L'ophthalmie des nouveau-nés ;*

3° *La conjonctivite des enfants scrofuleux ;*

4° *La conjonctivite leucorrhéique.*

Toutes ces variétés ont des traits communs qui ont servi à établir le type classique de la conjonctivite purulente que nous décrivons ici, mais toutes présentent des dissemblances qu'il importe de signaler et qui sont en rapport, soit avec la cause qui les a produit, soit avec l'âge où elles se développent.

mptômes objectifs.

1° *Injection de la muqueuse.* — Tout d'abord l'injection de la muqueuse n'est pas très vive et ne donne pas l'idée de l'inflammation redoutable qui va avoir lieu. Toutefois pour un observateur attentif le siège où elle commence à apparaître est déjà un indice d'une certaine importance. Cette injection se localise en effet et s'accentue au début sur la caroncule lacrymale; sur le pli semilunaire et sur les parties voisines de la conjonctive palpébrale et bulbaire, c'est-à-dire sur les parties de la muqueuse les plus découvertes et les plus exposées à l'inoculation. En outre, si on prend le soin d'examiner à la loupe les parties enflammées, on voit çà et là des petites portions de la muqueuse, plus rouges, plus saillantes, plus épaisses que d'autres, comme si, les premières entre toutes, elles avaient reçu les atteintes du virus.

Tels sont les phénomènes que présente l'injection de la muqueuse à son début. Mais cette injection ne reste jamais localisée; elle s'étend rapidement sur la conjonctive palpébrale tout entière et sur la conjonctive bulbaire où elle devient très intense et où elle donne lieu à la production de nombreuses ecchymoses.

2° *Gonflement.* — Un autre symptôme non moins important est le gonflement considérable que présente la conjonctive. Toute la muqueuse y prend part, mais dans des proportions différentes selon les régions, et leur constitution anatomique. Ainsi la conjonctive palpébrale, très adhérente au cartilage tarse, ne se laisse que difficilement envahir par l'œdème. Tout ce que celui-ci peut y produire c'est un léger gonflement de son tissu, entraînant la déviation en dehors du point lacrymal inférieur. Le gonflement est beaucoup plus considérable sur le cul-de-sac ainsi que sur le caroncule et le pli semi-lunaire; mais c'est surtout sur le bulbe qu'il acquiert des proportions énormes. Il en résulte un soulèvement considérable de la muqueuse, connu sous le nom de chémosis. Celui-ci d'abord partiel finit par entourer plus ou moins complètement la cornée dont il entrave la nutrition et où il amène les plus graves désordres.

Les éléments histologiques de la muqueuse participent, aussi chacun pour leur part, au gonflement de son tissu. C'est pourquoi nous voyons les papilles s'hypertrophier, devenir rouges, turgescentes, comparables à de véritables aspérités, séparées les unes des autres par des fissures. Cet état, surtout remarquable après une certaine durée de la maladie et lorsqu'elle passe à l'état chronique, fait souvent croire à la production de granulations néoplasiques.

Enfin le gonflement de la muqueuse s'étend bientôt au tissu cellulaire lâche des paupières. Celles-ci se tuméfient et prennent quelquefois un développement tel, que les plis cutanés s'effacent, que la circulation capillaire considérablement gênée, communique à la peau une teinte rouge érythémateuse. De pareilles paupières devenues lourdes, énormes, tombantes, donnent au malade l'aspect le plus caractéristique.

3° *Sécrétion purulente.* — La sécrétion purulente de la conjonctivite est le symptôme essentiel de la maladie et permet toujours de la distinguer nettement de la conjonctivite catarrhale. Au début, cette sécrétion n'est d'abord formée que de larmes et d'une sérosité aqueuse contenant quelques globules sanguins, de sorte qu'elle a l'aspect d'un liquide clair, de couleur jaune citrin. Mais elle devient bientôt louche, épaisse, franchement purulente. Elle est en même temps remarquable par son abondance et par ses propriétés éminemment contagieuses, de sorte qu'il ne faut entr'ouvrir les yeux des malades qu'avec la plus grande précaution, afin de ne pas être soi-même victime d'une inoculation redoutable. Les recherches de Haab et de Sattler y ont démontré la présence de nombreux microbes qui s'y développent et y pullulent en quantité prodigieuse.

4° *Altérations de la cornée.* — Les altérations de la cornée, qui arrivent ici à titre de complication, sont tellement promptes et tellement fréquentes, qu'elles font pour ainsi dire partie intégrante des symptômes propres de la maladie. Ces complications sont de plusieurs sortes. Tantôt, c'est une infiltration limitée de la cornée qui apparaît ou une petite ulcération siégeant à la périphérie ; le pronostic n'est alors pas trop défavorable, car on peut espérer voir la lésion se limiter, surtout si la partie malade se vascularise, ce qui est toujours un signe de favorable augure. Tantôt au contraire, on voit s'établir de vastes abcès, des ulcérations profondes, et même une infiltration diffuse, jaunâtre, de toute la cornée qui se nécrose et se détache.

Ce sont ces graves altérations qui constituent le grand danger de l'ophthalmie purulente. Elles sont rarement accompagnées d'hypopion ou d'iritis, mais les perforations auxquelles elles donnent lieu, sont souvent la source de staphylômes opaques, qui compromettent à jamais les fonctions de l'œil.

Quant aux causes qui les déterminent, elles doivent être attribuées à l'obstacle apporté à la nutrition de la cornée par la compression qu'exercent sur ses nerfs, le chémosis qui l'entoure et l'induration inflammatoire du tissu épiscléral. Les qualités nocives d'un pus infectant et chargé de vibrions, y prennent aussi une certaine part, et si elles ne suffisent pas elles seules à les créer de toutes pièces, elles contribuent singulièrement à les aggraver.

Symptômes fonctionnels.

Au début, le malade ne se plaint que de démangeaisons dans l'œil, mais il accuse bientôt une sensation de chaleur et de cuisson très pénible à supporter. La température de l'œil est en effet accrue ainsi que nous avons pu le constater avec notre thermomètre et nous l'avons vu quelquefois atteindre 38 et 39°. Ces phénomènes douloureux cessent, dès que la sécrétion purulente se manifeste.

Les complications du côté de la cornée s'annoncent à leur tour par des douleurs péri-orbitaires très vives. Celles-ci se calment dès que les couches superficielles sont détruites et la cornée peut ensuite se perdre par destruction purulente, sans que le malade éprouve de vives souffrances.

On pourrait s'attendre à voir un état général fébrile se manifester à l'occasion d'une inflammation aussi violente. Mais en général toute fièvre fait défaut, si ce n'est chez les individus faibles et impressionnables.

Diagnostic. Reconnaître une conjonctivite purulente nettement déclarée est chose facile. Le gonflement parfois considérable des paupières, la sécrétion purulente de la conjonctive, suffisent à établir le diagnostic, que les complications du côté de la cornée achèvent de confirmer.

Remarquons que parmi tous ces symptômes, c'est le gonflement des paupières qui est le plus apparent et qui fixe tout d'abord l'attention. C'est en effet un excellent signe de diagnostic, mais il n'est caractéristique qu'à la condition d'être accompagné de sécrétion purulente. C'est pour ne pas tenir compte de ce fait et ne pratiquer qu'un examen incomplet, qu'on est exposé à prendre à première vue pour des conjonctivites purulentes, le phlegmon des paupières, voire même des furoncles développés dans leur épaisseur.

Mais laissons là ces grossières erreurs, et voyons avec quelles maladies on peut réellement confondre la conjonctivite purulente. Cette confusion est possible :

1° A son début, avec une conjonctivite catarrhale;

2° Pendant la période d'état, avec une conjonctivite diphtéritique et avec les phases purulentes d'une conjonctivite granuleuse.

3° Pendant la période de déclin, avec des granulations néoplasiques.

1° Le diagnostic de la conjonctivite purulente et de la conjonctivite catarrhale a déjà été étudié dans un chapitre précédent, auquel nous renvoyons le lecteur. Nous parlerons également plus loin du diagnostic qu'il y a à établir entre l'ophthalmie purulente et la conjonctivite diphtéritique, lorsque nous aurons à nous occuper de cette dernière affection. Il nous reste donc à étudier les différences qu'elle présente avec la conjonctivite granuleuse.

On sait que cette dernière affection, essentiellement chronique par sa nature, peut être traversée par des accidents inflammatoires assez prononcés, pour lui donner tous les caractères d'une véritable ophthalmie purulente. Il est facile toutefois de l'en séparer, en remarquant que cet état de purulence se développe sur des yeux déjà primitivement malades. En outre, il s'accompagne d'un pannus constant de la cornée et il n'est pas rare, en retournant la paupière supérieure, de trouver encore çà et là, quelques granulations gris jaunâtre caractéristiques, disséminées au milieu des papilles hypertrophiées. Tout autre est le mode d'envahissement de l'ophthalmie purulente qui frappe d'emblée les yeux les plus sains, a une marche très rapide, et ne présente ni le pannus de la cornée, ni les granulations caractéristiques que nous venons de signaler.

Lorsque dans la période de déclin, l'ophthalmie purulente laisse à sa suite, une hypertrophie considérable des follicules et des papilles de la conjonctive, il y a lieu de les différencier des altérations analogues, produites par des granulations néoplasiques. Les éléments du diagnostic ne font pas défaut. S'il s'agit d'un processus granuleux, il est révélé de suite par le pannus de la cornée, par les cicatrices blanchâtres de la conjonctive et par la déformation du tarse, phénomènes qui ne font jamais cortège aux papilles hypertrophiés de l'ophthalmie purulente, susceptibles de disparaître sans laisser la moindre trace.

Le traitement de l'ophthalmie purulente comprend trois parties : 1° le *traitement de la maladie proprement dite*; Traitement.

2° le *traitement de ses complications;* 3° le *traitement hygiénique.*

1° Traitement de la maladie proprement dite.

Les principaux moyens que l'on peut employer pour combattre l'état de purulence de la conjonctive et son gonflement inflammatoire sont : 1° les caustiques; 2° l'eau froide; 3° les antiseptiques. Si on y ajoute les antiphlogistiques, tels que les sangsues et les scarifications de la conjonctive qui conviennent dans certains cas spéciaux, on a une vue d'ensemble de toutes les ressources thérapeutiques dont on peut disposer.

1° *Caustiques.* — Les caustiques partagent avec les astringents la propriété de faire contracter énergiquement les vaisseaux de la partie sur laquelle ils sont appliqués. Ils ont en outre le pouvoir d'y produire une eschare et de déterminer une inflammation.

Cette inflammation, que l'on appelle substitutive quand elle est provoquée dans un but thérapeutique, a pour principaux caractères d'être violente dans ses allures et rapide dans sa marche. Après l'orage inflammatoire qu'elle a causé, elle est suivie d'une période de calme et de rémission, pendant laquelle s'amendent tous les symptômes de la maladie.

Telle est la manière dont il faut comprendre l'action des caustiques, tels qu'on les emploie dans le traitement des conjonctivites. Ils agissent ici non en détruisant la partie malade, mais en déterminant une violente réaction, sorte de crise salutaire dont on recherche le bénéfice.

La thérapeutique est très riche en caustiques de toutes sortes. Les alcalis et les acides concentrés en fournissent un grand nombre, ainsi que les sels les plus divers (chlorure de zinc, nitrate acide de mercure, sublimé corrosif, etc.).

Mais parmi tous ces caustiques, la plupart trop irritants, un seul tient ici le premier rang : c'est le nitrate d'argent. S'il est vrai qu'il partage avec d'autres sels la propriété de faire contracter les vaisseaux, nul mieux que lui ne s'oppose à la diapédèse. Il se recommande, en outre, par son action qui reste toujours locale et limitée au point d'application, et enfin par la propriété qu'il possède de pouvoir être instantanément neutralisé par une solution de sel marin. Il devient ainsi, entre les mains du médecin, un agent obéissant et soumis, dont on peut facilement limiter l'action et régler la durée.

Un autre avantage présenté par le nitrate d'argent, c'est qu'on peut l'obtenir sous diverses formes telles que : le crayon de nitrate d'argent pur, le crayon de nitrate d'argent mitigé et les diverses solutions de ce sel.

Le crayon de nitrate d'argent pur doit, à notre avis, être rejeté comme trop dangereux. Il donne lieu, en effet, à une eschare dure qui peut entraver d'une façon trop notable, la circulation des parties soumises à son action et compromettre indirectement la nutrition de la cornée. Il nous a été donné de voir des enfants, dont la cornée était complètement nécrosée, vingt-quatre heures après de pareilles cautérisations pratiquées sur la conjonctive par des mains imprudentes. De semblables exemples justifient bien l'exclusion d'un moyen aussi violent.

Le crayon de nitrate d'argent mitigé, mis en vogue par Desmarres père, est au contraire un excellent caustique doué d'une énergie suffisante, même pour les cas les plus aigus. On le prépare soit avec une partie, soit avec deux parties de nitrate de potasse; c'est dans cette dernière proportion qu'il est le plus communément employé dans l'ophthalmie purulente des adultes (1).

Quant aux solutions de nitrate d'argent cristallisé, elles constituent aussi une très bonne préparation. Celle que nous avons adoptée est la suivante :

Nitrate d'argent cristallisé..........	0gr,25 à 0gr,50
Eau distillée......................	10 grammes.

Moins énergique que le crayon mitigé, nous la réservons surtout pour l'ophthalmie purulente des nouveau-nés, mais nous l'employons aussi chez les adultes, lorsque la période la plus aiguë du mal est passée.

Maintenant que nous connaissons l'agent dont nous pouvons disposer, voyons comment nous devons l'employer.

Autrefois les médecins qui mettaient en usage le nitrate d'argent ou les autres sels caustiques (sulfate de zinc, sulfate de cuivre), se servaient de ces agents en solutions concentrées et en instillaient quelques gouttes entre les paupières. C'était là une pratique défectueuse, car le caustique peut ainsi se répandre sur toute la surface de l'œil, irriter la cornée et favoriser l'élimination de sa couche épithéliale, si utile à conserver. De là est né le précepte de limiter la cautérisation à la muqueuse des paupières et des culs-de-sac et de respecter toujours la conjonctive bulbaire, dont l'injection n'est jamais que secondaire.

Pour réaliser ces conditions, il faut retourner isolément chaque paupière, de la façon que nous avons précédemment indiquée. Lorsque la surface de la conjonctive est ainsi mise à nu, on passe légèrement une ou deux fois le

(1) On trouve ces crayons préparés selon nos indications, à la pharmacie Caventou (18, rue Gaillon).

crayon mitigé ou un pinceau trempé dans la solution de sel lunaire, sur la conjonctive palpébrale et principalement sur celle des culs-de-sac, puis on neutralise immédiatement l'excès de caustique avec un pinceau trempé dans une solution de sel marin. Cette petite opération est toujours facile pour la paupière inférieure qui se laisse aisément abaisser, mais elle est parfois fort difficile pour la paupière supérieure, à cause du gonflement énorme qu'elle présente.

Des questions très importantes se présentent maintenant à notre examen. Quand doit-on commencer les cautérisations ? Quand faut-il les renouveler et en cesser l'emploi ?

Tous les auteurs ne sont pas d'accord sur la première question. Les uns sont d'avis d'attendre que la sécrétion purulente soit bien établie, les autres conseillent d'agir le plus vite possible et sans perdre un instant. Selon nous, le parti à prendre entre ces deux opinions ne saurait être douteux. Si on doit chercher en effet à substituer une inflammation traumatique à une inflammation de mauvais aloi, il est évident qu'on ne saurait agir trop vite. C'est là le conseil que nous donnons et auquel nous avons toujours conformé notre pratique.

Un point non moins intéressant à résoudre est de savoir quand il faut renouveler la cautérisation. Nous avons dit plus haut que l'inflammation substitutive, produite par une cautérisation, est suivie d'une période de rémission plus ou moins longue. Tant que dure cette période, il est inutile d'intervenir, mais dès qu'elle cesse, ce dont on est averti par la sécrétion purulente qui un instant arrêtée ou diminuée reprend son abondance habituelle, il est indispensable de recourir à une nouvelle application du caustique. L'expérience a du reste appris que les cautérisations sont en général nécessaires deux fois par jour chez les adultes ainsi que chez les enfants. Elles doivent donc être pratiquées toutes les douze heures environ.

Il nous reste enfin à savoir quand on doit cesser les cautérisations. On ne se trompera pas si on se laisse encore guider par l'état de la sécrétion purulente. Tant que celle-ci se reproduit facilement et reste très active, il faut cautériser, mais dès qu'elle diminue d'une façon notable, il est nécessaire d'espacer les cautérisations, de ne les pratiquer par exemple que tous les deux on trois jours et de les remplacer bientôt par l'instillation de collyres astringents.

Si, sans tenir compte de la quantité de la sécrétion on ne prête attention qu'à l'injection et à la rougeur de la conjonctive, on risque fort de cautériser indéfiniment, car cet état congestif de la muqueuse, contre lequel on veut entrer en lutte, est entretenu au contraire par des cautérisations trop longtemps prolongées. Celles-ci amènent même à la longue des cicatrices indélébiles sur la conjonctive, nouveau danger qui fait voir combien elles peuvent être préjudiciables. Cautériser trop longtemps est donc un des écueils que l'on rencontre dans le traitement de l'ophthalmie purulente, et contre lequel il faut avoir grand soin de se prémunir.

Un autre caractère qui signale également le trop long emploi des cautérisations, c'est que celles-ci aggravent le mal, au lieu d'y apporter du soulagement. Le malade n'en retire plus le bénéfice qu'il en éprouvait autrefois. L'œil reste toujours douloureux et son état va de mal en pis, ce qui est chose anormale et doit mettre en éveil l'attention du médecin.

Faut-il suspendre les cautérisations quand des complications se montrent du côté de la cornée? Autrefois la réponse eût été affirmative, mais si on veut bien se rendre compte que les altérations de la cornée ne sont ici que consécutives et sous la dépendance directe de la violente inflammation qui les a fait naître, les entretient et les aggrave, on comprendra que le meilleur moyen d'y remédier est de combattre la cause qui en est le point de départ.

Une dernière remarque encore à propos des cautérisations, c'est qu'il faut de temps en temps changer de caustiques, lorsque la maladie traîne en longueur. On peut alors remplacer le crayon de nitrate d'argent mitigé par les solutions de ce sel, par le crayon de sulfate de cuivre, par les collyres au sulfate de zinc ou au tannin à 1/40. La muqueuse réagit mieux sous l'influence d'un nouvel agent, que sous l'action de celui auquel elle est depuis longtemps habituée.

2° *Action du froid.* — A côté des cautérisations, nous devons ranger l'action du froid, car c'est également un moyen d'une valeur thérapeutique considérable pour diminuer l'afflux sanguin dans les parties phlogosées.

On sait en effet combien est puissante l'action du froid. Appliquée sur la peau, l'eau froide en amène la pâleur par la contraction des petits vaisseaux qu'elle occasionne et lui soustrait une grande partie de son calorique. Si son application est continuée un certain temps, la sensibilité diminue et il se produit bientôt une véritable anesthésie, mise souvent à profit dans la pratique chirurgicale.

Ce sont ces propriétés du froid que l'on utilise dans le traitement de l'ophthalmie purulente, car toutes trouvent leurs indications dans une maladie caractérisée par une congestion énorme de la conjonctive, par l'augmentation considérable de la chaleur des parties malades, et par la tension douloureuse du globe.

Mais pour que l'action du froid ait ici toute sa valeur, il est nécessaire qu'il soit employé d'une façon rigoureuse et continue. On se sert pour cela de compresses trempées dans de l'eau glacée et maintenues en permanence nuit et jour sur l'œil malade, en ayant soin de les renouveler toutes les quatre ou cinq minutes, afin qu'elles ne puissent jamais s'échauffer. Ce moyen est ainsi employé pendant trois ou quatre jours. Dès que les phénomènes de congestion diminuent, les compresses glacées ne sont plus appliquées que pendant les deux ou trois premières heures qui suivent chaque cautérisation. Elles sont enfin complètement suspendues dès que le gonflement des paupières a disparu.

Cet emploi méthodique du froid constitue avec les cautérisations un moyen très puissant pour combattre l'ophthalmie purulente. Il n'est pas contre-indiqué par les complications qui surviennent du côté de la cornée, mais il est surtout nécessaire avant leur développement.

3° *Antiseptiques.* — L'ophthalmie purulente étant une affection virulente et inoculable, il était naturel de s'adresser aux antiseptiques pour en combattre les propriétés contagieuses. On sait en effet que ceux-ci sont des agents qui s'opposent à la fermentation et à la putréfaction et ont des effets toxiques très prononcés sur les organismes inférieurs (microbes, vibrions).

La matière médicale fournit un grand nombre d'antiseptiques, car presque tous les composés aromatiques en font partie, ainsi qu'un grand nombre d'acides et de sels. Parmi tous ces antiseptiques, la thérapeutique oculaire a choisi ceux qui sont le moins irritants et le plus puissants et c'est à ce titre que l'acide phénique, l'acide salicylique et l'acide borique sont le plus souvent employés.

L'acide phénique (acide carbolique, phénol) tient le premier rang par son énergie. Il serait intéressant de savoir jusqu'où va son pouvoir antiseptique, mais les expériences faites sur ce sujet sont encore discordantes. Tout ce que l'on sait de plus positif, c'est que la lymphe variolique, additionnée de 1 p. 100 d'acide phénique, conserve la propriété d'engendrer des pustules normales, tandis qu'elle devient inactive, si la dose est 2 p. 100 (Rothe, Michelson). On sait aussi que l'addition de 0,50 p. 100 de phénol empêche la décomposition putride du pus frais retiré d'un abcès (Rossenbach); mais si le pus est putride, la proportion de 5 p. 100 de phénol paraît à peine suffisante pour lui faire perdre ce caractère.

Ce sont là des résultats qui prouvent la puissance antiseptique du phénol. Malheureusement il est irritant; audessus de 5 p. 100, une solution d'acide phénique appliquée sur la peau, y fait naître une vive sensation de brûlure. La muqueuse oculaire bien plus sensible encore ne peut guère le supporter qu'à la dose de 1 sur 150 ou plutôt de 1 sur 200.

C'est à cette dernière dose qu'on emploie généralement le phénol dans le traitement des conjonctivites. On s'en sert sous forme de compresses désinfectantes appliquées de temps en temps sur l'œil malade ou pour faire des lavages entre les paupières et les débarrasser de la sécrétion purulente qui les inonde.

Un autre mode plus important d'application de l'acide phénique consiste à l'administrer à l'état de pulvérisation au moyen de l'appareil de Lucas Championnière ou du pulvérisateur à vapeur que nous avons fait modifier (1). La

(1) Le petit appareil vaporisateur que nous avons fait modifier par

dose de phénol peut être élevée ici à 1 p. 100. Ces douches d'eau phéniquée pulvérisée sont administrées quatre à cinq fois par jour, pendant quatre à cinq minutes chaque fois, sur les yeux largement ouverts et placés à environ 1 mètre de l'appareil. Elles peuvent être employées en même temps que les cautérisations et l'eau froide et constituent, selon nous, un excellent moyen de traitement, car nous avons souvent été émerveillés de voir avec quelle rapidité elles amènent la cessation de la suppuration.

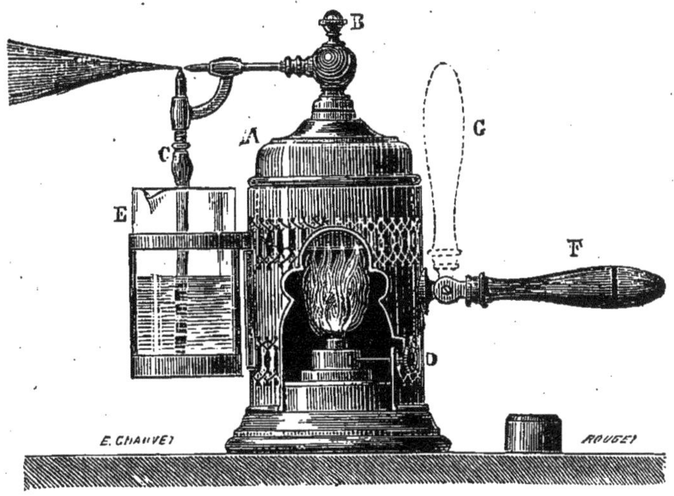

Fig. 1. — Pulvérisateur à vapeur de Galezowski.

L'acide salicylique est également un agent antifermentescible et antiputride d'une grande valeur. Il a l'avantage d'être sans odeur, mais, comme le phénol, il a l'inconvénient d'être irritant. On l'emploie en solution à la dose de 1/200 pour faire des lavages entre les paupières, ou être appliqué sur l'œil au moyen de compresses.

Basset, fabricant d'instruments de chirurgie (13, rue Racine) a l'avantage d'être plus portatif et moins coûteux que celui de M. Lucas Championnière.

Les propriétés et les usages de l'acide borique sont à peu près identiques à ceux de l'acide salicylique. Toutefois c'est un antiseptique plus faible et moins irritant qui s'emploie à la dose de 4/100. Selon quelques auteurs, c'est l'antiseptique de l'avenir, mais la question est encore loin d'être jugée.

Tels sont les principaux antiseptiques employés dans le traitement de l'ophthalmie purulente. On peut dire en terminant, qu'ils n'ont pas réalisé les brillantes espérances qu'ils avaient fait naître au début de leur emploi, mais ils ont cependant une réelle utilité, qu'il ne faut jamais oublier de mettre à profit (1).

Traitement antiphlogistique. — Le traitement antiphlogistique cède ici le pas aux autres traitements que nous venons de passer en revue. Il est rare que six à dix sangsues placées sur la tempe se montrent bien efficaces pour arrêter l'inflammation et nous ne les conseillons que lorsque les malades les réclament.

Un autre moyen antiphlogistique bien plus important consiste dans les scarifications de la conjonctive, lorsqu'elle devient rouge, violacée, turgescente. Ces scarifications sont pratiquées au nombre de deux à trois, avec le scarificateur de Desmarres, parallèlement au bord ciliaire. On cherche à obtenir un écoulement de sang aussi abondant que possible, en imprimant quelques mouvements aux paupières. Ces scarifications sont faites après la cautérisation et renouvelées tous les deux ou trois jours.

Nous avons déjà dit que c'est sur la cornée que se — 2° Traitement des complications.

(1) D'autres agents antiseptiques, moins usités jusqu'à ce jour que les précédents, mais méritant de prendre aussi un rang important en thérapeutique oculaire, doivent encore être signalés. Tels sont, par exemple, l'huile de cade et l'iodoforme. On les emploie surtout dans l'ophthalmie purulente des enfants scrofuleux, sous forme de pommades dont nous donnons plus loin les formules.

concentre tout le danger de l'ophthalmie purulente. L'état de cette membrane doit donc être ici l'objet de la plus constante préoccupation.

Lorsque les complications qui vont s'y développer paraissent imminentes, c'est-à-dire lorsqu'un chémosis volumineux entoure la cornée de toutes parts ou lorsque les paupières gonflées outre mesure exercent sur le globe une compression fâcheuse, on peut encore sauver la cornée, en recourant à des opérations préventives, telles que : l'excision du chémosis et le débridement de l'angle externe.

L'excision du chémosis ne doit jamais être que partielle. On en saisit un lambeau avec une pince, dans la partie où il paraît le plus épais et on l'excise. On renouvelle l'opération dans un autre point, mais jamais davantage. Quelques auteurs préfèrent à ces excisions des mouchetures pratiquées avec la pointe de ciseaux.

Le débridement de l'angle externe, recommandé par de Graefe, se fait d'un seul coup de ciseaux. Il a l'avantage d'amener un écoulement de sang assez abondant, de relâcher les paupières, de les détendre et de leur permettre des mouvements plus faciles. Cette petite opération de nulle gravité, ne manque pas d'importance et rend souvent de grands services.

Dans un cas désespéré, Critchett n'hésita pas à débrider la paupière supérieure en la fendant tout entière par son milieu d'un coup de bistouri. Le malade guérit et le chirurgien fit ensuite la suture de la plaie.

Lorsque, malgré tous les moyens employés, les complications surviennent du côté de la cornée, la conduite à tenir varie selon les cas qui se présentent.

Si l'ulcération de la cornée n'est que très peu étendue, il

suffit de prescrire quatre à cinq fois par jour l'instillation de quelques gouttes du collyre suivant :

Sulfate neutre d'ésérine.....................	0gr,05
Eau distillée...............................	10 gr.

On cherche à diminuer ainsi la pression intra-oculaire, condition favorable à la réparation de l'ulcère.

Si celui-ci est assez profond pour faire redouter une perforation, il est préférable de la créer soi-même, et de pratiquer la kératotomie. On insiste ensuite sur les instillations de collyre d'ésérine et on applique un bandeau compressif, tout en continuant les cautérisations.

Enfin si la perforation s'est accomplie et s'accompagne d'un prolapsus de l'iris, il est nécessaire d'exciser la partie herniée si on ne peut la refouler avec la curette ou obtenir sa réduction par l'ésérine. Le bandeau compressif est maintenu sur l'œil afin de s'opposer autant que possible au staphylôme de la cornée, que l'on a à redouter.

Le traitement hygiénique de l'ophthalmie purulente consiste surtout à préserver de la contagion l'œil resté sain, car la maladie est ordinairement monoculaire. Celui-ci doit être protégé avec un bandeau hermétiquement fermé, imbibé d'une légère solution phéniquée (1). Il est recommandé au patient de se coucher sur le côté malade, afin que l'écoulement de pus ne puisse se faire du côté de l'œil non atteint. Enfin tout attouchement des yeux avec les doigts est sévèrement défendu. 3° Traitement hygiénique.

Des précautions analogues sont indispensables pour pré-

(1) Le Dr Maurel a fait fabriquer chez Galante un petit appareil monocle très commode pour protéger l'œil sain. Il se compose d'un gros verre bombé, entouré d'une garniture en caoutchouc propre à s'adapter d'une facon très exacte sur les parties molles qui entourent l'orbite.

server de la contagion les personnes chargées de soigner le malade. Celles-ci doivent veiller à la plus scrupuleuse propreté de leurs mains et s'abstenir de faire des injections avec une seringue dans l'œil malade, car ces injections sont dangereuses et peuvent être avantageusement remplacées par de simples lavages, pratiqués avec des solutions antiseptiques.

Enfin, dans la pratique hospitalière, il est nécessaire de placer dans des salles spéciales tous les malades atteints de cette redoutable affection.

OPHTHALMIE BLENNORRHAGIQUE.

L'ophthalmie blennorrhagie est toujours produite par une inoculation directe. Elle est peu fréquente chez l'homme, relativement au nombre considérable des malades atteints de blennorrhagie et extrêmement rare chez la femme. Le plus souvent elle n'atteint qu'un seul œil.

Cette inoculation du pus blennorrhagique dans l'œil peut se faire des façons les plus bizarres. C'est faire de la prophylaxie que de les signaler, ainsi que le fait remarquer Diday, et à ce titre quelques-unes sont intéressantes à connaître.

Le plus souvent le malade s'inocule lui-même le virus en se frottant les yeux, au réveil avec des doigts souillés pendant la nuit, ou pendant la miction ou en se lavant les yeux avec sa propre urine, car pour quelques-uns, c'est là un remède infaillible dans les conjonctivites. Nous avons vu cette maladie se développer chez un enfant de onze ans qui couchait avec son frère atteint de blennorrhagie, et s'était ainsi contaminé. D'autres fois le jet d'une urine virulente, vigoureusement lancé contre une surface polie peut rejaillir et frapper l'œil de l'individu. Enfin les médecins trouvent dans l'exercice de leur profession une cause directe d'inoculation, lorsqu'en entr'ouvrant les paupières d'un malade atteint d'ophthalmie blennhorragique, le pus est projeté avec force au dehors, sous l'influence d'un mouvement de contraction des paupières. Ajoutons que les linges de toilette, les mouchoirs, peuvent être les véhicules du pus et on comprendra ainsi combien de circonstances rendent possible une inoculation, dont on ne retrouve quelquefois pas la cause (1).

Les caractères de l'ophthalmie blennorrhagique sont les mêmes que ceux de l'ophthalmie purulente que nous venons de décrire. Les seules particularités à noter sont : la localisation de la maladie sur un seul œil, sa coexistence chez le malade avec une blennorrhagie, l'intensité des symptômes, leur marche rapide, les complications graves et précoces, qui se montrent du côté de la cornée. Plus tard, lorsque l'affection est entrée dans sa phase résolutive, on la reconnaît encore par le tissu inodulaire et cicatriciel abondant, qui occupe la conjonctive au voisinage de la cornée.

Le traitement doit être ici très énergique. Il ne diffère pas de celui que nous avons exposé dans le chapitre précédent. Toutefois il doit être institué avec la plus grande sévérité, tant cette affection est violente et redoutable.

(1) Cullerier a rapporté un cas d'inoculation à coup sûr très exceptionnel. Le malade atteint de blennorrhagie portait un œil artificiel qu'il mit un soir dans un verre d'eau qui lui avait servi à se laver la verge. Le lendemain il replaça son œil d'émail dans la cavité orbitaire, et celle-ci devint rapidement le siège d'une ophthalmie purulente très intense.

OPHTHALMIE DES NOUVEAU-NÉS.

Cette maladie débute généralement le troisième jour après la naissance et atteint le plus ordinairement les deux yeux.

Cette date régulière du début, qui arrive presque toujours à jour fixe, peut déjà faire pressentir qu'il s'agit ici d'une affection contagieuse, et de fait, c'est à l'inoculation des yeux de l'enfant pendant l'accouchement, par du pus blennorrhagique ou leucorrhéique, que la maladie est attribuée.

Symptômes. La maladie débute chez l'enfant par un larmoiement insolite, et par l'apparition d'un peu de chassie dans les yeux et d'un liséré rouge sur le bord des paupières. Ces symptômes, légers en apparence, sont le prélude des graves accidents qui vont se dérouler. En effet dès le troisième ou le quatrième jour, la sécrétion conjonctivale prend un aspect jaune citrin et devient rapidement purulente. En même temps les paupières se gonflent et la maladie prend toutes les allures de l'ophthalmie purulente que nous venons de décrire. — Il nous semble inutile de les exposer de nouveau et nous nous bornerons à faire ressortir les différences suivantes :

1° La conjonctive engorgée chez les enfants nouveau-nés saigne avec la plus grande facilité. Il suffit de retourner les paupières pour provoquer une légère hémorrhagie, laquelle n'a du reste aucune espèce de gravité.

2° Le gonflement de la muqueuse est surtout prononcé sur les culs-de-sac. Celui de la paupière inférieure tend à faire hernie dans la fente palpébrale, et entraîne avec lui le cartilage tarse, de sorte qu'un ectropion peut ici facilement se produire.

Sur le bulbe, le gonflement de la muqueuse donne rarement lieu à un chémosis aussi développé que chez l'adulte.

3° La sécrétion purulente est remarquable par son abondance. Le pus s'écoule pour ainsi dire constamment sur la joue du petit malade. Il s'accumule dans les culs-de-sac, comme dans une sorte de réservoir, de sorte qu'à chaque mouvement qu'on imprime aux paupières, il en sort une nouvelle quantité, que certains auteurs rapportent à tort à une sécrétion pour ainsi dire instantanée.

4° Les complications du côté de la cornée sont un peu plus tardives que dans l'ophthalmie purulente ordinaire. Elles n'arrivent guère que sept ou huit jours après le début de la maladie alors que dans l'ophthalmie des adultes elles peuvent déjà apparaître dans les premières quarante-huit heures. Cette résistance beaucoup plus grande de la cornée s'explique par une différence dans la densité et dans la structure des tissus. Chez les enfants, le tissu conjonctival et épiscléral où passent les nerfs de la cornée est mou, distensible, moins apte, lorsqu'il est engorgé, à comprimer et à étrangler les nerfs cornéens que chez l'adulte, où il est plus dur et plus serré.

5° La maladie présente dans son évolution des alternatives fréquentes d'amélioration et d'aggravation. Cette remarque doit être portée à la connaissance des parents de l'enfant, afin qu'ils ne s'effrayent pas des rechutes qui peuvent survenir.

Une question très importante de diagnostic se présente ici, mais elle est bien difficile sinon impossible à résoudre. Diagnostic.

On voit quelquefois les nouveau-nés être atteints d'une légère conjonctivite, avec une sécrétion catarrhale peu abondante et un gonflement des paupières à peine marqué. Est-ce une conjonctivite catarrhale simple ou une conjonctivite purulente qui commence, avec des apparences bénignes et trompeuses? Il est téméraire d'être affirmatif et on ne peut même baser un jugement certain sur la durée assez grande de cette période pour ainsi dire latente, car on peut voir la purulence de la conjonctive s'établir tout à coup et s'accompagner des symptômes les plus graves. Aussi avons-nous pris pour règle de conduite de considérer tous ces cas comme des ophthalmies purulentes et de les traiter en conséquence.

Une autre confusion qu'il faut savoir éviter est la suivante. On présente quelquefois à l'examen du médecin des nouveau-nés ayant les cornées détruites par des kératites graves, par la kératite neuro-paralytique par exemple. Si on ne se renseigne pas sur les antécédents, on est tenté d'attribuer à une ophthalmie purulente qui n'a jamais existé, ces affections qui sont habituellement sous la dépendance d'une syphilis héréditaire.

Traitement. Toute ophthalmie des nouveau-nés guérit si elle est soignée à temps, avant l'arrivée des complications du côté de la cornée. Voilà ce que nous avons hâte de dire d'une affection qui faisait autrefois tant de victimes.

Le meilleur mode de traitement consiste, selon nous, dans les cautérisations pratiquées, non avec le crayon de nitrate d'argent qui est ici beaucoup trop actif, mais avec la solution suivante :

Nitrate d'argent cristallisé................	0gr,25
Eau distillée............................	10 gr.

On renverse les paupières du petit malade et après avoir essuyé avec un linge fin le pus qui les recouvre, on promène sur la surface de la muqueuse, un pinceau trempé dans la solution précédente, puis on neutralise l'excès du caustique, avec un second pinceau trempé dans de l'eau salée.

Mais un point que nous considérons comme très important et qui est pour nous la condition du succès, c'est la nécessité absolue de renouveler les cautérisations deux fois dans les vingt-quatre heures, et de les continuer jusqu'à la cessation complète de la maladie, de peur de voir celle-ci se reproduire et reparaître avec une nouvelle énergie. C'est ainsi que le traitement dure environ de quatre à six semaines.

Les lotions de la conjonctive avec de l'eau phéniquée (1 : 200) constituent aussi un bon moyen adjuvant. Mais nous proscrivons les injections faites entre les paupières, car elles sont irritantes pour l'œil et dangereuses pour les personnes qui les pratiquent.

Les complications qui peuvent se montrer du côté de la cornée, sont traitées comme celles de la conjonctivite purulente ordinaire. Une remarque qui a son importance, c'est que les taches de la cornée qui en résultent, peuvent, chez les enfants, se dissiper à la longue et disparaître spontanément, à la condition toutefois qu'elles n'aient pas contracté d'adhérences avec l'iris. Il est donc inutile de diriger contre elles un traitement trop actif, et de porter d'avance un pronostic trop sombre.

OPHTHALMIE PURULENTE DES ENFANTS SCROFULEUX OU OPHTHALMIE CROUPALE.

Cette maladie propre à la première enfance (de 2 à 6 ans) n'est autre chose qu'une conjonctivite catarrhale ou une kérato-conjonctivite phlycténulaire qui, en se développant sur un terrain scrofuleux et sous l'influence de mauvaises conditions hygiéniques, prend peu à peu les caractères d'une véritable ophthalmie purulente de nature croupale.

En effet les paupières se gonflent, les papilles et les glandes des culs-de-sac s'engorgent au plus haut degré, comme si elles étaient le siège presque exclusif de la maladie, et on voit se déposer sur la muqueuse, dans une étendue variable, une légère couche exsudative grisâtre, peu adhérente, se détachant facilement par le frottement. Cette exsudation n'apparaît du reste souvent que d'une façon tout à fait transitoire, de sorte que la maladie revêt pour ainsi dire de suite le cachet de l'ophthalmie purulente, à cause de la suppuration abondante qui s'établit.

L'inflammation reste longtemps localisée dans les culs-de-sac, sans envahir la conjonctive bulbaire. Elle ne l'atteint qu'après une assez longue durée, et ce n'est qu'exceptionnellement qu'elle amène de graves désordres du côté de la cornée.

Diagnostic. Telle est la physionomie générale de la maladie. On la distingue toujours facilement de la conjonctivite catarrhale par le gonflement exagéré des paupières et surtout par l'abondance et la nature de la sécrétion. Mais, selon que l'exsudation qui recouvre la muqueuse est plus ou moins épaisse et plus ou moins durable, elle se rapproche tantôt de la conjonctivite purulente ordinaire, tantôt, au contraire, de la conjonctivite diphtéritique.

Il n'est pas sans intérêt pratique de la séparer nettement de la véritable ophthalmie purulente, car, à l'inverse de cette affection, elle s'accommode fort mal des cautérisations énergiques. On la reconnaît à ses allures moins violentes, à sa marche plus lente, à sa localisation dans les culs-de-sac, et enfin à l'absence de chémosis et d'altérations graves de la cornée, si ce n'est dans des cas assez rares et après une durée assez prolongée de l'affection.

Elle se différencie à son tour de la conjonctivite diphtéritique, par ce fait que l'exsudation fibrineuse ne s'étend qu'en surface et n'infiltre pas l'épaisseur de la conjonctive. C'est là ce qui constitue son individualité et établit entre ces deux affections, une distinction essentielle et fort importante, à cause des conséquences pathologiques qui en découlent et que nous exposerons quand nous nous occuperons de la conjonctivite diphtéritique.

Traitement.

Ici ce ne sont ni les cautérisations fréquemment répétées, ni les collyres astringents, ni l'emploi de l'eau glacée, ni même les antiseptiques ordinaires qui donnent de bons résultats; mais nous avons trouvé soit dans l'huile de cade, soit dans l'iodoforme, d'excellents agents modifiant la maladie de la façon la plus prompte et la plus heureuse. Voici les formules dont nous nous servons :

Huile de cade rectifiée.............	1 gramme.
Vaseline............................	10 —

Iodoforme..........................	2 à 3 grammes.
Vaseline...........................	10 —

Lorsqu'on a fait choix d'une de ces pommades, on en introduit une certaine quantité entre les paupières cinq ou six fois par jour et on la répand sur toute la surface de l'œil, à l'aide de quelques mouvements de massage.

C'est là ce qui constitue la base de notre traitement. En même temps nous n'abandonnons pas les cautérisations, mais nous ne les employons qu'à de rares intervalles, c'est-à-dire tous les trois ou quatre jours. Enfin des lavages fréquents des paupières sont pratiqués, au moyen de la solution phéniquée au 1/150.

OPHTHALMIE LEUCORRHÉIQUE.

Le pus d'une leucorrhée transporté dans l'œil, peut être la source d'une sorte d'ophthalmie purulente très atténuée, sur laquelle Desmarres père a, le premier, appelé l'attention.

La maladie, limitée ordinairement à un seul œil, se déclare le plus souvent chez les jeunes filles de 5 à 10 ans. Lorsque celles-ci sont atteintes d'un prurit vulvaire, elles portent leurs mains vers les parties génitales et s'inoculent elles-mêmes la maladie avec leurs doigts contaminés.

La conjonctivite leucorrhéique débute comme une véritable conjonctivite catarrhale, mais se fait remarquer cependant par de nombreuses ecchymoses, répandues sous la conjonctivite bulbaire.

Après quelques jours de durée, l'inflammation change de caractère. La muqueuse se gonfle, surtout au niveau des culs-de-sac qui sont parsemés de papilles hypertrophiées, les paupières se tuméfient et la sécrétion prend un caractère purulent.

Mais tous ces phénomènes sont ici moins accentués que dans l'ophthalmie purulente ordinaire et sous l'influence d'un traitement convenable, la maladie s'arrête bientôt sans amener de complications du côté de la cornée, qui sont ici exceptionnelles.

Le traitement consiste dans l'usage du collyre de nitrate d'argent à la dose de 0,25 pour 10 grammes d'eau distillée. On y joint l'emploi de compresses phéniquées et de la pommade à l'iodoforme. A la fin de la maladie, l'action résolutive de la pommade à l'oxyde jaune peut avec avantage être mise à profit.

GRANULATIONS, CONJONCTIVITE GRANULEUSE.

Les granulations que l'on rencontre sur la conjonctivite sont de deux espèces :

Les unes sont de nature bénigne, ne laissent sur la muqueuse, aucune trace de leur passage et sont constituées par l'hypertrophie pure et simple de certains éléments physiologiques (follicules et papilles), sous l'influence d'une inflammation soit aiguë, soit chronique. C'est là ce que nous appelons de fausses granulations.

Les autres sont des productions malignes, contagieuses, détruisant les tissus en s'y substituant et en y provoquant une rétraction cicatricielle. Elles sont dues à la formation de petites saillies néoplasiques et à l'hypertrophie spécifique des papilles et des follicules. Ce sont là les vraies granulations.

Cette distinction que nous venons d'établir et qui repose sur la nature des granulations, nous paraît la seule pratique, la seule capable de jeter un peu de lumière dans cette question si tourmentée, dans ce véritable chaos qui existe dans la science et qui tient à ce qu'on a voulu étudier les granulations d'après leurs formes et leurs aspects (granulations simples, mixtes, diffuses) et non d'après la nature essentiellement différente du processus qui les produit.

Comment reconnaître ces deux espèces de granulations? C'est la première question qui se pose, puisqu'il s'agit de la lésion initiale et fondamentale de la maladie qui nous occupe, mais ce n'est pas encore le lieu de la résoudre, car ce qui distingue les granulations néoplasiques des fausses granulations, ce sont moins leurs caractères physiques et leur aspect, que la marche de la maladie qu'elles déterminent, ses allures et ses complications de toutes sortes. Étudions donc cette maladie, dans les diverses phases qu'elle parcourt.

Symptômes. La conjonctivite granuleuse est essentiellement caractérisée par la présence de granulations néoplasiques à la surface et dans l'épaisseur même de la conjonctive.

Au début, les granulations sont la seule lésion appréciable de la muqueuse, et se présentent d'une façon différente sur les tarses et sur les culs-de-sac.

Sur les tarses, on voit apparaître au milieu de la conjonctive injectée et par îlots, de petits points blancs jaunâtres, gros comme une petite tête d'épingle et donnant l'idée d'une véritable éruption. Leur siège de prédilection est le tarse supérieur et principalement son bord adhérent.

Sur les culs-de-sac, ce sont de petites élevures de forme arrondie, placées en rangées irrégulières et ressemblant quelquefois à du tapioca cuit. Elles sont complètement opaques, ainsi qu'on peut le constater à la loupe, signe important dont nous tirerons profit pour le diagnostic. Bientôt elles s'entremêlent à des papilles hypertrophiées qui les masquent plus ou moins complètement et c'est alors que la forme papillaire domine et que le diagnostic devient plus difficile.

Ces granulations peuvent ainsi durer des mois et des années à l'état latent, sans déterminer d'autres phénomènes de réaction qu'un peu de sécrétion catarrhale, à peine appréciable pendant la nuit, et un léger ptosis de la paupière supérieure (1).

(1) La sécrétion de la conjonctive granuleuse est contagieuse, Neisser y a découvert l'existence de micro-coccus très semblables à ceux de la blennorrhée et de forme circulaire. Ils sont souvent réunis par

Mais, s'il est vrai que cet état latent, insidieux, soit tout à fait dans les allures de la maladie, les granulations ne restent cependant pas toujours aussi silencieuses. La conjonctive ambiante s'injecte et se vascularise. Une légère sécrétion purulente s'établit, infiltre la couche épithéliale de la partie supérieure de la cornée et y produit un pannus, qui est un des symptômes les plus caractéristiques de la maladie et que nous étudierons à part. C'est alors que les malades, gênés par une sécrétion devenue trop abondante, par un peu de photophobie et de larmoiement, viennent s'adresser au médecin.

Sous cet aspect, la maladie conserve encore son caractère chronique, et c'est ainsi qu'on la rencontre le plus souvent, pendant toute la durée de son évolution, avec quelques alternatives de mieux et de pis, plus ou moins accentuées.

Mais sous l'influence d'un changement de température (1)

3 ou par 4 et exécutent des mouvements rapides.

Sattler les considère comme les véhicules et comme les générateurs possibles de la substance infectante. En les cultivant dans des liquides appropriés, il a pu avec eux reproduire la maladie (Voir *Annales d'oculistique*, Mars-Avril 1882).

(1) Les conditions atmosphériques ont une influence considérable sur l'état latent ou inflammatoire des granulations. Ainsi les granulations à l'état latent sont très communes dans les pays chauds et relativement rares dans les pays froids. L'abaissement de la température, en amenant un léger degré de conjonctivite catarrhale, réveille la maladie et lui donne un coup de fouet.

Dans les pays chauds, tels que l'Afrique, l'Égypte, on voit parfois se produire tout à coup de véritables épidémies d'ophthalmies purulentes granuleuses. Leur point de départ sont des conjonctivites catarrhales, qui, naissant sous l'influence des variations de température et se développant sur un terrain granuleux, réveillent les granulations jusque là silencieuses. La constitution lymphatique ou scrofuleuse des malades explique alors la mauvaise tournure que prend de suite la maladie, en se transformant en ophthalmie purulente.

et de la constitution strumeuse du malade, elle peut prendre tout à coup les allures d'une maladie aiguë. Toute la conjonctive s'enflamme, les granulations et les papilles hypertrophiées prennent un développement considérable et forment de véritables petites tumeurs sessiles, à base large, s'entassant et se pressant les unes contre les autres.

En même temps la sécrétion de la muqueuse considérablement augmentée, devient muco-purulente. Le pannus de la cornée s'épaissit et les symptômes fonctionnels tels que la cuisson dans les yeux, la photophobie et le larmoiement deviennent très prononcés.

A un degré plus avancé, on peut même voir se déclarer une véritable opththalmie purulente avec gonflement énorme des paupières et tout le cortège des symptômes qui l'accompagnent.

Mais, répétons-le encore, ces poussés inflammatoires ne sont qu'un accident dans le cours de la maladie, car l'état chronique est son caractère essentiel. Elle le reprend du reste après que l'état aigu est passé et s'achemine lentement vers le terme de son évolution, qui est la dégénérescence cicatricielle de tous les tissus envahis.

Dans cette phase, le tissu qui constitue les granulations disparaît et fait place à un tissu fibreux, cicatriciel, rétractile, surtout abondant sur la conjonctive de la paupière supérieure. En retournant cette paupière, on en voit la surface parcourue par de petites lignes blanchâtres, parallèles au bord ciliaire et qui ne sont autre-chose que des traînées cicatricielles. A un degré de plus, la muqueuse palpébrale presque tout entière peut être transformée en un tissu fibreux, pâle, exsangue, sans vaisseaux ni éléments sécréteurs.

La conjonctive des culs-de-sac participe à tous ces désordres. Elle se rétrécit, forme des brides qui s'étendent sur le globe et produisent un certain degré de symblépharose.

Enfin, la dégénérescence cicatricielle atteint aussi le tarse qui se rétracte, s'incurve et produit souvent tout à la fois un ectropion, une déviation des cils et un rétrécissement de la fente palpébrale.

Au milieu d'une désorganisation aussi générale, la muqueuse des voies lacrymales ne reste pas indemne. Envahie par le processus granuleux, subissant à son tour la rétraction fibreuse, elle provoque l'obstruction des conduits lacrymaux et donne lieu au larmoiement, à moins que tous les éléments sécréteurs de la muqueuse ayant disparu, et les orifices des conduits excréteurs de la glande lacrymale étant oblitérés, l'œil n'arrive à cet état de sécheresse et de cachexie, qui est connu sous le nom de xérosis.

Tel est le tableau clinique de l'ophthalmie granuleuse. On voit combien il est changeant et variable. Entre le début de l'affection, qui n'est en apparence qu'une simple conjonctivite, et ses périodes ultimes qui amènent les plus graves désordres, il y a toute une série d'états intermédiaires qui varient selon chaque malade et pendant lesquels les symptômes de la maladie changent sans cesse, de telle façon qu'il est impossible en quelque sorte d'en donner une description méthodique.

Anatomie pathologique.

Si on transporte sous le microscope un grain trachomateux, on voit qu'il est constitué par un amas de cellules lymphoïdes, déposées sous la couche épithéliale. Vers la base de la granulation, ces cellules sont entremêlées de quelques fibres de tissu cellulaire, émanées du stroma conjonctival, mais à mesure qu'on se rapproche de son sommet, ces fibres disparaissent et les cellules ne semblent pas avoir d'autre soutien que quelques vaisseaux capillaires, dont les plus fins ramuscules arrivent jusque sur leur surface. Aucune membrane d'enveloppe ne les sépare du tissu ambiant, ce qui les distingue des follicules clos qui sont toujours entourés d'une enveloppe celluleuse.

Ces cellules néogènes ont un caractère particulier mis en relief par tous les micrographes (Sæmish, Rémy), c'est de se multiplier à l'infini. Elles envahissent non seulement la couche sous-épithéliale, mais tous les éléments de la muqueuse, les papilles, les glandes, le stroma et les tissus sous-jacents eux-mêmes.

Arrivées à une certaine période de leur existence, les granulations perdent les caractères que nous venons de mentionner. On voit des traînées de tissu cellulaire se développer dans leur intérieur, s'accuser de plus en plus et constituer bientôt un véritable tissu cicatriciel. C'est alors qu'elles compriment les éléments anatomiques qui sont dans leur voisinage et notamment les vaisseaux qu'elles atrophient et font disparaître (1).

(1) Les recherches d'Ivanoff (*Annales d'oculistique*, Mars-Avril 1879) ont démontré la présence d'un grand nombre de glandes dans la conjonctive atteinte de granulations. Ce sont des glandes tubuleuses, revêtues d'épithélium, contenant une masse finement granuleuse, des détritus de cellules et ayant un canal excréteur que l'on découvre à la loupe, sous forme de point ou de fente, après avoir enlevé la couche épithéliale.

Leur nombre est fort variable, il y en a quelquefois 4 à 5 par millimètre carré. Leur diamètre est de $0^{mm},04$ à $0^{mm},1$.

Elles siègent sous la couche épithéliale de la conjonctive et peuvent se montrer sous l'épithélium de la cornée atteinte de pannus crassus, ce qui prouve qu'elles ne proviennent pas de glandes préexistant normalement dans la conjonctive.

A une certaine période, le tissu qui entoure les canaux excréteurs des glandes se change en tissu cicatriciel, sous l'influence du processus trachomateux. De là, compression de ces conduits, et augmentation du volume de la glande, dont la sécrétion est emprisonnée. On a alors, ce qu'Ivanoff appelle

Cette propriété que possède le processus granuleux de pouvoir se transformer en un tissu cicatriciel de nouvelle formation, constitue le principal danger qu'il fait courir aux tissus qu'il envahit. C'est là ce qui établit sa spécificité, non moins que les propriétés contagieuses qu'on lui reconnaît.

Ajoutons que d'après les recherches récentes de Sattler, on trouve des micrococcus non seulement dans la sécrétion purulente du trachôme, mais aussi dans les coupes histologiques des granulations. Le microscope fournit ainsi pour reconnaître l'élément granuleux, un élément précieux de diagnostic.

Après avoir appris à connaître la marche, les allures et les complications du processus granuleux, nous sommes maintenant en mesure de pouvoir distinguer les vraies granulations des fausses granulations. Diagnostic.

Si nous les étudions d'abord d'après leurs caractères physiques, nous trouvons les différences suivantes :

Les vraies granulations se présentent sous la forme de petites tumeurs arrondies, d'une teinte gris-jaunâtre, toujours plus ou moins opaques, mais jamais diaphanes comme les follicules. Leur siège de prédilection est le tarse de la paupière supérieure et surtout son bord adhérent. C'est là Granulations vraies.

des kystes de rétention, dont le diamètre peut aller de 0mm,3 à 0mm,2, et qui ressemblent tantôt à des abcès minuscules, tantôt à de véritables granulations, ce qui dépend de la nature de leur contenu.

Ivanoff fait jouer à ces glandes un rôle important au point de vue de la longue durée du processus trachomateux et de sa facile récidive. Une violente inflammation de la conjonctive semble les détruire, ce qui explique l'influence de la blennorrhée oculaire sur la guérison du pannus trachomateux.

Mais ces sortes de glandes, décrites aussi par Berlin, sont loin d'être admises par tous les micrographes. Sattler les considère comme de simples dépressions de la conjonctive, produites entre les papilles hypertrophiées (Voir *Annales d'oculistique,* Mars - Avril 1882).

qu'en se répartissant par îlots au milieu de la conjonctive injectée, elles donnent l'idée d'une véritable éruption. C'est là qu'elles prennent le plus grand développement et qu'on les retrouve avec leurs principaux caractères, alors qu'elles sont beaucoup moins apparentes sur le reste de la conjonctive. Enfin leur nature néoplasique leur permet d'exister là où il n'y a ni follicules, ni glandes, c'est-à-dire sur la surface épithéliale de la cornée.

ranulations usses.

Les fausses granulations, de nature folliculaire, siègent de préférence non sur les tarses, mais sur les culs-de-sac, et surtout sur celui de la paupière inférieure. Leur teinte est blanc-jaunâtre, mais elles conservent toujours leur diaphanéité, caractère de la plus haute importance et qui les fait toujours distinguer des vraies granulations.

Lorsqu'il s'agit de papilles hypertrophiées, celles-ci se présentent sous la forme de petites saillies d'un rouge plus ou moins prononcé, donnant à la muqueuse un aspect villeux ou tomenteux. On les voit se développer sur toute l'étendue de la conjonctive palpébrale, mais particulièrement sur les culs-de-sac conjonctivaux supérieurs et inférieurs. Elles sont susceptibles d'acquérir quelquefois un volume considérable et de constituer de petites tumeurs, séparées par des sillons ou des fissures, comme cela arrive surtout à la suite de l'ophthalmie purulente.

Mais ces différents caractères se confondent souvent et il arrive que les granulations néoplasiques de couleur gris jaunâtre disparaissent, masquées et étouffées par des papilles hypertrophiées et infiltrées elles-mêmes de produits néoplasiques. Aussi, pour reconnaître leur nature, faut-il recourir à d'autres symptômes, tirés de la marche de la maladie et de ses complications, et ici nous trouvons des signes cliniques véritablement caractéristiques.

1° Le plus important de ces signes est la kératite granuleuse. Cette kératite constitue un signe pathognomonique des granulations. Elle a d'autant plus de valeur, qu'elle se développe d'ordinaire dès les premières périodes de la maladie et qu'elle est toujours facilement reconnaissable.

2° Un signe non moins caractéristique se tire des cicatrices que présente la conjonctive. Ces cicatrices apparaissent sous forme de traînées blanches, linéaires, surtout appréciables là où abondent les granulations, c'est-à-dire sur la conjonctive palpébrale supérieure. Elles constituent pour le diagnostic, dans les cas difficiles, un symptôme de premier ordre.

3° La déformation du tarse, à une période plus avancée, achève de confirmer le diagnostic, en produisant l'ectropion, le trichiasis, le distichiasis et le rétrécissement de la fente palpébrale.

4° Ce sont là les signes qui ont le plus de valeur, mais l'aspect général de la conjonctive présente aussi un certain intérêt. C'est ainsi que dans le processus granuleux, la muqueuse toujours injectée et infiltrée perd sa transparence et ne laisse plus voir ni les glands de Meibomius, ni la coloration blanchâtre des tarses.

5° Ajoutons enfin que la maladie est binoculaire, dans l'immense majorité des cas et que l'état d'un œil, où les lésions sont plus avancées, peut singulièrement éclairer le diagnostic des altérations de l'autre œil.

Une fois en possession des moyens de reconnaître les vraies granulations des fausses granulations, il nous est facile de différencier la conjonctivite granuleuse des affections qui ont avec elle, certains points de ressemblance et qui sont :

1° *La conjonctivite catarrhale*, ou plutôt la variété de cette maladie qui s'accompagne de l'hypertrophie des follicules clos et que Saemish appelle *conjonctivite folliculaire.*

Dans cette affection, les glandes hypertrophiées sont transparentes et non opaques comme les granulations, caractère sur lequel nous avons déjà insisté. En outre, elles siègent de préférence sur le cul-de-sac inférieur et non, comme le processus granuleux, sur le tarse supérieur. Enfin elles ne s'accompagnent ni de pannus de la cornée, ni de cicatrices de la conjonctive, ni de déformation du tarse.

2° *Ophthalmie purulente.* — Nous avons vu qu'accidentellement, la conjonctivite granuleuse, peut se transformer en une véritable ophthalmie purulente. On la reconnaît sous ce masque par le mode de début de l'affection, par la présence des granulations sous les paupières et surtout par le pannus qui l'accompagne (1).

Traitement. Le traitement de la conjonctivite granuleuse comprend les trois indications suivantes : 1° Traiter les granulations ; 2° remédier à leurs complications ; 3° régler les conditions hygiéniques du malade.

1° Traitement des granulations. Pour traiter les granulations, exemptes de complications, on a recours aux caustiques et aux antiseptiques, mais les premiers n'ont pas ici le même but à remplir que dans l'ophthalmie purulente. C'est pourquoi ils ne sont pas les mêmes ou sont employés d'une façon un peu différente.

1° *Caustiques.* — Les caustiques n'ont pas ici pour mission de déterminer une violente inflammation substitutive, qui n'a pas sa raison d'être. Ils n'ont également pas pour but de détruire directement les granulations, car ils ne pourraient y parvenir qu'en détruisant la muqueuse elle-même. Ils ont simplement pour objet de produire un

(1) Voir *Ophthalmie purulente.*

certain degré d'irritation destinée à favoriser l'élimination du tissu néoplasique. Leur action doit donc être superficielle, légère, suffisamment énergique, sans être trop irritante, de sorte qu'il faut une grande surveillance pour en régler méthodiquement l'emploi.

Quels sont les caustiques qui semblent les plus aptes à remplir ces conditions? Nous ne citerons ici que ceux dont l'expérience a consacré l'usage et qui sont : le sulfate de cuivre, certaines préparations de nitrate d'argent et le sous-acétate de plomb. Quoique peu nombreux, ces caustiques sont suffisants pour tous les cas qui peuvent se présenter.

1° Le sulfate de cuivre, que l'on emploie sous forme de cristal arrondi et bien poli, jouit depuis longtemps d'une grande vogue dans le traitement des granulations. Pour s'en servir, on retourne isolément chaque paupière et on le passe une ou deux fois sur la surface étalée de la muqueuse palpébrale et des culs-de-sac. Il constitue ainsi un excellent caustique, qui convient surtout dans les cas chroniques, alors que la muqueuse est peu vascularisée et que sa sécrétion n'est pas très abondante. Nous le recommandons principalement lorsque l'inflammation a perdu son caractère aigu et lorsque le tissu cicatriciel commence à se former. Malheureusement son application est assez douloureuse et on est souvent obligé de calmer la souffrance qu'il détermine, en recouvrant les paupières de compresses froides. Ces cautérisations devront être renouvelées, tantôt tous les jours, tantôt tous les deux ou trois jours, selon les cas.

2° Le nitrate d'argent peut remplacer le sulfate de cuivre, soit sous forme de solution, soit sous forme de pommade ou de crayon mitigé. En solution il est généralement employé à la dose de 1/40. On l'applique avec un pinceau, sur toute la muqueuse des paupières et des culs-de-sac et on le neutralise immédiatement avec une solution de sel marin.

Sous forme de pommade, nous avons adopté les deux formules suivantes (1):

Nitrate d'argent cristallisé.	0gr,02	Nitrate d'argent cristallisé.	0gr,05
Vaseline................	10 gr.	Vaseline................	10 gr.

Ces pommades ont l'avantage de pouvoir être appliquées par le malade lui-même. C'est le degré d'irritation qu'on veut obtenir, qui dicte le choix de celle que l'on doit préférer.

Sans pouvoir préciser d'une façon absolument exacte, les cas qui sont plutôt justiciables du sulfate de cuivre que du nitrate d'argent, on peut dire qu'en général, celui-ci convient surtout dans les formes aiguës, accompagnées de sécrétion assez abondante, tandis que le sulfate de cuivre est surtout applicable aux cas les plus chroniques.

3° Le sous-acétate de plomb liquide compte un assez bon nombre de partisans. On l'emploie le plus habituellement à la dose suivante :

Sous-acétate de plomb liquide........	10 grammes.
Eau distillée........................	10 grammes.

On trempe un pinceau dans cette solution et on le promène sur la conjonctive, après avoir retourné les paupières. Un second pinceau imbibé largement d'eau pure, sert ensuite à enlever l'excès du caustique.

(1) Les pommades faites avec la vaseline, ont sur les autres pommades le grand avantage d'être plus stables et de ne pas rancir ni s'altérer au contact de l'air ou de l'humidité. La vaseline possède, en outre, comme tous les autres produits de la houille, des propriétés désinfectantes et antiseptiques, qualités précieuses, lorsqu'il s'agit de traiter une maladie virulente, comme l'ophthalmie granuleuse.

Le sous-acétate de plomb se rapproche plus du sulfate de cuivre que du nitrate d'argent, par l'action qu'il exerce sur la conjonctive. C'est un bon caustique, mais on lui reproche d'être incrustant et de laisser quelquefois sur la cornée ulcérée des opacités indélébiles. Les ulcérations de la cornée sont donc une contre-indication formelle de son emploi.

2° *Antiseptiques.* — Nous n'avons que peu de chose à dire des antiseptiques, après l'étude que nous en avons faite à propos du traitement de l'ophthalmie purulente. Ils sont surtout indiqués ici, lorsque l'état de purulence de la sécrétion conjonctivale est assez prononcé. On les emploie soit en lotions, soit pour imbiber des compresses destinées à être appliquées sur les paupières, soit surtout pour donner des douches d'eau phéniquée pulvérisée, au moyen de l'appareil de Lucas Championnière ou de notre pulvérisateur modifié. Ces douches peuvent être données trois ou quatre fois par jour, cinq à six minutes chaque fois, sur les yeux largement ouverts. A la dose de 1 gr. d'acide phénique pour 100 grammes d'eau, elles ne sont pas irritantes et le malade en éprouve un soulagement immédiat.

Maintenant que nous connaissons les principaux moyens dont on peut disposer dans le traitement de la conjonctivité granuleuse, voyons comment nous devons nous en servir et les varier, selon les indications variables et changeantes de la maladie.

Tout d'abord, lorsque les granulations sont silencieuses et à l'état latent, il est prudent ne pas y toucher. Une cautérisation intempestive peut en effet donner un coup de fouet à la maladie et faire naître une irritation qui jusque-là faisait défaut. Dans ces sortes de cas, on doit se borner à de simples conseils hygiéniques, tels que : la nécessité d'éviter les refroidissements, un air chargé de poussière ou de fumée, les travaux du soir, tout cela afin de ne fournir à l'inflammation toujours menaçante, aucune occasion de se manifester. On doit aussi signaler aux familles les propriétés contagieuses de la maladie et la nécessité pour les personnes atteintes, d'avoir pour leur toilette des éponges et du linge personnels (1).

Lorsque la maladie s'accompagne au contraire d'un certain degré d'irritation de la muqueuse, il est nécessaire de commencer la cautérisation, soit avec le sulfate de cuivre de la façon que nous avons précédemment indiquée, soit avec l'une ou l'autre des pommades, dont nous avons donné plus haut la formule.

Voici, dans ce dernier cas, notre manière de procéder : On introduit une petite quantité de la pommade entre les paupières du malade, le soir, une heure environ avant le coucher. Lorsque l'irritation causée par la cautérisation a disparu, ce qui arrive après quinze à trente minutes, on nettoie les paupières avec une solution faible d'acide borique (2 p. 100) ou mieux encore on fait prendre au malade une douche d'eau phéniquée pulvérisée.

Quelque soit du reste le genre de cautérisation mis en usage, il est certaines règles, dont il ne faut pas se départir dans la pratique. Nous avons déjà dit que les cautérisations doivent être légères, superficielles. Nous devons ajouter ici qu'il est nécessaire de les renouveler fréquem-

(1) On voit notamment dans les pays chauds tels que l'Égypte et l'Algérie et quelquefois dans nos climats, les granulations rester stationnaires, sans jamais se compliquer d'inflammation et guérir spontanément après quelques années. C'est ce qui explique l'expectation que nous recommandons dans ces sortes de cas.

ment, tous les jours ou tous les deux jours par exemple, afin d'entretenir sur la muqueuse un état d'irritation suffisant pour faire disparaître le tissu néoplasique. Toutefois, avant de renouveler l'action du caustique, il est toujours indispensable d'attendre que l'irritation causée par la précédente cautérisation soit entièrement dissipée, et les sensations éprouvées par le malade sont pour cela un des meilleurs signes sur lesquels on puisse se régler.

Si on ne tient pas compte de cette recommandation, on risque d'irriter trop fortement les yeux, qui deviennent très sensibles, larmoyants et le siège d'une violente photophobie. Ces sortes d'accidents sont fréquents et constituent un des principaux écueils que l'on doit savoir éviter. Quand on voit un malade ne plus bénéficier du traitement, aller de mal en pis, présenter des symptômes d'irritation d'une intensité inusitée et d'une durée anormale après chaque cautérisation, on est en droit d'accuser de ces méfaits une thérapeutique trop violente. Il faut alors accorder, pendant quelques jours, aux malades un repos dont ils ne tardent pas à retirer profit.

On ne doit pas perdre de vue également qu'il faut de temps en temps varier la nature du caustique, car la sensibilité de la muqueuse s'émousse facilement. Ce conseil qu'il est bon de se rappeler dans le traitement de toutes les conjonctions en général, n'est nulle part aussi utile qu'ici, vu le caractère essentiellement chronique de l'affection et le long traitement qu'elle réclame.

Enfin il est nécessaire de proportionner les cautérisations au degré de la maladie et à sa durée. Lorsque celle-ci arrive à son déclin, et qu'on voit les granulations disparaître, on ne doit plus cautériser que tous les quatre ou cinq jours et remplacer les caustiques par des solutions simplement astringentes, telles que celles de sulfate de zinc ou de tannin à 1/50.

Nous venons de parler des cas les plus simples, mais il en est d'autres qui exigent certaines modifications dans le traitement.

En effet l'irritation de la conjonctive et son état de purulence ne restent pas toujours exactement dans les limites désirables. On voit quelquefois la muqueuse se vasculariser à l'excès, devenir turgescente, présenter des papilles gonflées, tuméfiées et un état de purulence tel qu'on est obligé de le réprimer. C'est alors au crayon mitigé qu'il faut avoir recours. On cautérise la conjonctive tous les deux jours environ pendant deux à trois semaines et on reprend le sulfate de cuivre ou la pommade de nitrate d'argent, lorsque la sécrétion purulente est revenue à son état normal.

C'est dans ces sortes de cas qu'on a conseillé aussi les scarifications de la conjonctive. Autant en effet celles-ci n'ont pas leur raison d'être, quand la muqueuse est peu vasculaire et les granulations peu enflammées, autant elles sont indiquées, pour dégorger le tissu conjonctival rouge et turgescent. Elles sont pratiquées avec le scarificateur de Desmarres sur les deux paupières renversées, et faites parallèlement au bord ciliaire. On active l'écoulement du sang, en opérant quelques mouvements sur les paupières, et on enlève ensuite avec une pince les caillots sanguins qui peuvent rester adhérents aux petites plaies. Deux ou trois scarifications sur chaque paupière sont en général suffisantes et on renouvelle cette opération tous les deux ou trois jours, dans l'intervalle des cautérisations.

A un degré plus élevé, l'inflammation de la conjonctive peut être telle qu'elle prend tous les caractères de l'ophthalmie purulente et s'accompagne d'un gonflement énorme des paupières. Il est alors nécessaire de recourir au traitement de cette dernière maladie, tel que nous l'avons exposé plus haut (compresses froides, antiseptiques).

Nous savons que les complications habituelles de la maladie se montrent du côté de la cornée, des paupières et des voies lacrymales.

Parmi ces complications, ce sont celles de la cornée qui sont les plus importantes et les plus fréquentes. Il est même rare d'avoir à soigner une conjonctivite granuleuse sans qu'il existe un pannus de la cornée. Il est vrai que celui-ci ne réclame d'ordinaire que le traitement des granulations conjonctivales, mais il peut être l'origine d'accidents plus sérieux dont nous parlerons dans le traitement de la kératite granuleuse. *2° Traitement des complications.*

Du côté des paupières, c'est contre les désordres laissés par la conjonctive granuleuse qu'on a généralement à lutter. Il s'agit ici le plus souvent d'un ectropion, d'un triachiasis, d'un rétrécissement de la fente palpébrale. L'étude de chacun de ces états pathologiques nous renseignera sur les moyens chirurgicaux propres à y remédier.

Il est une autre complication que l'on doit toujours avoir en vue à la fin de la maladie, car elle s'oppose souvent à sa guérison. Nous voulons parler de l'oblitération des voies lacrymales, à la suite de leur envahissement par le processus granuleux. Le larmoiement qui en résulte est une source d'irritation constante pour la conjonctive et l'empêche de reprendre son état normal. Il est de toute nécessité de pratiquer alors le cathétérisme, et de rétablir la perméabilité complète des voies lacrymales.

Le traitement hygiénique est ici très important. Les granulations sont la maladie du pauvre. Chez lui elles ne peu- *3° Traitement hygiénique.*

vent guérir et s'éternisent; chez le riche au contraire, elles sont passagères. C'est faire voir de suite combien l'encombrement, la malpropreté et la misère ont d'influence sur la marche de l'affection. On doit donc chercher à améliorer autant que possible les conditions hygiéniques du malade et s'efforcer de lui procurer un aération convenable. Un air frais et pur est chose tellement importante que c'est à cette condition que la Suisse doit de ne compter aucun granuleux.

Toutes les précautions seront prises pour préserver de la contagion les personnes qui entourent le malade. On leur prescrit surtout de ne pas se servir des mêmes linges et d'observer les plus grands soins de propreté.

Cette question des granulations touche aussi à l'hygiène publique. Il est nécessaire dans les hôpitaux d'isoler les granuleux et de les soigner dans des salles spéciales. Combien serait utile une active surveillance des écoles afin d'en éloigner les enfants atteints de cette affection, qu'ils propagent souvent avec une déplorable fréquence.

CONJONCTIVITE DIPHTÉRITIQUE

Cette conjonctivite, connue surtout depuis les travaux de Bouisson, Chassaignac et de de Graefe, est caractérisée essentiellement par la présence d'un exsudat fibrineux, dans l'épaisseur même du tissu conjonctival, avec tendance à la destruction partielle de la muqueuse et à la nécrose de la cornée.

Symptôme. Cette maladie peut être divisée en trois périodes : 1° période d'infiltration; 2° période de purulence; 3° période de rétrécissement cicatriciel de la conjonctive.

1° *Période d'infiltration.* — L'infiltration d'une substance fibrineuse dans le tissu conjonctival, a pour premier effet d'en augmenter l'épaisseur. C'est pourquoi la muqueuse est gonflée, épaissie, indurée et présente un chémosis considérable. Ce gonflement retentit sur les paupières qui deviennent énormes, mais surtout dures, sclérosées, difficiles à écarter ou à retourner.

Emprisonné ainsi dans la trame de la conjonctive, l'exsudat fibrineux en comprime tous les éléments et notamment les vaisseaux et les nerfs. Cet étranglement des vaisseaux rend la muqueuse pâle et blafarde. Au lieu d'être rouge, turgescente, facilement saignante comme dans l'ophthalmie purulente, elle est en quelque sorte exsangue, et les scarifications même profondes ne donnent lieu qu'à un écoulement de sang insignifiant.

L'absence de circulation explique aussi la pauvreté de la sécrétion, car, point de vaisseaux point de diapédèse. En effet, ce n'est plus ici un écoulement de pus abondant qui sort de la fente palpébrale, mais un liquide sanieux composé de larmes mêlées à des débris fibrineux, liquide rempli de microbes et doué de propriétés éminemment contagieuses.

Les nerfs manifestent à leur tour la compression à laquelle ils sont soumis, par les douleurs violentes qui accompagnent la maladie, et qui contrastent avec les souffrances ordinairement peu vives de l'ophthalmie purulente.

Enfin cette compression simultanée de l'élément vasculaire et de l'élément nerveux, nous rend compte des complications rapides qui se montrent du côté de la cornée. On voit quelquefois cette membrane, privée de toute nutrition, se nécroser dans l'espace de vingt-quatre à quarante-huit heures et entraîner la phthisie du globe.

L'exsudation fibreuse n'infiltre pas seulement l'épaisseur de la conjonctive, mais elle en recouvre dans certains cas la surface sous forme de points grisâtres isolés ou de fausses membranes caractéristiques, pouvant s'étendre sur la muqueuse palpébrale tout entière. Ces fausses membranes sont très adhérentes et ne se laissent détacher que par lambeaux et avec une certaine difficulté. Au-dessous d'elles, la muqueuse a une teinte blafarde; si elle est saignante, c'est un signe qui tend à rendre le pronostic moins grave.

2° *Période de purulence.* — Après une durée variable de cinq à huit jours et au delà, la maladie change d'aspect. La muqueuse débarrassée de l'exsudat fibrineux qui l'infiltre, se vascularise, devient rouge, turgescente et sécrète du pus en abondance. On a alors sous les yeux une véritable ophthalmie purulente avec tous ses risques et tous ses dangers, moins redoutables toutefois que ceux de la première période.

3° *Période de rétrécissement cicatriciel.* — La sécrétion purulente de la conjonctive dure environ de dix à quinze jours. A mesure qu'elle diminue, la muqueuse désorganisée par la tourmente inflammatoire qu'elle vient de subir, se détruit par places, s'élimine et donne lieu à la production de cicatrices. Celles-ci se rétractent, entraînent avec elles les parties sous-jacentes, déforment le tarse, dévient les cils, produisent l'ectropion et quelquefois une véritable symblépharose.

Tel est le tableau clinique de la maladie. Pour en avoir une idée exacte, il est nécessaire de savoir qu'en pratique on ne trouve pas toujours les périodes aussi distinctes que celles que nous venons d'établir. C'est ainsi que la première période peut être très courte, passer presque inaperçue et reparaître à titre de complication, pendant le cours de la seconde période. Le rétrécissement cicatriciel de la conjonctive est à son tour, tantôt peu marqué, tantôt très prononcé selon la longueur et la gravité relative des deux premières phases de la maladie.

La conjonctivite diphtéritique peut survenir à la suite de l'inoculation du pus blennorrhagique, de l'ophthalmie purulente ou de la sécrétion d'une conjonctivite diphtéritique elle-même. — Elle est plus fréquente chez les enfants de trois à six ans que chez les adultes, mais elle est heureusement très rare en France. Causes.

De Graefe et la plupart des auteurs allemands la rattachent à la diathèse diphtéritique et en donnent comme preuves, l'exsudat fibrineux qui la caractérise, son caractère épidémique, sa propagation aux deux yeux, sa coexistence assez fréquente avec l'angine et la laryngite pseudo-membraneuse. Nous avons vu nous-mêmes la maladie se déclarer chez un enfant nouveau-né qui habitait une maison où neuf personnes étaient atteintes de diphtérite.

Mais tous ces faits laissent encore subsister bien des obscurités. On sait en effet que la diphtérite recouvre les muqueuses qu'elle frappe d'exsudations fibrineuses, mais n'en infiltre pas l'épaisseur. On sait combien est grande la mortalité qu'elle entraîne, combien est rapide la détérioration de l'organisme qu'elle amène, tandis que les petits malades, atteints d'ophthalmie diphtéritique, conservent un état général relativement satisfaisant.

La conjonctivite diphtéritique ne peut être confondue qu'avec deux maladies : 1° la *conjonctivite membraneuse* ou *croupale ;* 2° la *conjonctivite purulente proprement dite.* Diagnostic.

1° *Conjonctivite membraneuse.* — On voit dans certaines épidémies d'ophthalmies purulentes, une sorte d'exsudat fibrineux recouvrir la muqueuse et s'étaler sur sa surface. Cet exsudat peut s'enlever facilement, soit avec une pince, soit par le frottement du doigt et laisse voir alors une muqueuse rouge et saignante. C'est là l'affection que quelques auteurs ont étudiée sous le nom de conjonctivite membraneuse, et c'est à elle que se rapportent les descriptions autrefois données par Bouisson, de Montpellier, et par Chassaignac.

Le diagnostic de ces deux maladies repose sur un ensemble de signes différentiels caractéristiques, résumés dans le tableau suivant :

CONJONCTIVITE DIPHTÉRITIQUE.	CONJONCTIVITE MEMBRANEUSE OU CROUPALE.
1° Les paupières gonflées sont douloureuses au toucher et tellement dures qu'il est en quelque sorte impossible de les retourner.	1° Les paupières gonflées ne sont pas douloureuses et restent assez molles pour se laisser facilement renverser.
2° L'exsudat infiltre toute l'épaisseur de la conjonctive et en recouvre la surface. Il comprime tous les éléments du tissu conjonctival et provoque leur nécrose.	2° L'exsudat est simplement déposé sur la surface de la conjonctive et ne pénètre pas dans son épaisseur.
3° L'exsudat de la surface conjonctivale est très adhérent et ne se laisse enlever que par lambeaux. La muqueuse sous-jacente est souvent pâle et exsangue, ou saigne peu facilement.	3° L'exsudat est ici peu adhérent. Au-dessous de lui, la conjonctive est rouge et saignante.
4° L'inflammation diphtéritique se propage rapidement de la conjonctive palpébrale à la conjonctive bulbaire et amène les altérations les plus graves du côté de la cornée.	4° L'inflammation croupale reste très longtemps limitée à la conjonctive palpébrale. Elle atteint rarement la conjonctive bulbaire et la cornée reste ordinairement indemne.

2° *Conjonctivite purulente.* — Ce diagnostic est facile, tant que la conjonctivite diphtéritique reste dans sa période d'infiltration. L'aspect exsangue de la muqueuse, l'absence d'une sécrétion abondante, les violentes douleurs éprouvées par le malade, sont autant de caractères qui séparent nettement ces deux maladies.

Mais, lorsqu'est arrivée la période de purulence, les signes d'un diagnostic différentiel font défaut, si on n'a pas assisté au début du mal. Il faut alors prendre en considération la rareté de l'ophthalmie diphtéritique en France, sa plus grande fréquence dans le jeune âge et surtout la présence de cicatrices qui quelquefois peuvent déjà se trouver sur la conjonctive. Si celles-ci n'ont pas été occasionnées par des cautérisations trop énergiques, elles sont caractéristiques de l'ophthalmie diphtéritique et ce sont elles qui, avec les déformations du tarse, servent encore à distinguer ces deux maladies, dans leurs dernières périodes.

L'ophthalmie diphtéritique est une affection tellement redoutable que nos moyens de traitement restent souvent impuissants. Traitement.

Tous les auteurs sont d'accord pour proscrire les cautérisations au début de la maladie. Elles ne pourraient en effet qu'entraver davantage la nutrition déjà si imparfaite de la conjonctive.

L'indication qui se présente ici est évidemment de chercher à faire résorber l'exsudation fibrineuse du tissu conjonctival et à amener le plus vite possible dans la conjonctive, un état de purulence qu'on doit ensuite traiter par les moyens habituels.

Pour remplir la première indication, on a proposé plusieurs moyens :

1° *Emploi de compresses chaudes.* — Ces compresses trempées dans une infusion aromatique chaude (camomille, laitue, guimauve) sont maintenues en permanence sur les yeux. Dès que la suppuration est arrivée, on doit en cesser l'emploi. Ces compresses doivent être arrosées avec une solution phéniquée légère et peuvent être remplacées par des cataplasmes de fécule de riz.

2° *Évacuations sanguines.* — Il est très souvent utile d'appliquer quelques sangsues à la tempe, au nombre de deux à dix selon l'âge et la constitution du malade et d'en renouveler l'application au bout de deux ou trois jours.

Les scarifications de la conjonctive ne peuvent ici être employées, car nous avons déjà dit qu'elles ne donnent qu'une quantité de sang trop peu appréciable pour être salutaire. Un bon moyen, du reste, de faire saigner la conjonctive, quand la chose est possible, est de la frotter fortement avec un linge, après avoir enlevé les fausses membranes qui la recouvrent.

3° *Lavages antiseptiques.* — La diphtérite étant une maladie à microbes, de nature très contagieuse, il est indiqué de s'adresser aux antiseptiques pour en combattre l'élément parasitaire, et c'est là en effet un des meilleurs traitements auxquels on puisse s'adresser.

Les solutions antiseptiques sont employées en lavage, lorsque la muqueuse a été débarrassée des fausses membranes qui s'étalent à sa surface. Il est nécessaire de faire ici usage de doses assez concentrées, soit par exemple de l'eau phéniquée à 2 ou 3 pour 100. Ces lavages sont pratiqués deux à trois fois par jour.

On peut aussi avec avantage avoir recours aux pulvérisations phéniquées à 1 pour 100, répétées huit ou dix fois par jour, pendant quatre à cinq minutes chaque fois.

L'emploi combiné des antiseptiques et des cataplasmes chauds a quelquefois procuré les plus heureux résultats.

4° *Pilocarpine.* — Les injections sous-cutanées de pilocarpine ont été fort vantées par Guittmann, contre la diphtérite en général, dans le but d'activer les sécrétions de la peau et des muqueuses et de favoriser l'élimination des fausses membranes. Elles viennent récemment d'être recommandées, dans l'ophthalmie diphtéritique, par Barette, qui rapporte plusieurs cas de guérison obtenus, à l'hôpital des enfants malades.

La pilocarpine a été employée, selon l'auteur, à doses croissantes, depuis 1 centig. jusqu'à 4 centig., chiffre qui n'a pas été dépassé. Les injections ont été pratiquées tous les jours, au voisinage de l'œil. Elles ont paru réveiller l'activité sécrétoire de la conjonctive et ont amené plusieurs fois la guérison. C'est donc là une médication qui semble fort utile et dont les premiers essais méritent d'être poursuivis.

Nous ne parlons pas ici de l'emploi, soit local, soit général des mercuriaux. Certains auteurs ont conseillé le calomel à dose salivante, mais l'utilité en est fort contestable. Il convient, au contraire, de modifier l'état général, en prescrivant la médication tonique, sous toutes ses formes.

Tels sont les moyens rationnels dont on dispose pour favoriser la résorption de l'exsudat fibrineux de la conjonctive. Lorsque cette résorption a lieu, ce dont on est averti par la suppuration qui se déclare et par la dureté moins considérable des paupières, la maladie devient alors une véritable ophthalmie purulente, et le traitement doit complètement changer.

Il faut en effet modérer la violence de l'inflammation par des compresses glacées et par des cautérisations pratiquées soit avec le crayon mitigé, soit avec la solution de sel lunaire à 1/40. Ces cautérisations exigent la plus grande prudence et une surveillance très exacte, car on ne doit pas oublier qu'on est en présence d'une affection sujette aux récidives. Aussi est-il nécessaire de les suspendre si la suppuration se tarit et si la muqueuse reprend les caractères de l'ophthalmie diphtéritique.

Les complications de la cornée réclament le même traitement que dans l'ophthalmie purulente (ésérine, paracentèse, etc.).

Une remarque que nous ajoutons en dernier lieu, mais qui doit tenir la première place dans le traitement, consiste à protéger autant que possible l'œil sain, au moyen d'un bandeau ou d'un appareil approprié.

CONJONCTIVITE PHLYCTÉNULAIRE, PUSTULEUSE, LYMPHATIQUE.

Lorsque des phlyctènes ou des pustules se développent sur la conjonctive bulbaire, qui est leur siège pour ainsi dire exclusif, elles donnent lieu à une inflammation plus ou moins circonscrite de la conjonctive, qu'on désigne sous le nom de conjonctivite phlycténulaire.

Les phlyctènes ne sont autre chose que de petites vésicules sous-épithéliales remplies de sérosité. Elles deviennent des pustules, lorsqu'elles contiennent de véritables globules purulents.

Selon le siège et le nombre de ces phlyctènes on peut distinguer plusieurs formes de la maladie.

1° Dans la forme la plus simple, une seule phlyctène siège sur la conjonctive bulbaire, à une certaine distance de la cornée. Elle constitue alors une petite saillie de deux à trois millimètres de diamètre, qui repose sur le tissu épiscléral légèrement injecté et à laquelle aboutissent de nombreux vaisseaux conjonctivaux, venus de la partie la plus voisine des culs-de-sac. Ces vaisseaux donnent ainsi lieu à une injection partielle de la conjonctive, de forme triangulaire qui est un des symptômes caractéristiques de l'affection.

Après quelques jours de durée, la phlyctène peut se résorber et les vaisseaux disparaître. Elle peut au contraire se rompre, laisser échapper son contenu et donner lieu à une petite ulcération superficielle, qui se recouvre bientôt d'une couche épithéliale, et guérit rapidement, ce qui est une affaire de huit à quinze jours.

2° Dans une autre forme, les phlyctènes siègent sur le limbe conjectival, qui est leur véritable terrain de prédilection. Ici elles peuvent constituer un semis très fin de petits phlyctènes presque microscopiques, donnant à la partie sur laquelle elles reposent une apparence rugueuse et s'accompagnent d'une injection assez prononcée de la conjonctive bulbaire, retentissant quelquefois jusque sur la conjonctive palpébrale. Ces petites phlyctènes se résorbent habituellement et disparaissent après quelques jours de durée. Quelquefois elles s'étendent sur la cornée, mais la maladie devient alors une kératite phlycténulaire, dont nous aurons à nous occuper plus loin.

3° Sur le limbe conjonctival, les phlyctènes ne sont pas toujours aussi nombreuses ni aussi fines que nous venons de l'exposer. Elles peuvent acquérir le volume que nous leur avons vu atteindre sur la conjonctive bulbaire et entourer la cornée au nombre de trois ou quatre, en déterminant une injection assez prononcée de la muqueuse. Elles deviennent même parfois de véritables pustules, mais alors elles ont tendance à entamer le tissu cornéen et constituent dans ce cas une seconde variété de kératite, la kératite pustuleuse.

es fonctionnels. Les symptômes fonctionnels sont très peu accusés. C'est à peine si le malade se plaint de quelques démangeaisons dans l'œil et d'une sensation de corps étranger. Dès qu'on voit survenir la photophobie, le larmoiement, le blépharospasme, on peut être certain que la maladie s'est propagée à la cornée.

Complications. 1° La complication la plus habituelle de la maladie est la kératite phlycténulaire, dont la conjonctivite lymphatique n'est souvent que la permière étape, lorsqu'elle siège sur le bord de la cornée. Les symptômes fonctionnels servent ici de réactif très sensible pour dévoiler cette complication dès son début, grâce à la photophobie et au larmoiement qui se déclarent immédiatement.

2° Les téguments voisins prennent souvent part à la maladie, par des éruptions analogues qui se font sur l'orifice nasal, sur les paupières et sur les oreilles. Elles sont comme le cachet de la cause constitutionnelle scrofuleuse ou lymphatique, qui chez les enfants donne naissance à la maladie.

Diagnostic. D'après l'aspect qu'elles présentent on peut confondre les phlyctènes avec les affections suivantes :

3° *Avec une pinguicula enflammée.* — On sait que celle-ci n'existe jamais qu'à l'extrémité interne ou externe du méridien horizontal de la cornée. Lorsqu'elle s'enflamme, elle prend une certaine ressemblance avec une phlyctène, mais elle s'en distingue par l'injection plus considérable dont elle s'entoure et par l'absence de tout phénomène d'ulcération.

2° *Avec un bouton d'épisclérite.* — L'âge du malade est déjà un signe important du diagnostic, car la phlyctène est une maladie de la jeunesse et l'épisclérite une maladie de l'âge adulte. En outre, le bouton d'épisclérite fait généralement une saillie plus considérable que la phlyctène et surtout ne s'ulcère jamais, ce qui est un caractère différentiel de la plus grande valeur. Enfin il a une durée souvent très longue, tandis que la vie des phlyctènes n'est guère que de quinze à vingt jours.

3° *Avec une pustule syphilitique.* — Le diagnostic peut être quelquefois très difficile, mais l'âge du malade doit encore ici nous faire tenir sur nos gardes. Toute phlyctène, arrivant après vingt-cinq ans, doit inspirer de la méfiance. Il faut alors interroger les antécédents, rechercher s'il existe d'autres manifestations syphilitiques et si le ganglion pré-auriculaire est engorgé. La pustule syphilitique a du reste pour caractère de s'accompagner assez souvent d'iritis et de résister à tous les traitements autres que le traitement spécifique.

4° *Avec une conjonctivite catarrhale compliquée de phlyctènes.* — Nous avons vu que les phlyctènes peuvent donner lieu à un certain degré de conjonctivite, et nous savons que de son côté la conjonctivite catarrhale peut se compliquer de phlyctènes. Comment établir une distinction entre ces deux affections, en apparence complètement semblables? La question est facile à résoudre, car lorsque ce sont les phlyctènes qui sont la cause de la conjonctivite, la muqueuse présente son maximum d'injection dans leur voisinage, c'est-à-dire sur le bulbe, et la sécrétion est en général peu prononcée, tandis que si l'inverse a lieu, c'est la conjonctive palpébrale qui présente le plus haut degré d'injection et de rougeur et la sécrétion est alors très abondante.

Le traitement de cette maladie est des plus simples, quand il n'existe pas de complications. Pour hâter la gué- Traitement.

rison, il suffit de projeter dans l'œil malade un peu de poudre de calomel, ou d'appliquer entre les paupières une certaine quantité de la pommade suivante :

Oxyde jaune d'hydrargyre	0gr,10
Vaseline	5 gr.

Lorsque des complications eczémateuses se manifestent du côté des téguments, on les traite soit en les saupoudrant de poudre de calomel, soit au moyen des diverses pommades employées pour cet usage :

Précipité rouge	0gr,25	Précipité rouge	0gr,10
Camphre	0 ,10	Camphre	0 ,25
Axonge	4 gr.	Huile de cade	0 ,25
	Desmarres père.	Vaseline	10 gr.
			Galezowski.

Les éruptions eczémateuses sont souvent tellement larges et enflammées qu'il est nécessaire d'enlever les croûtes et de pratiquer des cautérisations avec le crayon de nitrate d'argent. On neutralise ensuite l'effet du caustique par un badigeonnage avec une solution de sel marin.

Les complications du côté de la cornée sont très importantes, mais font partie du traitement de la kératite phlycténulaire. Il nous reste à ajouter que le traitement tonique et fortifiant ne doit jamais être oublié, car dans beaucoup de cas il fait la base de la médication.

XÉROSIS.

On désigne sous ce nom un état de sécheresse de la conjonctive, dû à l'atrophie de son tissu et de ses éléments sécréteurs.

Il y a deux variétés de xérosis, complètement différentes l'une de l'autre :

1° Le *xérosis partiel, épithélial;*

2° Le *xérosis total, parenchymateux.*

Le xérosis partiel se développe en général sur les parties les plus découvertes de la conjonctive bulbaire, c'est-à-dire sur celles qui correspondent à la fente palpébrale. Il se manifeste sous la forme de plaques blanchâtres, sèches, rugueuses, limitées généralement à la conjonctive bulbaire, occupant très rarement le limbe conjonctival sous forme d'un anneau incomplet. Nous l'avons observé aussi sur des leucomes et sur des staphylomes opaques de la cornée. Une particularité intéressante, c'est que les larmes s'y déposent par moments, sous forme de gouttelettes isolées, comme de l'eau versée sur une surface huileuse. 1° Xérosis partiel.

Ces taches ne sont pas progressives et sont susceptibles de disparaître.

Le xérosis partiel se déclare le plus souvent chez les personnes faibles et débilitées. On a noté sa coïncidence avec l'héméralopie (Blessig, Netter). On l'a vu aussi survenir, chez les individus atteints de maladies graves (fièvre typhoïde, choléra). Cette variété de xérosis ne réclame aucun traitement.

Le xérosis total ou parenchymateux est une affection fort grave, de nature progressive, qui atteint ordinairement les deux yeux. Ici la conjonctive tout entière subit une sorte de processus atrophique ou de dégénérescence cicatricielle. Ses vaisseaux disparaissent en grande partie; ses glandes n'existent plus et son élasticité normale est remplacée par de véritables propriétés rétractiles très prononcées. 2° Xérosis total ou parenchymateux.

Privée ainsi de vaisseaux et de glandes, la muqueuse devient pâle, sèche, terne et se recouvre de petites écailles rugueuses, pulvérulentes, dues à la désquamation d'un épithélium dégénéré.

Les propriétés rétractiles qu'elle a acquises, sont à leur tour la source des désordres les plus variés. Un de leurs premiers effets est l'oblitération des conduits excréteurs de la glande lacrymale, ce qui augmente encore la sécheresse de l'œil. Une autre conséquence est la disparition graduelle des culs-de-sac qui s'effacent; quand on cherche à les étaler, en renversant les paupières, on voit des brides nombreuses les traverser perpendiculairement, et faire rejoindre la conjonctive des tarses à la conjonctive bulbaire.

Arrivé à un certain degré, ce rétrécissement des culs-de-sac atteint aussi la caroncule lacrymale, le pli semi-lunaire et gêne considérablement les mouvements du globe et des paupières. A la longue, celles-ci ne peuvent plus se fermer complètement et l'œil reste entr'ouvert même pendant le sommeil.

La muqueuse ne peut se rétracter ainsi, sans entraîner avec elle les parties sous-jacentes. C'est pourquoi elle incurve les paupières, dévie les cils, produit un entropion et oblitère les voies lacrymales, dont les fonctions ont depuis longtemps cessé.

Enfin, en dernier lieu, la cornée, dont la nutrition est toujours fort compromise, se dépolit et devient opaque. L'œil est alors terne, sans vie et la fonction visuelle irrémédiablement abolie.

Causes. Le xérosis parenchymateux est idiopathique ou consécutif.

Sous la forme idiopathique, il est très rare et se développe sous l'influence d'un processus atrophique inconnu dans sa nature, paraissant se rattacher quelquefois à la diathèse goutteuse, mais pouvant se déclarer chez les individus en apparence les plus sains.

Comme affection consécutive, le xérosis apparaît dans les deux conditions suivantes :

1° Il est le résultat ou le dernier terme de maladies qui ont longtemps entravé la nutrition de la conjonctive. C'est pourquoi on le voit surtout apparaître à la suite de la conjonctivite granuleuse, ainsi que Cuignet l'a démontré, et comme conséquence des ophthalmies diphthéritique et scrofuleuse. Les irritations très prolongées de la muqueuse peuvent aussi en être la cause ; à ce titre, l'entropion et le trichiasis en sont quelquefois l'origine.

2° Il est la conséquence de certaines affections cutanées (psoriasis, pemphigus) développées sur la conjontive ou généralisées sur tout le corps, ainsi que Wecker en rapporte des exemples.

Le traitement de cette redoutable affection n'est souvent que palliatif. Pour cela, on a conseillé, dans le but de lubrifier la muqueuse, les instillations, entre les paupières, de lait, de glycérine parfaitement neutre, ainsi que les lotions légèrement alcalines et les douches de vapeur. Traitement.

Comme traitement curatif, on a essayé de refaire au malade une nouvelle muqueuse, en transplantant dans son œil la conjonctive d'un lapin (Wolff) ou même la conjonctive humaine (Galezowski). Ces essais restent le plus souvent infructueux, lorsque la maladie est avancée, mais quelques résultats encourageants ont été publiés et c'est à coup sûr la greffe conjonctivale qui est la ressource la moins incertaine, pour combattre une maladie aussi terrible que la xérophthalmie.

L'occlusion de l'œil au moyen de la tarsorrhaphie, proposée par Ollier, n'a fourni jusqu'ici que de médiocres résultats et doit céder le pas à l'opération précédente.

PTÉRYGION.

Le ptérygion est une hypertrophie de la conjonctive bulbaire, affectant la forme d'un triangle, dont la base est tournée du côté de l'un des angles de l'œil et dont le sommet arrive sur le bord de la cornée et empiète plus ou moins sur cette membrane.

Le ptérygion occupe habituellement les parties découvertes de la conjonctive bulbaire, s'étend dans la direction des muscles droits, et siège beaucoup plus souvent en dedans qu'en dehors. Quant aux ptérygions supérieur et inférieur, on ne peut les citer que comme des faits rares et exceptionnels.

Si on étudie le ptérygion sur place, on voit sa base se perdre dans le pli semi-lunaire ; ses bords sont assez nettement séparés de la conjonctive ambiante ; son sommet empiète sur la cornée et présente souvent une petite ulcération tout à fait superficielle ou quelquefois un petit kyste séreux.

Selon son degré d'épaisseur et de vascularisation, on dit que le ptérygion est membraneux ou sarcomateux.

Les troubles fonctionnels qu'il détermine sont de peu d'importance. Il est rare en effet qu'il arrive jusque sur le centre de la cornée et compromette la vision ; il est rare également qu'il soit assez large et assez épais pour gêner les mouvements de l'œil et amener la diplopie.

Quelle est la nature de cette bizarre affection? Bien des théories ont été émises à ce sujet.

Selon Arlt, le ptérygion est toujours précédé de petites ulcérations du bord de la cornée. Celles-ci en se cicatrisant attirent à elles le tissu épithélial des parties voisines, surtout celui de la conjonctive, à cause de la mobilité de cette membrane ; de là, un tiraillement et un plissement de la muqueuse qui s'accentue de plus en plus, s'accompagne d'un processus hypertrophique et forme le ptérygion.

Horner et Manhardt font dériver celui-ci du pinguecula, ce qui explique le siège de prédilection qu'il affecte. En effet le pinguecula, grâce à la saillie qu'il forme, est particulièrement exposé à l'action de la poussière et des petits corps étrangers. Sa couche épithéliale se détruit et une succession de petits ulcères l'attire peu à peu vers la cornée ; il attire à son tour la conjonctive qui se plisse, s'hypertrophie et c'est ainsi qu'il constitue le point de départ du ptérygion.

Selon Poncet, les théories voisines de Arlt et de Horner sont exactes, mais ce sont des vibrions, dont il a constaté la présence sous l'onglet, qui sont les agents de la marche lente du ptérygion du côté de la cornée, en cheminant insensiblement dans les couches superficielles de cette membrane.

Traitement.

Le traitement du ptérygion n'est indiqué que lorsque celui-ci progresse et s'avance sur la cornée. Ce traitement doit être exclusivement chirurgical, car les moyens médicaux et les applications de poudre d'acétate de plomb vantées par Decondé ne donnent que de mauvais résultats. De nombreuses méthodes s'offrent au choix du chirurgien ; elles ne sont si nombreuses que parce que les récidives ne sont pas très rares, même avec celles qui paraissent les plus rationnelles.

Nous ne parlerons ici ni des scarifications du ptérygion, ni de sa cautérisation, ni même de sa ligature, car ce sont des méthodes condamnées. Celles qui restent aujourd'hui en présence sont au nombre de trois : on peut en effet se proposer d'exciser le ptérygion, de le faire dévier de son trajet ou de le faire atrophier sur place.

1° Pour exciser le ptérygion, on en saisit le sommet avec une pince et on le détache de la cornée au moyen du couteau de Beer. On le dissèque ensuite en longeant ses bords, ce qui est facile, car il n'est pas très adhérent à la capsule de Tenon, et on finit par l'exciser de deux coups de ciseaux, dirigés du côté de la commissure, de façon à donner lieu à une plaie de forme losangique. La conjonctive est ensuite dégagée avec des ciseaux courbes au-dessus et au-dessous du ptérygion, et la plaie est réunie au moyen de quelques points de suture.

2° La méthode de déviation ou de transplantation est due à Desmarres. Après avoir disséqué le ptérygion jusqu'à sa base, comme nous venons de l'indiquer, on pratique avec des ciseaux, sur la lèvre inférieure de la plaie et vers son milieu, une ouverture d'un centimètre environ, parallèle à la périphérie de la cornée. C'est dans cette nouvelle plaie que l'on implante le ptérygion, en y engageant son sommet et en l'y fixant au moyen d'un fil. Lorsque le ptérygion a une base très large, Knapp, modifiant le procédé de Desmarres, le sectionne en deux moitiés qu'il enclave l'une dans la partie supérieure de la conjonctive, l'autre dans sa partie inférieure. Il dégage ensuite la conjonctive ambiante, de façon à favoriser son glissement et à la réunir par quelques points de suture.

3° Dans le but de faire atrophier le ptérygion sur place, Pagenstecher le détache jusqu'à sa base, le renverse sur lui-même et réunit simplement les bords de la plaie conjonctivale. Privé d'une grande partie de ses moyens de nutrition, le ptérygion se ratatine et ne tarde pas à s'atrophier.

4° Nous arrivons d'une façon plus sûre au même résultat, par un procédé particulier, qu'on peut appeler procédé d'enroulement.

Quand le ptérygion est dégagé de toute adhérence jusqu'à sa base, nous en traversons le sommet avec deux aiguilles courbes, placées aux extrémités d'un fil de catgut ou de soie, de façon à le comprendre dans une petite anse dont la convexité regarde en dehors. Cela fait, nous traversons à son tour la base du ptérygion avec les deux aiguilles en procédant de dedans en dehors, de façon à les faire sortir l'un à son extrémité supérieure, l'autre à son extrémité inférieure. En tirant alors les deux chefs du fil, nous entraînons le sommet dans le fond de la plaie, c'est-à-dire près de la base, que nous étranglons ensuite en terminant l'opération par un nœud bien serré. Le ptérigion est ainsi réduit à une sorte de bourrelet charnu qui, abandonné à lui-même, ne tarde pas à disparaître.

Aprèsl 'opération, quelques gouttes de collyre d'atropine sont instillées dans l'œil, pour en calmer l'irritation. Nous avons aussi l'habitude d'introduire deux ou trois fois par jour entre les paupières une petite quantité de pommade de vaseline et d'huile de cade au $^1/_{10}$, destinée tout à la fois à faciliter les mouvements de l'œil et à agir sur la plaie comme antiseptique. Nous mettons également en usage les lotions avec une solution d'acide phénique au $^1/_{150}$. Cette pratique est d'autant plus avantageuse que, d'après Poncet, ce sont les microbes qui sont la cause de la marche envahissante de la maladie et de ses fréquentes récidives.

TUMEURS DE LA CONJONCTIVE

Les tumeurs de la conjonctive sont *bénignes* ou *malignes*.

Parmi les premières, nous citerons : le pinguecula, les lipômes, les dermoïdes ou verrues de la conjonctive, et les kystes.

Les tumeurs malignes comprennent : le cancroïde ou épithélioma et le mélano-sarcôme.

A. PINGUECULA.

On désigne sous ce nom une petite tumeur blanc-jaunâtre, située sur la conjonctive bulbaire, au voisinage du méridien horizontal de la cornée. Elle occupe plus souvent le côté interne de ce méridien que le côté externe, mais elle peut en occuper les deux côtés à la fois sur le même œil.

Cette petite tumeur, dont le volume varie d'une tête d'épingle à un grain de chènevis, est fortement adhérente à la sclérotique. Son apparence jaunâtre a longtemps fait croire qu'elle est composée de graisse; mais les recherches de Ch. Robin et de Weller ont prouvé qu'elle est uniquement formée de tissu cellulaire hypertrophié, condensé et recouvert d'une couche épithéliale très épaisse.

Si on connaît sa nature, on ignore encore les causes de son développement. Comme elle n'apparaît qu'après la quarantaine et ne se montre jamais qu'au niveau du méridien horizontal de la cornée, on est autorisé à penser qu'elle résulte d'une sorte de tiraillement et d'irritation de la conjonctive, dans le mouvement d'occlusion des paupières.

Cette petite tumeur se développe lentement, reste stationnaire et ne cause aucun trouble appréciable, si ce n'est dans l'esprit de certaines femmes nerveuses. Elle peut accidentellement s'enflammer et simuler alors une phlyctène conjonctivale, ainsi que nous l'avons signalé plus haut.

Le traitement ne doit être institué que dans des cas tout à fait exceptionnels; il consiste à enlever la petite tumeur d'un coup de ciseaux et à réunir la plaie, afin d'en hâter la cicatrisation.

B. LIPÔMES.

Les lipômes de la conjonctive sont très rares. Ils se présentent sous la forme de petites tumeurs aplaties, molles, légèrement jaunâtres, quelquefois adhérentes à la sclérotique et recouvertes par une conjonctive entièrement saine.

Leur siège de prédilection est l'interstice des muscles droits, surtout, selon de Graefe, celui qui est compris entre le droit supérieur et le droit externe.

L'origine des lipômes date de la naissance ou résulte tout au moins d'une disposition congénitale qui permet à la graisse du fond de l'orbite de se prolonger jusque sous la conjonctive, par suite de la non-adhérence partielle des deux feuillets qui constituent la capsule de Tenon.

Ce n'est que lorsque les lipômes atteignent un volume assez considérable pour devenir gênants, qu'on doit se décider à les opérer. Il faut alors avoir soin de n'enlever que la portion graisseuse qui constitue le lipôme, sans trop le tirailler et l'attirer à soi, car on verrait se dévider ainsi tout le peloton adipeux du fond de l'œil, et on s'exposerait aux plus graves accidents. La plaie conjonctivale est ensuite fermée par quelques points de suture.

C. DERMOÏDES.

Les dermoïdes sont de petites tumeurs arrondies, verruqueuses, qui se développent toujours sur le bord de la cornée, principalement du côté inférieur et externe.

Ces petites tumeurs sont toujours très adhérentes à la cornée, sur laquelle elles empiètent d'une façon plus ou moins notable. Elles sont d'une couleur gris-jaunâtre, d'un volume qui varie depuis celui d'une lentille jusqu'à celui d'un petit pois; leur surface présente de nombreuses sinuosités et est souvent pourvue d'un ou de plusieurs poils.

On retrouve dans ces petites tumeurs tous les éléments de la peau (glandes sudoripares, follicules pileux), de sorte qu'on les considère avec raison comme dues à un enclavement du tissu cutané pendant la vie fœtale. Elles sont du reste toujours congénitales et coïncident souvent avec le coloboma des paupières. Nous avons eu occasion de les rencontrer aussi sur la caroncule lacrymale.

Les dermoïdes nécessitent presque toujours l'intervention chirurgicale, à cause de la difformité qu'ils occasionnent et de leur tendance à progresser avec l'âge. On les excise très soigneusement au niveau de la cornée sans aller jusqu'à leur base d'implantation qui est toujours très profonde et on colore ensuite la cicatrice au moyen du tatouage.

D. KYSTES.

Les kystes de la conjonctive sont rares et présentent plusieurs variétés.

1° Les uns sont des kystes séreux, transparents et siègent tantôt sur le bord de la cornée, où ils sont alors très petits, plus souvent sur les culs-de-sac, où ils peuvent atteindre le volume d'une grosse fève, ainsi que Warton-Jones en a rapporté des exemples.

2° Les autres sont des kystes hydatiques. Ceux-ci occupent de préférence l'espace compris entre la caroncule lacrymale et la cornée. Dans une observation que l'un de nous a mentionnée, le kyste était situé sous le pli semi-lunaire.

Ces sortes de kystes constituent une petite tumeur sous-conjonctivale, du volume d'un pois, demi-transparente, jaunâtre à son centre, rosée à sa périphérie et très adhérente à la capsule de Tenon. Elle ne provoque aucune douleur et sa marche est assez rapide, car en deux ou trois mois elle peut atteindre son maximum de développement.

3° Une autre variété de kystes se présente comme une série de petites perles, placées sous la conjonctive. Ils sont constitués, selon toute probabilité, par une accumulation de liquide dans les vaisseaux lymphatiques distendus et devenus variqueux. Hache y a trouvé de petites cavités closes.

Le traitement de tous ces kystes consiste dans l'ablation de la petite tumeur, en ayant soin de réunir la plaie faite à la conjonctive.

E. ÉPITHÉLIOMA.

Les épithéliomas de la conjonctive sont relativement assez fréquents. Les uns sont la propagation de l'épithélioma des paupières ; les autres naissent sur place, généralement sur le limbe conjonctival.

Au début ils ressemblent à une grosse phlyctène ; mais l'âge du malade, la chronicité du mal, leur teinte rouge-jaunâtre, leur étendue, les gros vaisseaux qui les sillonnent, les font facilement reconnaître.

Ils peuvent également avoir des analogies avec certaines affections syphilitiques. Il est donc utile, dans certains cas, de rechercher les antécédents, et au besoin, d'avoir recours à un traitement spécifique, pour établir le diagnostic.

A une période plus avancée, ils se présentent sous la forme d'une tumeur bosselée, ulcérée, recouverte de matières jaunâtres, pultacées, qui ne laissent alors aucun doute sur la nature de l'affection.

Leur marche, quoique irrégulière, est toujours envahissante et il est à remarquer que le tissu de la cornée leur oppose une résistance beaucoup moindre que le tissu scléro-tical.

Le traitement consiste à enlever la tumeur le plus tôt possible, en ayant soin de cautériser ensuite la plaie avec le thermo-cautère. Dans certains cas, il faut avoir recours à l'énucléation du globe, surtout si la tumeur est très étendue ou si on est en présence d'une récidive.

F. MÉLANO-SARCÔME.

Le mélano-sarcôme débute généralement sur la conjonctive bulbaire, au voisinage de la cornée. Il commence souvent par des taches noirâtres ou taches mélaniques, qu'il importe de ne pas confondre avec les taches pigmentaires, qu'on retrouve quelquefois sur la sclérotique. Les premières sont d'un noir intense et s'accroissent par la formation de petites taches voisines qui finissent par se réunir; les secondes ont une teinte ardoisée et ne s'étendent pas.

Il est important de savoir que ces taches mélaniques restent souvent stationnaires pendant de longues années. Il est alors prudent de ne recourir à aucun traitement chirurgical, de peur de réveiller une diathèse qui sommeille ou de produire des métastases.

Toutefois, après une durée plus ou moins longue, elles finissent par augmenter de volume et par constituer de véritables tumeurs d'un brun-noirâtre, quelquefois pédiculées, mais ayant beaucoup plus souvent une large base d'implantation. Ces tumeurs évoluent lentement et peuvent à leur tour rester stationnaires pendant longtemps, ayant ainsi dans certains cas une sorte de bénignité apparente qui a frappé beaucoup d'auteurs (Pamard, Sichel, Demarquay, Virchow); mais à un moment donné et sans cause appréciable, on les voit tout à coup prendre une extension considérable, doubler ou tripler de volume, dans l'espace de un ou deux mois et dévoiler ainsi une malignité qu'il faut toujours craindre.

Aussitôt que la tumeur mélanique prend de l'extension, il est nécessaire d'en pratiquer l'extirpation, soit avec le bistouri ou des ciseaux, soit avec le thermo-cautère. Dans une récente opération faite à la clinique de la rue Dauphine, la tumeur fut enlevée par ce dernier procédé et la perte de substance de la muqueuse fut réparée par la greffe conjonctivale. Traitement.

Lorsqu'on est en présence d'une récidive ou que la tumeur ne peut être extirpée complètement, la seule ressource qui reste est l'énucléation du globe.

LÉSIONS SYPHILITIQUES DE LA CONJONCTIVE

Les chancres de la conjonctive sont souvent des chancres du bord palpébral, qui se sont propagés jusque sur la muqueuse. Mais ils peuvent occuper d'emblée la conjonctive elle-même et se développer, soit sur le cul-de-sac inférieur, soit sur le bulbe. Ces chancres sont presque toujours de nature infectante.

La cause qui leur donne le plus habituellement naissance est la projection dans l'œil de la salive chargée de virus syphilitique ou l'attouchement avec la langue ulcérée. Fournier rapporte l'observation d'un médecin, qui en cautérisant l'arrière-gorge d'un malade reçut dans l'œil quelques particules de pus syphilitique, expulsé par un effort de toux et contracta ainsi un chancre infectant.

Ces chancres sont caractérisés par l'induration du tissu sur lequel ils reposent, par une ulcération à bords taillés à pic, par une vive injection de la muqueuse concentrée à leur périphérie et s'étendant très peu sur les parties voisines, enfin par l'engorgement du ganglion pré-auriculaire et souvent des ganglions sous-maxillaires et sterno-mastoïdiens. Ils restent le plus souvent indolents et s'accompagnent rarement de phénomènes réactionnels intenses.

Les caractères que nous venons de retracer ainsi que l'âge du malade serviront de base au diagnostic et permettront de différencier le chancre de la conjonctive, soit du cancroïde, soit du lupus. L'incertitude ne sera en tout cas que de courte durée, car les accidents secondaires ne tardent pas à se manifester.

Traitement. Dans le traitement on doit s'abstenir de toute cautérisation. Des lavages antiseptiques et la pommade à l'oxyde jaune sont les meilleurs moyens locaux à employer, en même temps qu'on administre un traitement mercuriel interne.

Les syphilides de la conjonctive sont très rares. Elles se présentent sous la forme de pustules ou de gommes.

Sous la forme de pustules, nous avons vu qu'elles peuvent ressembler à une grosse phlyctène ulcérée et nous avons appris à en faire le diagnostic.

Sous la forme de gommes, elles ont souvent l'aspect de tumeurs mollasses, grisâtres, évoluant rapidement et rappelant certains caractères des tumeurs malignes. Pour les en distinguer, on doit prendre en considération l'âge du sujet, ses antécédents, la marche très rapide de l'affection et les autres manifestations syphilitiques qui peuvent l'accompagner.

Le traitement consiste à administrer le sirop de Gibert (deux cuillerées par jour), ou dans les cas plus graves, à faire des frictions avec trois ou quatre grammes d'onguent napolitain toutes les vingt-quatre heures, sur les différentes parties du corps.

Localement on peut employer avec avantage la poudre de calomel et des lotions avec une solution concentrée d'acide borique.

MALADIES DE LA CORNÉE

STRUCTURE DE LA CORNÉE. SON MODE D'EXPLORATION. KÉRATITES EN GÉNÉRAL. KÉRATITES PHLYCTÉNULAIRE-HERPÉTIQUE-GRANULEUSE-INTERSTITIELLE-SUPPURATIVE. — ULCÈRES ET ULCÈRE RONGEANT. — KÉRATITE NEURO-PARALYTIQUE. STAPHYLOME OPAQUE ET TRANSPARENT. — TAIES DE LA CORNÉE. — TUMEURS.

Les maladies de la cornée sont très fréquentes. Par sa position superficielle, cette membrane est exposée aux influences variables de la température et à l'action des causes vulnérantes de toutes sortes. Elle est en outre le siège de prédilection de la scrofule et on peut dire aussi de la syphilis héréditaire. Quant à la syphilis acquise, elle ne respecte pas toujours le tissu cornéen, mais ses manifestations y sont rares et infiniment moins communes que sur l'iris et la choroïde.

Les affections de la cornée sont également très importantes par leur gravité et par leur influence considérable sur la fonction visuelle qu'elles peuvent compromettre, en amenant soit des défauts de transparence, soit des changements de courbure. Leur étude est donc digne du plus haut intérêt ; mais avant de la commencer, il est nécessaire de connaître le terrain sur lequel elles se développent, si on veut bien comprendre leur évolution et les indications thérapeutiques auxquelles elles donnent lieu.

Structure. La structure de la cornée est pour les histologistes un sujet d'étude favori. Aussi a-t-elle été l'objet de nombreux travaux et le point de départ de précieuses découvertes.

Pour n'en citer qu'une seule, c'est en étudiant la cornée que Recklinghausen a observé pour la première fois la migration des cellules lympathiques, migration que l'on retrouve dans les autres tissus et qui est appelée à prendre en pathologie un rôle si considérable.

La cornée est composée de cinq couches qui sont :

1° Une couche épithéliale antérieure stratifiée ;

2° Une lame élastique antérieure (membrane de Bowman) ;

3° Un tissu propre connectif;

4° Une membrane élastique postérieure (membrane de Descemet) ;

5° Enfin l'épithélium postérieur ou endothélium.

Épithélium antérieur.

1° La couche épithéliale antérieure (0mm,03 d'épaisseur) est composée de trois couches de cellules. Les plus profondes sont allongées et perpendiculaires à la surface de la cornée ; les superficielles sont aplaties et parallèles à cette même surface ; celles de la couche moyenne sont arrondies.

Cet épithélium est très riche en nerfs et contient, selon Enzelmann, des cellules migratrices sur lesquelles nous aurons à revenir tout à l'heure.

Membrane de Bowman.

2° La membrane de Bowman, d'une épaisseur de 5 à 10 millièmes de millimètres, est très évidente chez l'homme. Bowman la considérait comme une membrane élastique servant de support à l'épithélium. Elle adhère très intimement par la face profonde avec le stroma, dont on ne peut que très difficilement l'isoler.

Substance propre de la cornée.

3° Au-dessous de cette membrane, on trouve le tissu propre de la cornée, composé de fibrilles groupées en faisceaux, qui se réunissent eux-mêmes pour former des lames (Ranvier). Ces lames ont une direction générale parallèle à la surface de la cornée ; c'est pourquoi celle-ci est si résistante dans le sens de son épaisseur. Toutefois elles ne sont pas superposées comme des planches empilées, car des lames secondaires obliques en différents sens les relient ensemble, donnant ainsi naissance à des lacunes, à des espaces inter-lamellaires, communiquant les uns avec les autres dans toute l'étendue du parenchyme cornéen. C'est dans ces espaces que se fait la circulation des sucs nutritifs de la cornée, espaces qui, selon toute probabilité, sont en communication avec les vaisseaux lymphatiques de la conjonctive.

Mais le tissu propre de la cornée est surtout remarquable par les cellules qu'il renferme. Ces cellules sont de deux espèces : les unes sont fixes et constituent les éléments propres du tissu cornéen ; les autres sont mobiles et s'y sont introduites, ce sont les cellules migratrices de Recklinghausen.

1° Les cellules fixes ont été signalées pour la première fois par Toynbee (1842). Virchow les comparait aux corpuscules osseux et les regardait comme des cellules creuses, munies de prolongements également creux, communiquant avec ceux des cellules voisines, de manière à former par leur ensemble un système de canaux continus (1). Cette doctrine ne peut plus être admise, car on sait aujourd'hui que ces cellules ne sont pas creuses, mais formées d'une substance protoplasmatique finement granulée, molle et contenant un noyau.

Ces cellules, de forme très variable, s'anastomosent les unes avec les autres par de petits appendices filiformes et constituent sous le champ de microscope, soit de petits réseaux séparés, soit un seul réseau interrompu par pla-

(1) Ranvier, *Leçons d'anatomie générale faites au Collège de France. Cornée*. Paris, 1881.

ces. Elles sont toujours enclavées entre les lames de la cornée, dans les espaces interlamellaires que nous avons signalés, mais on ne les retrouve pas, comme les cellules migratrices, dans l'intérieur même des lames.

Quel est leur rôle? Sont-elles destinées à devenir des lames? Peuvent-elles être une des sources d'origine des cellules migratrices? Cette dernière opinion est admise par beaucoup d'auteurs, et nous verrons tout à l'heure la principale expérience sur laquelle elle repose.

2° Les cellules migratrices, beaucoup plus petites que les précédentes, se rencontrent dans toute l'étendue du stroma de la cornée, mais surtout à sa périphérie et dans ses couches antérieures. Elles sont remarquables par leur aspect brillant, par les formes variées qu'elles affectent et dont elles changent à chaque instant, et surtout par les mouvements de translation dont elles sont animées. C'est ainsi que, sous le champ du microscope, on les voit tantôt cheminer en ligne droite, tantôt se dévier d'un côté ou de l'autre, tantôt enfin s'arrêter et revenir sur elles-mêmes (Ranvier).

Dans ce trajet irrégulier, où passent-elles? Suivent-elles des voies tracées d'avance?

Recklinghausen pensait qu'elles occupent les mêmes espaces que les cellules fixes; mais il est démontré qu'elles voyagent librement et indistinctement dans toutes les couches de la cornée, tantôt entre les lames, tantôt dans l'épaisseur de celles-ci, c'est-à-dire entre les faisceaux qui les constituent et qu'elles écartent. C'est même là une des causes de leurs variations de formes incessantes. Formées d'une substance très ductile, elles sont aplaties et munies d'appendices filiformes, lorsqu'elles se trouvent entre les lames; elles sont au contraire allongées en forme d'épieu, lorsqu'elles passent entre les faisceaux.

Dans une expérience restée célèbre, Conheim a prouvé qu'elles viennent du sang. Injectant du bleu d'aniline dans le sac dorsal lymphatique d'une grenouille, il a pu constater, après avoir irrité la cornée en la cautérisant avec du nitrate d'argent, qu'une certaine quantité de cellules migratrices de cette membrane étaient colorées en bleu. En arrivant ainsi dans la cornée, d'un point éloigné du système circulatoire, elles ne pouvaient y être transportées que par le courant sanguin, et l'auteur les a assimilées aux globules blancs du sang ou aux leucocytes, avec lesquels elles ont une complète analogie.

Mais est-ce là leur seule origine? Ne peuvent-elles provenir aussi de la segmentation des cellules fixes? C'est ce que beaucoup d'auteurs inclinent à penser, en se fondant sur l'expérience suivante :

« Si, après avoir enlevé la cornée d'une grenouille, on en cautérise le centre avec le crayon de nitrate d'argent, et qu'on la plonge dans un bain de sérum, maintenu à une température convenable, on voit, après quelques heures, un grand nombre de cellules migratrices faire invasion dans la partie irritée. »

Ces cellules ne peuvent donc naître que sur place, puisque la cornée est privée de toute communication avec le système vasculaire, et les histologistes s'accordent à les attribuer à la segmentation des cellules fixes, quoiqu'on n'ait pu encore assister *de visu* à cette transformation.

Telle est la théorie de la segmentation qui, avec celle de la diapédèse, règne actuellement dans la science au sujet de l'origine des cellules migratrices et sert à expliquer la nature du processus inflammatoire.

3° La membrane de Descemet, d'une épaisseur de 1 à 2 dixièmes de millimètre, est très adhérente à la cornée. On ne peut l'en séparer que par la macération cadavérique ou à l'aide de puissants réactifs, tels que les alcalis ou les acides concentrés. Il est alors possible d'en détacher des fragments qui ont la singulière propriété de s'enrouler sur eux-mêmes, leur concavité dirigée en avant c'est-à-dire du côté de la face antérieure de la cornée. C'est pour cette raison qu'ils s'introduisent quelquefois dans les perforations de cette membrane et entretiennent un trajet fistuleux, en s'opposant à la réunion des tissus. Membrane de Descemet.

4° L'épithélium de la membrane de Descemet ou endothélium est composé d'une seule couche de cellules plates. Épithélium postérieur.

Selon Leber, son rôle est de régler le passage de l'humeur aqueuse dans la cornée, afin que celle-ci n'en soit pas imbibée en trop grande quantité, ce qui altère ses éléments.

Cet épithélium a sa pathologie : dans les inflammations du tractus uvéal (iritis séreuse, irido-cyclite, etc.), il se forme souvent sur sa surface de petits amas blanchâtres, disposés de manière à dessiner un triangle, dont le sommet est au centre de la cornée et la base à la périphérie. C'est là ce que l'on appelait autrefois la kératite ponctuée.

Vaisseaux. — Les vaisseaux sanguins n'existent pas dans la cornée, si ce n'est sur son bord et dans une étendue seulement de un ou deux millimètres. Ils forment ici une série d'anses très élégantes, qui se continuent avec les vaisseaux du limbe conjonctival.

Dans la vie fœtale, il existe un réseau vasculaire complet dans les couches superficielles de la cornée, réseau qui s'atrophie et finit par disparaître.

Lymphatiques. — Les vaisseaux lymphatiques manquent

complètement; ils sont remplacés par les espaces lymphatiques dont nous avons parlé.

Nerfs. — Les nerfs de la cornée, découverts par Schlemm en 1830, viennent des nerfs ciliaires. Au nombre de 25 à 40, ils pénètrent dans la cornée par sa périphérie, perdent leur myéline et se subdivisent en s'anastomosant, pour constituer un plexus qui occupe les couches superficielles. De ce plexus partent des branches qui perforent la membrane de Bowman et viennent constituer à leur tour d'abord un plexus sous-épithélial, puis un plexus intra-épithélial. Enfin les filets nerveux se terminent par des boutons qui, selon Cohneim, flottent librement dans le liquide lacrymal; mais Kolliker a rectifié cette assertion, en faisant voir qu'ils ne dépassent jamais la surface épithéliale proprement dite.

C'est cette accumulation de nerfs dans l'épithélium et dans les couches superficielles de la cornée, qui rend compte des douleurs très vives et de la photophobie intense qui accompagnent les affections cornéennes superficielles, alors que les affections profondes restent beaucoup plus indolentes.

Quelles déductions pathologiques tirerons-nous de l'étude que nous venons d'entreprendre?

Au point de vue de l'idée qu'on doit se faire de l'inflammation, il paraît évident que les cellules migratrices jouent dans ce processus un rôle considérable. On les voit en effet faire invasion dans le tissu de la cornée, dès que celle-ci est irritée, et ce sont elles qui, par leur accumulation, constituent les infiltrations et les abcès.

La mobilité de ces cellules, la facilité avec laquelle elles passent à travers les espaces inter-lamellaires et même entre les faisceaux, nous expliquent comment elles peuvent disparaître dans certains cas, sans laisser trace de leur passage. Il en est ainsi toutes les fois qu'elles sont assez peu nombreuses, pour que le tissu de la cornée soit légèrement dissocié et non détruit. Mais lorsque sous l'influence d'une accumulation trop considérable de cellules, certains de ses éléments ont été nécrosés, il en résulte une perte de substance qui ne peut se réparer qu'au moyen de tissu cicatriciel; or celui-ci, toujours opaque, donne lieu à une perte de transparence indélébile.

C'est ici que la question d'origine des cellules migratrices apparaît avec toute son importance. Ces cellules viennent-elles uniquement du sang (Cohneim), c'est à leur passage à travers les vaisseaux, c'est-à-dire à la diapédèse, qu'il faut rapporter l'inflammation. Sont-elles dues, en partie du moins, à la segmentation des cellules fixes; il faut alors restituer à l'élément cellulaire un rôle considérable dans la pathogénie de ce processus.

MODE D'EXPLORATION DE LA CORNÉE.

L'exploration méthodique de la cornée se fait : 1° à l'éclairage du jour; 2° à l'éclairage latéral; 3° avec le miroir ophthalmoscopique; 4° enfin par la palpation directe de cette membrane.

1°. Examen à l'éclairage du jour.

Dans ce mode d'examen, on place le malade devant une fenêtre, en lui recommandant de fixer un doigt que l'on promène devant ses yeux dans toutes les directions. Le médecin observe alors attentivement l'image de la fenêtre réfléchie sur la cornée et s'assure si elle est régulière ou déformée. Dans ce dernier cas, il s'agit, soit d'un ulcère, soit d'une anomalie de courbure de nature staphylomateuse.

Les taies et les corps étrangers sont facilement découverts par le même procédé. En faisant mouvoir l'œil de tous les côtés, on cherche à les placer au devant du champ pupillaire qui est noirâtre, de sorte que leur coloration différente les fait aisément reconnaître. On peut du reste, dans cette exploration, se servir d'une loupe afin d'obtenir des images agrandies.

Éclairage latéral.

Pour pratiquer ce mode d'examen, il faut être dans une chambre obscure, et avoir à sa disposition une lampe que l'on place sur les côtés du malade, à la hauteur de ses yeux et à une distance de vingt à vingt-cinq centimètres. Au moyen d'une loupe, on concentre sur la cornée le sommet du cône lumineux fourni par les rayons émanés de la lampe; puis, grâce à de légers déplacements de la lentille, on le promène sur toute l'étendue de la cornée, que l'on éclaire ainsi d'une vive lumière. L'observateur aperçoit ainsi les plus fines altérations de cette membrane. Pour rendre l'exploration plus sensible, il peut se servir soit de la loupe de Brücke, ou de notre modèle, soit d'une seconde lentille bi-convexe, employée comme loupe ordinaire.

Dans cet examen, il faut avoir soin de ne pas prendre pour un défaut de transparence un reflet bleu-grisâtre normal que présente quelquefois la cornée. Ce reflet est vague, mal circonscrit, et disparaît du reste quand, avec le miroir ophthalmoscopique, on pratique un nouvel examen pour en contrôler l'existence.

Examen avec miroir.

En éclairant les parties profondes de l'œil avec le miroir, on permet aux opacités les plus fines qui siègent sur la cornée de se détacher nettement sur le fond rouge de l'œil et de devenir très apparentes. C'est l'un des services que rend le procédé du miroir. Il en rend un autre non moins signalé, en faisant reconnaître les plus faibles changements de courbure que présente la cornée dans le kératocône. Dans cette affection on voit, en effet, en éclairant l'œil, une ombre arrondie se dessiner nettement sur la partie éclairée, se déplacer au moindre mouvement du globe ou du miroir et donner lieu à des phénomènes de miroitement très caractéristiques.

Un dernier moyen d'exploration de la cornée consiste à le toucher légèrement, soit avec le doigt, soit avec l'extrémité d'un morceau de papier. Le moindre attouchement est ordinairement douloureux, mais dans certaines maladies cette membrane devient insensible et anesthésiée. Il en est ainsi dans certains glaucomes, dans le zona ophthalmique et dans cette variété particulière de kératite, désignée sous le nom de kératite neuro-paralytique. 4° Examen par le toucher.

La palpation de la cornée avec le doigt peut aussi faire constater son défaut de résistance, comme cela arrive dans certains cas de straphylômes pellucides.

KÉRATITES EN GÉNÉRAL.

Quoique privée de vaisseaux, la cornée nous offre le tableau clinique des principales altérations que l'on rencontre dans les autres tissus. Nous y trouvons en effet des infiltrations, des abcès, des ulcères, des dégénérescences de toutes sortes, des processus scléreux, atrophiques, etc. Les affections de la cornée sont donc les mêmes que celles des autres parties de l'organisme et les caractères spéciaux qu'elles présentent ne tiennent qu'à la structure particulière de la membrane sur laquelle elles se développent.

L'origine de ces diverses altérations doit toujours être Pathogénie.

recherchée dans un trouble de nutrition. Selon nous, la cornée puise dans l'humeur aqueuse ses principaux éléments nutritifs. Si celle-ci est viciée dans sa constitution, comme cela arrive dans quelques cyclites, puisque ce sont les procès ciliaires qui la sécrètent, et probablement dans certaines diathèses, elle ne fournit plus au tissu cornéen que des matériaux réparateurs, incomplets ou altérés, qui sont la source d'altérations diverses.

D'autre part, les échanges nutritifs, les phénomènes d'endosmose et d'exosmose qui se font à travers la membrane de Descemet, la libre circulation des sucs nourriciers dans les espaces de la cornée, sont sous l'influence directe de l'innervation. C'est pourquoi la cinquième paire, qui donne au tissu cornéen sa sensibilité, prend ici une importance considérable. On voit en effet sa paralysie donner lieu à des kératites suppuratives très graves (kératite neuro-paralytique). On sait aussi que les altérations du ganglion de Gasser et que les tumeurs qui envahissent la moelle allongée, dans le voisinage des origines du trijumeau, entraînent des abcès ou des ulcères de cette membrane.

L'irritation des branches de la cinquième paire amène à son tour les altérations les plus variées, telles que des ulcères, des abcès, des infiltrations. Ne connaît-on pas en effet l'influence considérable du système dentaire sur les affections de la cornée, sur le développement par exemple de la kératite parenchymateuse ou interstitielle. Dans le même ordre de causes, ne voit-on pas souvent les grands froids donner lieu à des abcès, par irritation directe des filets nerveux si abondamment répandus dans la couche épithéliale du tissu cornéen?

Le grand sympathique joue aussi un rôle important dans

la nutrition de la cornée. Il n'est guère permis d'en douter après les expériences de Cl. Bernard, qui, en sectionnant le cordon cervical du grand sympathique, a toujours vu se produire une vascularisation considérable du côté de l'œil et de la moitié correspondante de la tête, en même temps que les phénomènes oculo-pupillaires si remarquables que l'on connaît. Il faut avouer toutefois que l'influence du grand sympathique sur la nutrition de la cornée ne se révèle pas par des caractères aussi évidents ni aussi tranchés que celle de la cinquième paire.

Quoi qu'il en soit, dès qu'un point de la cornée se trouve altéré, un travail réparateur tend à s'établir, et c'est alors que l'irritation nutritive, ne trouvant plus dans l'humeur aqueuse seule des matériaux suffisants, fait appel à tous les éléments reconstituants supplémentaires dont elle peut disposer et qui sont ici les cellules migratrices et les vaisseaux de nouvelle formation.

On voit en effet ces cellules, d'après Conheim, faire invasion en nombre considérable au niveau du point malade. On voit aussi les vaisseaux naître progressivement et occuper tantôt les couches superficielles, tantôt les couches profondes du tissu cornéen. Leurs parois sont d'abord tellement minces, que le sang semble d'abord circuler à travers les cellules entassées ; peu à peu leurs tuniques deviennent distinctes et ils deviennent eux-mêmes tellement nombreux, qu'ils recouvrent une grande partie de la cornée. Dès que leur mission est terminée ils s'effacent et disparaissent. C'est l'exagération de cette irritation nutritive qui constitue les grands dangers de l'inflammation, tels que les suppurations abondantes et la désorganisation consécutive des tissus.

Telles sont les considérations qui nous ont paru intéressantes, pour donner une idée générale de la pathogénie des kératites. Voyons maintenant comment on peut diviser ces affections.

Division des Kératites. En se plaçant au point de vue anatomique, Saemish a divisé les affections inflammatoires de la cornée en trois classes : 1° l'infiltration ; 2° l'abcès ; 3° l'ulcère.

Séduisante par sa simplicité, cette division établit des différences distinctes, là où il n'en existe pas toujours dans la pratique. Ainsi on voit l'infiltration constituer, il est vrai, des variétés particulières de kératite, mais exister souvent en même temps qu'un abcès ou un ulcère, dont elle n'est alors qu'un épiphénomène. L'ulcère à son tour apparaît rarement d'emblée et succède presque toujours à un abcès ; il ne constitue donc pas un genre de maladie, mais une phase, une période de diverses affections. Accepter une pareille division, c'est admettre que les trois types d'inflammation dont on veut faire des classes distinctes peuvent se trouver réunis sur une même cornée, comme on le voit quelquefois.

Ces mêmes remarques s'appliquent aux kératites vasculaires et non-vasculaires que quelques auteurs ont prises pour base de leur classification. La vascularisation de la cornée peut survenir, plus ou moins développée dans toutes les kératites, à un moment donné de leur existence. Ce n'est encore là qu'une période de leur évolution et non une variété particulière d'inflammation.

On éprouve donc des difficultés considérables à classer méthodiquement les kératites. C'est pourquoi nous adoptons la division suivante, qui repose surtout sur la notion de l'élément étiologique, le plus capable du reste d'imprimer aux différentes variétés de kératites une physionomie particulière. Nous décrirons donc successivement les différentes formes suivantes :

1° La kératite phlycténulaire lymphatique ou scrofuleuse;
2° La kératite herpétique;
3° La kératite interstitielle;
4° La kératite granuleuse;
5° La kératite suppurative;
6° Les ulcères de la cornée et l'ulcère rongeant;
7° La kératite neuro-paralytique.

KÉRATITE PHLYCTÉNULAIRE, PUSTULEUSE, LYMPHATIQUE OU SCROFULEUSE.

Cette variété de kératite, très commune de deux à quinze ans, est caractérisée par la présence de petites vésicules ou phlyctènes sur la surface de la cornée et principalement sur ses bords.

Nous avons déjà appris à connaître les phlyctènes en étudiant la conjonctive phlycténulaire. Nous savons que ce sont de petites saillies arrondies, circonscrites, sous-épithéliales, constituées par un liquide séreux, renfermant une certaine quantité de leucocytes, que les partisans de la théorie de Cohneim font provenir par diapédèse des vaisseaux voisins.

Les belles préparations d'Iwanoff en donnent une idée très exacte. Elles montrent l'épithélium de la cornée soulevé par un amas de cellules, lesquelles pénètrent plus ou moins loin dans la substance propre, le long des filets nerveux (fig. 2).

Telle est la lésion initiale et fondamentale de la maladie, dont nous avons à étudier les différentes formes, car toutes offrent un certain intérêt pour la thérapeutique et permettent de reconnaître plus facilement la maladie, sous les allures variables qu'elle présente.

Ces formes sont multiples. La maladie peut en effet revêtir : 1° la forme phlycténulaire proprement dite ; 2° la forme miliaire ; 3° la forme pustuleuse ; 4° la forme d'un pannus généralisé, réalisant alors le type classique et complet de la véritable kératite scrofuleuse.

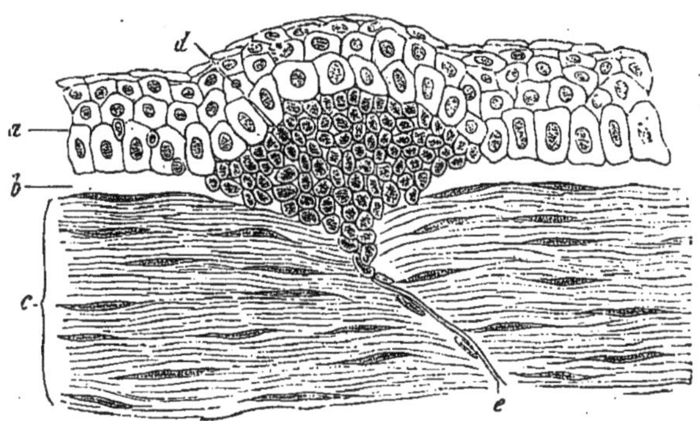

Fig. 2. — Phlyctène de la cornée (Infiltration sous-épithéliale, d'après Iwanoff).

a, épithélium; *b*, lame élastique antérieure; *c*, cornée; *d*, amas d'éléments lymphoïdes; *e*, nerfs (*Dict. des Sciences médicales*).

1° *Forme phlycténulaire.* — Dans la première forme, on voit une ou plusieurs phlyctènes se développer soit sur le pourtour de la cornée, ce qui est le cas le plus fréquent, soit sur un point quelconque de sa surface. Elles sont souvent très apparentes, d'autres fois à peine appréciables tant elles sont petites, mais ce qui révèle toujours leur existence, c'est l'injection vasculaire caractéristique qui les accompagne.

Ces phlyctènes ne peuvent exister, en effet, sans amener une irritation des nerfs cornéens et provoquer le développement de nouveaux vaisseaux. Ceux-ci affectent une disposition très remarquable. Ils sont, en effet, souvent disposés en forme d'éventail ou de triangle dont le sommet aboutit à la phlyctène et dont la base est tournée du côté des culs-de-sac. Si la phlyctène est centrale, ils dépassent le limbe conjonctival et arrivent bientôt jusque sur le point malade. Ces vaisseaux viennent de la conjonctive, sont superficiels et rampent sous la couche épithéliale et non sur la surface même de la cornée, comme on pourrait le croire. Leur présence doit être considérée comme salutaire, car ils viennent au secours de la partie malade, dont ils sont chargés d'assurer la nutrition et la réparation. Nous verrons cette notion trouver en thérapeutique une importante application.

Au bout de quelques jours, la phlyctène se rompt et donne lieu à une petite ulcération très superficielle qui se recouvre rapidement d'une couche épithéliale ; les vaisseaux disparaissent et la maladie est alors terminée après une durée de quinze ou vingt jours, en laissant à sa suite une légère nébulosité qui ne tarde pas à s'éclaircir.

Tel est l'aspect le plus ordinaire de la kératite phlycténulaire. Lorsqu'elle est ainsi limitée, circonscrite, elle est bénigne et guérit rapidement, quitte à récidiver avec la plus grande facilité.

Mais la vie des phlyctènes n'est pas toujours la même. On en voit qui meurent pour ainsi dire en naissant, de sorte que la maladie est en quelque sorte avortée. D'autres au contraire ont une très longue durée, se changent en de véritables abcès superficiels, ou donnent lieu à des ulcérations profondes, à bords irréguliers, difficiles à guérir.

Certaines phlyctènes, enfin, affectant une marche bizarre, envahissent de proche en proche la cornée selon un de ses rayons, sous l'apparence d'une traînée grisâtre recouverte de vaisseaux et se recourbant quelquefois sous la forme d'un fer-à-cheval. C'est là la kératite en bandelette, qui peut traverser presque toute la cornée et qui est remarquable, en ce qu'elle laisse intactes toutes les parties du tisssu cornéen situées en dehors du trajet plus ou moins régulier qu'elle parcourt, et en ce qu'elle donne toujours lieu à une opacité prononcée et persistante.

2° *Forme miliaire.* — Dans la forme miliaire, ce ne sont plus des phlyctènes isolées et apparentes qui se forment et que révèle l'injection caractéristique que nous avons signalée; c'est au contraire un semis très fin de petites phlyctènes presque microscopiques qui apparait d'abord sur le limbe conjonctival. Tant que celles-ci ne le dépassent pas, la maladie peut être considérée comme une conjonctivite phlycténulaire, mais elles ont une grande tendance à envahir la cornée, ce dont on est de suite averti par la photophobie et le blépharospasme qu'elles déterminent et par l'injection périkératique intense à laquelle elles donnent lieu. Cette variété doit être classée dans les formes bénignes de l'affection, car elle ne menace la cornée d'aucune complication sérieuse et cède assez facilement sous l'influence du traitement.

3° *Forme pustuleuse.* — Dans la forme pustuleuse, ce ne sont plus également des phlyctènes, mais de véritables pustules remplies de pus, qui se développent sur le bord de la cornée, qu'elles encadrent au nombre de trois ou quatre. Il n'est pas rare de voir ces pustules déterminer des ulcères profonds, de longue durée, susceptibles d'amener des perforations. Ces perforations ont-elles lieu sur plusieurs points à la fois, elles peuvent être la source de distensions staphylomateuses; la cornée peut même se nécroser, par suite du trouble profond qu'elle subit dans sa nutrition. C'est là à coup sûr la forme la plus redoutable de la kératite lymphatique.

4° *Forme généralisée ou scrofuleuse.* — Enfin, dans certains cas, la maladie se fait par poussées successives et continuelles. De nombreuses phlyctènes apparaissent sur la cornée, s'entourent d'infiltration, se résorbent ou s'ulcèrent; de nouvelles vésicules leur succèdent, de sorte que la cornée, parsemée de phlyctènes de tout âge et à toutes les périodes de leur évolution, finit par se vasculariser tout entière, car le nombre des vaisseaux est toujours proportionnel au nombre des phlyctènes.

Cette forme de kératite constitue le vrai type de la kératite scrofuleuse, maladie chronique par excellence, dont la durée ne peut être précisée, car de nouvelles éruptions de phlyctènes viennent à chaque instant aggraver le mal et éterniser sa durée. Elle laisse ordinairement à la suite des nébulosités de la cornée, qui altèrent plus ou moins la vision.

Les symptômes fonctionnels de la kératite phlycténulaire sont très caractéristiques. Symptômes fonctionnels

1° La photophobie est très vive; on voit les enfants malades tenir les yeux constamment fermés, rechercher l'obscurité, se coucher la tête enfoncée dans les oreillers, pour éviter la moindre sensation de lumière. Cette photophobie est assez constante et assez caractéristique par son intensité pour permettre de diagnostiquer la maladie chez les enfants. Elle n'est nullement proportionnelle à l'étendue et à la gravité des lésions de la cornée, car une simple phlyctène, entourée d'une vascularisation légère, peut y donner lieu, alors que des pustules peuvent en être pour ainsi dire exemptes.

2° Consécutivement à la photophobie, survient, par action réflexe un blépharospasme violent; de là, la difficulté d'entr'ouvrir les paupières et la nécessité parfois de se servir des écarteurs.

3° Enfin un larmoiement abondant accompagne presque toujours la photophobie. Il est dû à l'irritation des nerfs cornéens qui réagissent à leur tour sur les filets nerveux de la glande lacrymale, dont ils exagèrent la sécrétion.

Complications. La kératite phlycténulaire se complique souvent d'éruptions du côté du nez, des lèvres, et des oreilles; c'est là le cachet de son origine lymphatique ou scrofuleuse.

C'est aussi une véritable complication que la conjonctivite catarrhale qui se manifeste dans le cours de son évolution, car les formes pures de la maladie en sont exemptes. Lorsque, sous l'influence de cette inflammation, les papilles de la conjonctive se boursouflent et s'hypertrophient, elles peuvent faire croire à des granulations néoplasiques et rendre le diagnostic fort difficile, dans certains cas rares que nous étudierons.

Enfin la kératite phlycténulaire peut, comme complication, présenter dans sa marche un état inflammatoire suraigu, réclamant un traitement spécial, et donner lieu à des abcès et à des ulcères d'une très longue durée. On voit en effet quelques-uns de ces ulcères ne guérir souvent qu'à moitié et persister presque indéfiniment, quoique leurs bords soient lisses, mousses, recouverts d'épithélium. Ils ne donnent lieu ni à une grande irritation de l'œil, ni à une vive photophobie, de sorte qu'on peut les croire guéris, si on ne les examine pas à la loupe, alors qu'il est encore nécessaire de continuer le traitement.

Causes. Les causes de cette maladie sont très importantes à connaître, au point de vue du diagnostic et du traitement.

Au point de vue du diagnostic, il est utile de se rappeler que cette affection est l'apanage de l'enfance et de la première jeunesse et atteint ordinairement les deux yeux. Chez les enfants, elle est tellement commune qu'elle est aussi fréquente à elle seule que toutes les autres inflammations des yeux réunies. C'est surtout entre deux et quinze ans qu'elle se développe, mais on peut la rencontrer après cet âge et elle n'est même pas rare chez les jeunes soldats. Nous verrons combien cette influence de l'âge est importante pour le diagnostic de certaines affections, telles que la kératite herpétique, avec laquelle on peut la confondre.

Au point de vue du traitement, il ne faut point oublier qu'il s'agit ici d'une maladie essentiellement constitutionnelle, qui relève soit du lymphatisme, soit de la scrofule, ainsi que le professait Bazin. On la voit en effet coïncider, comme nous l'avons déjà dit, avec d'autres manifestations scrofuleuses, telles que : les éruptions impétigineuses des narines, des oreilles, du cuir chevelu, l'engorgement des ganglions cervicaux ou sous-maxillaires, etc.

Les fièvres éruptives (scarlatine, rougeole, variole) peuvent être considérées comme des causes occasionnelles de cette maladie. Il en est de même de toute irritation survenant sur les yeux : citons, par exemple, l'influence du froid, les cils déviés, les traumatismes les plus légers et quelquefois la conjonctive catarrhale elle-même, ainsi que les granulations.

Enfin la maladie paraît quelquefois liée à la dentition et on la voit se reproduire à chaque nouvelle dent qui perce et même lors de l'éclosion de la dent de sagesse. On a aussi noté ses relations avec l'aménorrhée ou la dysménorrhée des jeunes filles. Aucune de ces causes ne doit être oubliée, quand on veut instituer un traitement rationnel.

Diagnostic.

La kératite phlycténulaire est ordinairement facile à reconnaître. L'aspect du malade et son jeune âge sont déjà assez caractéristiques, pour qu'on puisse soupçonner cette affection, dès qu'on voit un enfant se présenter avec une photophobie très prononcée, accompagnée de larmoiement. Le diagnostic est confirmé si, en entr'ouvrant les paupières, on constate la présence de vaisseaux disposés en forme de triangle, dont le sommet aboutit soit à une petite saillie si la phlyctène est récente, soit à un ulcère superficiel si elle est de date plus ancienne.

Il existe toutefois des affections assez nombreuses avec lesquelles on peut la confondre.

1° Une phlyctène peut ressembler à un abcès de la cornée superficiel et peu étendu. Mais l'abcès est ordinairement unique, tandis que les phlyctènes sont multiples. En outre, celles-ci ne se développent que dans le jeune âge et, du reste, les phlyctènes qui s'étendent et suppurent ne diffèrent en rien des véritables abcès et réclament le même traitement.

2° Une autre cause d'erreur, beaucoup plus compromettante pour le médecin et pour le malade, consiste à prendre pour une phlyctène certains corps étrangers, tels qu'une coque de millet, implantés sur la cornée. Ici l'injection circonscrite, limitée autour du corps étranger, est loin d'avoir l'étendue de celle qu'occasionne une phlyctène. A la loupe, il est facile de reconnaître la forme sphérique, la surface lisse, la coloration uniforme et jaunâtre de la coque de millet. La date de la maladie, le peu de douleur qu'elle occasionne, sont encore des éléments de diagnostic, et il est curieux de savoir, en effet, que ces corps étrangers peuvent exister pendant des mois, en ne provoquant par moments qu'un peu de rougeur et de sensibilité de l'œil. Ajoutons enfin qu'il est très facile de déplacer et d'enlever ces petites coques au moyen d'un stylet.

3° La ressemblance d'une kératite phlycténulaire et d'une kératite herpétique peut être assez frappante. Nous en établirons plus loin le diagnostic, lorsque nous étudierons les caractères de cette dernière affection.

4° Enfin, lorsque la maladie s'est généralisée et s'étend sur la plus grande partie de la cornée, qui est alors recouverte de vaisseaux, on peut encore la confondre avec les deux affections suivantes : 1° la kératite granuleuse ; 2° la kératite interstitielle, à sa période vasculaire (1).

Le diagnostic de la kératite scrofuleuse et de la kératite granuleuse est ordinairement des plus simples.

Si, en retournant la paupière supérieure, on constate l'absence de granulations, le diagnostic est de suite élucidé. Si on y trouve des granulations néoplasiques, à la période où elles sont facilement reconnaissables, c'est-à-dire lorsqu'elles se présentent sous forme de saillies arrondies, opaques, jaunâtres, aucune méprise n'est encore possible ; mais lorsqu'on n'est plus en présence que d'un corps papillaire hypertrophié et dégénéré, les difficultés sont tout autres, car la kératite scrofuleuse compliquée de conjonctivite, peut s'accompagner d'un engorgement considérable des papilles simulant des granulations néoplasiques, ainsi que nous en avons vu plusieurs fois des exemples.

La ressemblance entre les deux maladies est alors très frappante et on ne peut éviter l'erreur qu'en tenant compte des circonstances suivantes : 1° dans l'affection scrofuleuse, la suppuration est toujours beaucoup moins abondante que dans l'ophthalmie granuleuse et la maladie peut quelquefois se localiser dans un seul œil, ce qui est très exceptionnel dans le cas de granulations. 2° Il n'y a ici ni cicatrices de la conjonctive, ni déformation du tarse, ni déviation des cils, ni surtout amélioration

(1) Voir *Kératite interstitielle*, p. 148.

de la maladie, sous l'influence des cautérisations qui ne font au contraire que l'aggraver et l'exaspérer. Nous soulignons avec soin ce dernier caractère, qui doit mettre en éveil tout observateur attentif et lui faire soupçonner la maladie, qu'un changement de traitement mettra rapidement en évidence.

Nous terminons ici cette étude, car nous étudierons plus loin le diagnostic qu'il nous reste à établir entre la kératite scrofuleuse et la kératite interstitielle.

Traitement Le traitement de cette maladie est local et général.

Traitement local. — Le traitement local doit être dirigé : 1° contre la maladie proprement dite ; 2° contre ses complications ; 3° contre certains symptômes prédominants.

I. Lorsqu'on a à traiter une kératite phlycténulaire, la première indication à remplir est de combattre l'irritation, locale déterminée par la présence des phlyctènes, et de la maintenir dans de justes limites. Pour cela l'emploi de l'atropine est le moyen le plus efficace : on ordonnera donc l'instillation de deux ou trois gouttes par jour du collyre suivant, que nous avons déjà précédemment formulé :

Sulfate neutre d'atropine..........	0gr,02
Eau distillée......................	10 grammes.

Cette indication une fois remplie, il faut s'occuper de l'état des phlyctènes et examiner si elles sont ulcérées ou non ulcérées, si la vascularisation qui les accompagne est normale ou exagérée.

A. Lorsque les phlyctènes ne sont pas encore ulcérées, on doit chercher à en hâter l'évolution par des lotions chaudes et au moyen de la pommade à l'oxyde jaune d'hydrargyre, mise en vogue par Pagenstecher. Cet auteur l'employait à la dose suivante :

Précipité jaune.....................	1 gramme..
Cold cream.........................	8 à 10 grammes.

A cette dose, cette préparation est fort active et douloureuse. Il est nécessaire de ne la laisser séjourner dans le cul-de-sac conjonctival que deux ou trois minutes, et d'essuyer avec un linge fin la conjonctive de la paupière inférieure, afin d'éviter une irritation trop prolongée de la muqueuse.

C'est pour éviter cet inconvénient que nous faisons usage d'une pommade beaucoup moins cencentrée, telle que :

Oxyde jaune d'hydrargyre.........	0gr,05 à 0gr,10
Vaseline..........................	10 grammes.

Une certaine quantité de cette pommade est introduite entre les paupières, avec un pinceau, une ou deux fois par jour. On a soin ensuite d'établir un massage sur les paupières, afin de la répandre sur toute la surface de l'œil (1).

Beaucoup d'auteurs recommandent ici la poudre de calomel, comme non moins efficace que la pommade à l'oxyde jaune. Tel n'est pas notre avis, et l'expérience nous a appris à la réserver de préférence pour les cas absolument chroniques, exempts de tous symptômes aigus.

Faut-il ouvrir les phlyctènes, selon la méthode de Sauvages et de Panas, pour en vider le contenu et en hâter la

(1) Sous le nom de pommade à l'oxyde jaune, on délivre indistinctement dans certaines pharmacies de la pommade soit à l'oxyde jaune d'hydrargyre, soit au turbith minéral (trisulfate mercurique). Cette confusion est regrettable, car la première de ces pommades est simplement résolutive, tandis que celle qui est préparée avec le turbith minéral est corrosive et provoque une vive irritation de la conjonctive. On reconnaît facilement ces deux sortes de pommades à leur couleur : celle qui est faite avec l'oxyde jaune a une couleur jaune orange très franche ; celle dans la composition de laquelle entre le turbith minéral est de couleur jaune citron caractéristique

guérison? Cette petite opération n'est en tout cas possible que lorsque les phlyctènes sont assez grosses, et convient surtout à celles qui se développent sur la conjonctive bulbaire.

B. Lorsque les phlyctènes sont ulcérées, le même traitement convient, à la condition que l'ulcération soit superficielle. Mais si l'ulcère traîne en longueur et affecte une forme indolente et chronique, nous faisons usage de la poudre suivante, qui nous paraît alors spécialement indiquée :

Calomel à la vapeur.......................... 5 gr. (1).

(Projeter dans l'œil, une fois par jour, une petite quantité de cette poudre avec un pinceau.)

L'emploi de cette poudre doit être continué pendant toute la durée de la maladie et même quelque temps après sa disparition, car, selon quelques auteurs, elle empêche dans une certaine mesure les récidives.

C. Dans les cas où la vascularisation de la cornée est très prononcée, faut-il agir directement sur les vaisseaux, par des excisions ou des scarifications, pour chercher à les faire disparaître ou à en diminuer le nombre? Il ne faut

(1) On sait que le calomel, (protochlorure de mercure), déposé dans le sac conjonctival, se transforme en partie en sublimé (bi-chlorure de mercure) sous l'influence du chlorure de sodium contenu dans les larmes. C'est cette faible quantité de sublimé qui est la partie active du médicament et agit, selon Donders, en faisant diminuer le calibre des plus fins ramuscules vasculaires.

On sait, d'autre part, que l'iodure de potassium pris à l'intérieur est rapidement porté dans toutes les parties de l'organisme et se retrouve notamment quelques minutes après dans le liquide lacrymal. Il peut donc se faire alors une transformation du calomel en bi-iodure de mercure, substance très caustique, capable de provoquer une irritation violente de la conjonctive. C'est pourquoi l'iodure de potassium est contre indiqué chez les personnes qui font usage de la poudre de calomel en insufflation dans les yeux.

pas oublier ici que ces vaisseaux sont chargés de fournir à la cornée ses éléments réparateurs. Leur présence est donc nécessaire, et le meilleur moyen d'en obtenir la disparition est de guérir les phlyctènes ou les ulcérations qui en sont la cause et le point de départ. Toutefois, lorsqu'ils semblent s'éterniser et n'être plus en rapport avec le nombre et l'étendue des lésions phlycténulaires, on peut faire quelques scarifications sur le bord de la cornée, à l'aide du scarificateur de Desmarres.

D. La forme miliaire de la maladie réclame le même traitement que la variété précédente, mais la forme pustuleuse présente des indications spéciales.

En vue des ulcérations profondes qui se produisent, on doit substituer le collyre d'ésérine au collyre d'atropine, à la dose de une à trois gouttes par jour, selon la formule suivante :

Sulfate neutre d'ésérine...................	0gr,02
Eau distillée..................................	10 gr.

Tout traitement irritant doit être banni et on doit se contenter des compresses chaudes et des douches de vapeur ; lorsque la perforation devient imminente, la kératotomie est indiquée.

E. Enfin lorsque la kératite phlycténulaire a amené la vascularisation de toute l'étendue de la cornée, constituant le vrai type de la kératite scrofuleuse, le traitement doit être l'objet de prescriptions rigoureuses, car l'affection est tenace et très rebelle.

Les instillations du collyre d'atropine, plus ou moins fréquentes selon le degré de la maladie, et la pommade à l'oxyde jaune plutôt que le calomel, en font la base. Mais le moyen le plus efficace consiste dans l'emploi des douches de vapeur d'eau chaude, données à l'aide de l'appareil vaporisateur de Lourenço (fig. 3).

Pour prendre ces douches, le malade applique une compresse sur ses yeux, afin de les protéger contre les particules d'eau entraînées quelquefois par la vapeur, et se place à une distance de 20 à 30 centimètres de l'appareil, le

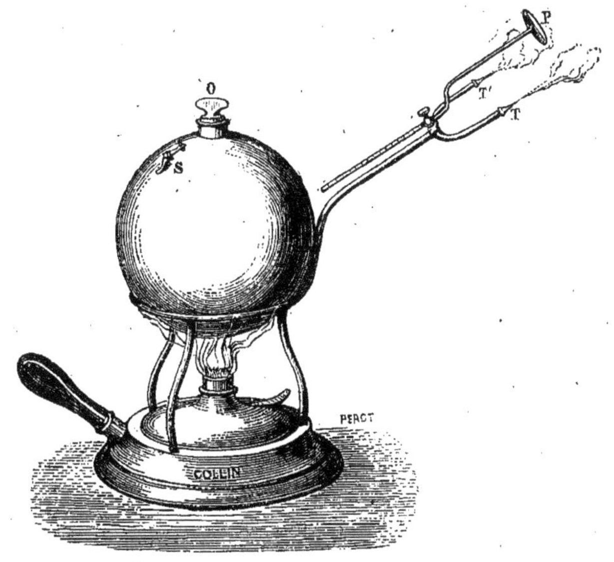

Fig. 3. — Vaporisateur de Lourenço.

front appuyé contre la plaque P. Un jet de vapeur d'eau est alors projeté sur un œil ou sur les deux yeux, pendant quinze ou vingt minutes. Ces douches doivent être renouvelées tantôt une ou deux fois par jour, tantôt tous les deux ou trois jours. Elles constituent un moyen thérapeutique excellent, que nous plaçons bien au-dessus des fomentations chaudes ordinairement employées.

Tel est le traitement local qui convient le plus habituellement dans la kératite phlycténulaire. C'est à dessein que nous avons passé sous silence les révulsifs locaux, tels que les vésicatoires, les badigeonnages des paupières avec la teinture d'iode ou avec les solutions de nitrate d'argent à $^1/_{50}$, car ces moyens nous semblent plutôt nuisibles qu'utiles.

II. Arrivons maintenant au traitement des complications qui méritent ici une attention toute particulière.

Traitement des complications.

Parmi ces complications, les principales sont : 1° les poussées inflammatoires aiguës qui se déclarent quelquefois dans le cours de la kératite phlycténulaire; 2° la transformation des phlyctènes en abcès et en ulcères profonds; 3° l'état catarrhal de la conjonctive; 4° les éruptions impétigineuses du nez, des oreilles, des paupières qui font si souvent cortège à la maladie qui nous occupe. Quelle conduite tenir dans ces différents cas?

1° Quand on voit les phlyctènes de la cornée donner lieu à une injection périkératique considérable, accompagnée de vive photophobie, de larmoiement, et de douleurs ciliaires, l'application de une ou deux sangsues à la tempe est, selon nous, absolument nécessaire. On continue en même temps les instillations d'atropine, l'emploi des compresses chaudes et on suspend, pendant quelques jours l'usage de la pommade à l'oxyde jaune, pour la reprendre dès que la crise aiguë a cessé. Nous ne craignons pas de retirer au petit malade une faible quantité de sang, pour avoir le bénéfice d'un soulagement certain et rapide.

2° Lorsque les phlyctènes se transforment en de véritables abcès ou en ulcères profonds, ce dont on peut se rendre compte facilement au moyen de l'éclairage oblique, le traitement des abcès et des ulcères leur est entièrement applicable. Si on redoute une perforation, on remplace l'atropine par l'ésérine, afin de diminuer la tension intra-oculaire et dans le but d'éviter autant que possible le prolapsus de l'iris.

3° Il n'est pas rare de voir un état catarrhal de la conjonctive se développer en même temps que les phlyctènes et engendrer une kérato-conjonctivite lymphatique. Il est alors nécessaire de toucher légèrement la conjonctive palpébrale avec un crayon de sulfate de cuivre pendant trois ou quatre jours, afin d'en modérer la sécrétion, tout en continuant le traitement ordinaire de la maladie. Les indications sont différentes, si cet état catarrhal devient assez prononcé pour donner lieu à une hypertrophie tellement considérable des papilles qu'elles simulent des granulations néoplasiques. Il faut alors suspendre toute application irritante sur la conjonctive et prescrire la pommade à l'oxyde jaune à faible dose et les douches de vapeur. Ce qu'il y a de particulier, c'est que l'atropine augmente alors l'irritation de l'œil, de sorte qu'on doit en cesser momentanément l'emploi.

4° Enfin la dernière complication qu'il nous reste à combattre, c'est la présence des éruptions eczémateuses ou impétigineuses qui se font si fréquemment sur le nez et les paupières des petits malades. On peut les saupoudrer de poudre de calomel, ou appliquer sur leur surface une certaine quantité de la pommade suivante :

Huile de Cade	0gr,25
Précipité rouge	0gr,10
Camphre	0gr,25
Vaseline	10 gr.

Parmi les nombreuses pommades recommandées en pareille circonstance, c'est celle qui nous a paru le plus efficaces ; toutefois, lorsqu'il y a formation de nombreuses croûtes, nous préférons les enlever avec une pince et cautériser la surface mise à nu, avec un crayon de nitrate d'argent mitigé, dont l'excès est neutralisé avec une solution de sel marin.

III. Dans le traitement de la kératite phlycténulaire, on doit aussi tenir compte de certains symptômes qui sont quelquefois tellement prédominants, qu'il faut diriger contre eux des moyens spéciaux. Nous voulons parler ici de la photophobie et du blépharospasme. Traitement des symptômes.

Tant que la photophobie n'est pas très vive, il suffit de protéger les yeux, soit avec un carré de soie noire flottant, soit au moyen de conserves teinte fumée, forme coquille, entourées de taffetas noir. Le traitement de la maladie, tel que nous l'avons indiqué (atropine, pommade à l'oxyde jaune), est alors le meilleur moyen pour combattre ce symptôme.

Si cette photophobie s'accentue, nous avons dans certains cas réussi à la faire disparaître, en projetant dans l'œil une petite quantité de cette poudre :

Calomel à la vapeur........................	4 gr.
Chlorhydrate de morphine................	0gr,02

Cette photophobie est surtout dangereuse en ce qu'elle occasionne un blépharospasme; de là, une compression fâcheuse de la cornée au point de vue de sa nutrition, et une irritation très vive des extrémités nerveuses dénudées qui empêche la maladie de guérir.

On a essayé contre ce symptôme les moyens les plus variés.

Les révulsifs locaux (vésicatoire, teinture d'iode) peuvent donner quelques résultats et ne doivent pas être abandonnés.

Nous ne ferons que signaler la méthode écossaise, qui consiste à plonger dans un seau d'eau froide la tête du petit malade, moyen plus brusque qu'efficace qui doit être rejeté.

G. Critchett a conseillé la chloroformisation (1). Celle-ci a l'avantage de faire cesser le spasme, de permettre d'ouvrir largement les yeux et d'y appliquer les topiques convenables. Deux ou trois séances d'anesthésie à quelques jours d'intervalle produisent les plus heureux résultats, et l'auteur ajoute que depuis qu'il a adopté cette méthode, « il possède contre l'ophthalmie strumeuse une puissance qui lui faisait autrefois défaut. »

Mais le moyen le plus héroïque consiste dans le débridement de la commissure externe, qu'on divise d'un coup de ciseaux droits dans toute son épaisseur. Cette petite opération agit en relâchant les paupières et en diminuant la compression qu'elles exercent sur le globe et les extrémités nerveuses mises à nu ; de là, moins de douleur et consécutivement absence de contractions réflexes du muscle orbiculaire. Mais il est rare qu'on ait besoin d'y recourir.

Traitement général.

Le traitement général doit tenir la première place dans une affection aussi profondément constitutionnelle que la kératite phlycténulaire. On prescrira donc au malade les médicaments antiscrofuleux et reconstituants, en les dosant suivant l'âge, en les variant et en les alternant, car la médication doit souvent être de longue durée.

En tête de ces médicaments est l'huile de foie de morue, que l'on administre surtout pendant la saison d'hiver et au moment des repas. Aux enfants de trois à six ans, il convient d'en donner deux cuillerées à café ou à dessert par jour. Au-dessus de cet âge, deux ou trois grandes cuillerées ne sont pas de trop toutes les vingt-quatre heures.

(1) G. Critchett, *Annales d'oculistique*, juillet-août 1876.

Le fer et principalement ses préparations solubles sont d'une grande utilité. Une des meilleures est le sirop de proto-iodure de fer, à la dose d'une cuillerée à dessert avant chaque repas. Les pastilles de chocolat au phosphate de fer peuvent le remplacer, chez les enfants récalcitrants.

Enfin le vin de quinquina, le sirop antiscorbutique et le sirop de phosphate de chaux sont aussi des préparations excellentes, dont il faut combiner l'emploi avec les moyens précédents.

Les bains et l'hydrothérapie ne doivent pas être négligés. On peut donner aux petits malades deux ou trois bains sulfureux ou salés par semaine, à la condition de ne pas prolonger leur durée plus de quinze ou vingt minutes. Mieux encore, on peut les envoyer aux sources minérales, telles que Salins, Uriage, Kreuznach, les Eaux-Bonnes ou sur les bords de la mer lorsque toute inflammation aiguë aura complètement disparu.

Est-il nécessaire d'ajouter qu'une alimentation azotée et abondante est de rigueur ? Il en est de même des promenades au grand air et du séjour à la campagne qui seront toujours recommandés.

KÉRATITE HERPÉTIQUE. — HERPÈS FÉBRILE DE LA CORNÉE.

Cette variété de kératite est caractérisée par le développement sur la cornée de petites saillies, extrêmement fines, disposées par groupes et constituées par des vésicules d'herpès.

On sait que l'herpès se développe souvent sur diverses parties du corps et principalement sur les lèvres et l'orifice nasal, à la suite d'un malaise général, d'un embarras gastrique, d'une fièvre intermittente, d'une pneumonie, etc. C'est là l'herpès fébrile vulgaire, connu depuis longtemps et signalé par tous les pathologistes. Mais, dans ces mêmes conditions, l'herpès peut se développer sur la cornée au même titre que sur les lèvres et les narines ou les paupières, et on a alors une variété de kératite, décrite par l'un de nous en 1878 (1) et que l'on ne saurait mieux désigner que sous le nom d'herpès fébrile de la cornée, car ce nom a l'avantage d'en rappeler l'origine et la nature.

Cette kératite a des caractères tout à fait particuliers au point de vue de la marche qu'elle affecte et du traitement qu'elle réclame. Elle est loin d'être rare, pour qui sait la rechercher et la reconnaître.

Symptômes. L'herpès fébrile de la cornée, étant une sorte de fièvre éruptive, parcourt les périodes suivantes très bien décrites par M. Godo (2) :

Période d'invasion. — La maladie de la cornée est habituellement précédée de phénomènes généraux, qui manquent rarement. Ceux-ci consistent en : céphalalgie, nausées, vomissements, frissons, accès intermittents, et fièvre plus ou moins intense. Leur durée est de quatre ou cinq jours, et alors que le malade se croit guéri, l'un de ses yeux devient rouge, larmoyant et sensible.

Période d'éruption. — Si on examine alors la cornée à la loupe on aperçoit sur sa surface un semis de petites vésicules presque microscopiques très nombreuses, disposées en groupes arrondis ou en rangées linéaires, situées sur le trajet d'un de ses rayons. Ces vésicules sont constituées par un épanchement d'abord séreux, puis séro-purulent, sou-

(1) Galezowski, *Recueil d'ophthalmologie*, octobre 1878.
(2) Godo, *Recueil d'ophthalmologie*, 1880.

levant la couche épithéliale. Elles donnent à la cornée un aspect rugueux, chagriné, et s'accompagnent souvent de l'engorgement du ganglion péri-auriculaire, ce qui est un signe important de la maladie.

Période d'ulcération et de réparation. — Après quelques jours de durée, les vésicules herpétiques se résorbent en partie ou le plus souvent se rompent et s'ulcèrent, laissant à leur place de petites érosions superficielles qui se cicatrisent bientôt, en donnant lieu à une légère nébulosité susceptible de disparaître.

Tels sont les caractères ordinaires de l'herpès fébrile cornéen, affection presque toujours monoculaire, mais pouvant récidiver et envahir, dans une nouvelle crise, l'œil resté primitivement sain.

Symptômes fonctionnels.

Les symptômes fonctionnels sont assez caractéristiques, et l'intensité des douleurs péri-orbitaires, accompagnée de photophobie et de larmoiement, a été signalée par tous les auteurs. Ces douleurs prennent souvent la forme intermittente, reviennent par crises, surtout pendant la nuit et s'étendant quelquefois à toutes les branches de la cinquième paire.

Complication.

Le tableau clinique de l'herpès fébrile de la cornée n'est pas encore achevé, car la maladie peut, dans certains cas rares il est vrai, se compliquer d'iritis et se transformer en ulcère rongeant.

On voit alors l'ulcération gagner peu à peu les couches profondes et s'étendre surtout en surface au point d'envahir parfois le tiers ou la moitié de la cornée.

Des signes de réaction très vive accompagnent cette complication. L'injection péri-kératique est très prononcée ; les vaisseaux de la conjonctive sont fortement engorgés, et il est fréquent de remarquer sur les paupières un gonflement assez notable, pouvant s'étendre jusque sur la joue. Les symptômes fonctionnels prennent alors une violence inusitée et les douleurs ciliaires éprouvées par le malade sont extrêmes.

Diagnostic. Le diagnostic de l'herpès fébrile est facile au début. En prenant soin d'examiner la cornée à la loupe, on constate sur sa surface un semis de petites vésicules excessivement fines, disposées le plus souvent sur le trajet d'un de ses rayons. Aucun doute n'est possible, si des phénomènes fébriles, analogues à ceux que nous avons signalés, ont précédé l'éruption. Il faut toujours avoir soin, dans la pratique, de rechercher ces symptômes, car le malade, ne s'en préoccupant plus, omet souvent d'en avertir le médecin.

Lorsqu'est arrivée la période ulcérative, on peut confondre cette affection, selon la physionomie qu'elle présente : 1° soit avec une érosion superficielle traumatique de la cornée; 2° soit avec des phlyctènes cornéennes ulcérées; 3° soit même quelquefois avec un véritable ulcère rongeant.

1° La connaissance exacte des antécédents et l'absence de tout traumatisme éliminent rapidement la première cause d'erreur que nous signalons.

2° La ressemblance de l'ulcération herpétique avec l'ulcération consécutive à des phlyctènes peut être assez frappante. Pour établir le diagnostic différentiel, il faut tenir compte des symptômes fébriles qui ont précédé l'affection de la cornée et des autres éruptions herpétiques qui peuvent l'accompagner et siéger sur les lèvres, sur le pourtour des narines, sur les paupières, sur la gorge (angine herpétique).

L'âge du malade a aussi une importance considérable, car les phlyctènes sont l'apanage presque exclusif de l'enfance et de la jeunesse, tandis que l'herpès fébrile se déclare le plus souvent dans l'âge adulte.

Rappelons enfin que l'ulcération herpétique est généralement monoculaire; qu'elle s'accompagne, plus volontiers que les ulcérations phlycténulaires, de crises névralgiques intermittentes dans les branches de la cinquième paire, et qu'elle signale son existence par le gonflement du ganglion pré-auriculaire.

3° Dans les cas où l'ulcération herpétique devient un véritable ulcère rongeant, il est quelquefois assez difficile de le séparer de l'ulcère serpigineux ordinaire. Les phénomènes qui ont précédé la maladie, ses débuts, son évolution moins rapide, serviront toujours de fil conducteur; c'est donc sur la marche de la maladie, bien plus que sur son aspect, qu'on doit se guider pour en reconnaître la nature.

Quelles indications thérapeutiques retirerons-nous de l'étude que nous venons de faire? Traitement.

Tout d'abord, nous voyons qu'il s'agit ici d'une affection qui est presque toujours sous la dépendance d'un mauvais état des voies digestives. Il est donc rationnel de commencer le traitement par l'administration d'un purgatif salin ou d'un vomitif; l'état plus ou moins saburral de la langue dicte le choix que l'on doit faire entre ces deux moyens.

Cela fait, comme l'impaludisme est souvent en jeu, nous avons l'habitude de donner le sulfate de quinine, à la dose de 0gr,40 à 0gr,50 par jour, dans des cachets médicamenteux. A cela, nous trouvons un double avantage; nous combattons, en effet, la cause de la maladie et nous agissons en même temps sur l'élément douloureux, sur ces crises névralgiques si intenses que nous avons signalées, et contre lesquelles le sulfate de quinine a une efficacité depuis longtemps reconnue. Ce médicament nous a toujours rendu de grands services et nous le regardons comme le moyen thérapeutique le plus puissant dont nous disposons, pour combattre la kératite herpétique.

Quant au traitement local, il consiste en des instillations peu fréquentes de collyre d'atropine (une ou deux fois par jour) et en des fomentations chaudes. Pour calmer les démangeaisons, lorsque ce symptôme prédomine, nous faisons usage de la pommade suivante, que nous introduisons entre les paupières :

Calomel porphyrisé........................	0gr,05
Vaseline..................................	5 gr.

Mais ces moyens locaux, d'ordinaire si utiles dans le traitement des kératites, sont loin d'avoir ici la même efficacité; il en est de même de l'ésérine et de la pommade à l'oxyde jaune. Nous serions donc pour ainsi dire désarmés de ce côté, si nous n'avions trouvé dans la compression méthodique de l'œil un moyen de traitement auquel nous attribuons une grande valeur. Cette pratique a, en effet, sur la marche de la maladie l'influence la plus favorable, soit en maintenant la partie malade dans une chaleur uniforme, soit en évitant le frottement des paupières contre les vésicules herpétiques.

Cette compression doit être faite dès le début de la maladie, avec un bandeau convenablement appliqué. On est quelquefois obligé de la suspendre, si des accidents d'iritis se déclarent et si elle devient douloureuse, mais on y reviendra dès qu'elle pourra être supportée.

Nous avons vu le danger que présente l'ulcération herpétique de pouvoir se transformer en ulcère rongeant. De là, l'indication de ne pas abandonner cette maladie à elle-même, de la traiter activement et de surveiller avec soin l'état des voies lacrymales. Les expériences de Leber et de

Stromeyer nous ont appris à connaître l'influence considérable des matières septiques sur la production de l'ulcère rongeant, et comme le pus d'une blennorrhée du sac lacrymal réalise en partie ces conditions, il faut apporter de ce côté la plus sérieuse attention. Est-ce à dire pour cela que cette transformation en ulcère rongeant ne puisse se faire que sous l'influence des matières septiques? Non, assurément, car elle peut aussi avoir lieu spontanément ou du moins sans qu'on en puisse apprécier la véritable cause.

Quoi qu'il en soit, dès qu'apparaît cet ulcère à marche sans cesse envahissante, c'est au traitement chirurgical qu'il faut avoir recours. On sait combien l'opération de Saemish donne de résultats favorables dans l'ulcère rongeant ordinaire, mais ici nous lui préférons l'iridectomie dans le plus grand nombre des cas, et notre opinion se base sur la coexistence fréquente, avec l'ulcère, d'un certain degré d'iritis séreuse, sur laquelle l'ablation d'une portion de l'iris a une action curative plus puissante que la simple kératotomie.

KÉRATITE INTERSTITIELLE, DIFFUSE, PARENCHYMATEUSE.

Cette kératite est caractérisée par une opacité diffuse de la cornée, sans limites bien nettes, due à l'infiltration des cellules lymphoïdes en nombre exagéré, dans la substance propre de cette membrane.

Peu de maladies ont une marche aussi caractéristique que la kératite interstitielle. Cette affection parcourt en effet régulièrement les trois périodes suivantes : 1° période d'infiltration; 2° période de vascularisation; 3° période de résolution. Symptômes.

Période d'infiltration. — La période d'infiltration débute souvent par une opacité diffuse occupant le centre de la cornée ou par de petites taches blanchâtres, laiteuses, disséminées, ressemblant à des taies superficielles. Lorsque ces taches apparaissent à la périphérie, le malade peut fort bien en ignorer l'existence, car elles ne donnent lieu à aucune douleur ; mais lorsqu'elles se multiplient ou envahissent les parties centrales, le trouble de la vue en révèle immédiatement l'apparition. Cette opacité ne reste pas stationnaire, mais finit souvent par envahir la cornée tout entière. Cette membrane présente alors un aspect terne, uniforme, prend la teinte de pierre à fusil et masque complètement l'iris ; son épithélium devient en même temps rugueux, chagriné, signe important sur lequel nous aurons à revenir au sujet du diagnostic.

Cette période dure environ trois ou quatre semaines ; elle n'amène aucune souffrance, ni aucune réaction inflammatoire, si ce n'est, vers la fin, un certain degré de photophobie et un léger larmoiement.

Période de vascularisation. — A un moment donné, la cornée se vascularise. On voit alors, du pourtour de cette membrane, partir des vaisseaux fins et nombreux, qui s'avancent insensiblement sur sa surface. Ils sont tellement serrés qu'en certains points ils ressemblent à une tache hémorrhagique et ce n'est qu'avec la loupe qu'on reconnaît avoir affaire à une injection de vaisseaux capillaires. A mesure qu'ils s'avancent vers le centre, ces vaisseaux s'écartent et s'éparpillent ; dès qu'ils y sont parvenus, la période de vascularisation peut être considérée comme terminée, car désormais la résorption des épanchements interstitiels va commencer.

Ces vaisseaux, remarquables tout à la fois par leur grand

nombre et le siège profond qu'ils occupent, naissent sous l'influence de l'irritation des nerfs cornéens. Ils doivent être considérés, non comme une complication de la maladie, mais comme une condition essentielle de sa guérison, car ils sont chargés d'assurer la nutrition de la cornée et de permettre aux produits infiltrés de se résorber. Sans eux, la kératite interstitielle risquerait fort de ne jamais guérir.

Cette seconde période est également remarquable par les petites inégalités qui se manifestent sur la surface de la cornée, inégalités qui sont produites par le soulèvement de l'épithélium et qui peuvent quelquefois occasionner de légères érosions. Beaucoup plus longue que la précédente, elle dure de trois à cinq mois, et donne lieu à des symptômes fonctionnels assez accentués, tels qu'une violente photophobie, un larmoiement abondant et un trouble très marqué de la vision.

Période de résolution. — On est assuré que la période de résolution commence, lorsqu'en examinant à la loupe les intervalles laissés entre les vaisseaux, on voit çà et là quelques points de la cornée devenir peu à peu transparents, et l'épithélium reprendre par places sa surface lisse et unie. A mesure que les produits infiltrés se résorbent, les vaisseaux disparaissent, et la cornée finit par recouvrer sa transparence complète, ce qui est le cas le plus fréquent, à moins que des complications ne soient venues entraver la marche régulière de la maladie.

Cette période de résolution, pendant laquelle les symptômes physiologiques sont de moins en moins prononcés, dure deux ou trois mois, de sorte que si on additionne la durée de chaque période, on arrive pour la maladie à une durée totale de huit à dix mois.

Tels sont les caractères ordinaires de la kératite interstitielle. On s'en fait une idée générale exacte, en envisageant cette maladie comme une affection siégeant dans les couches profondes de la cornée, lente dans ses allures, mais de nature bénigne et n'ayant aucune tendance à produire des

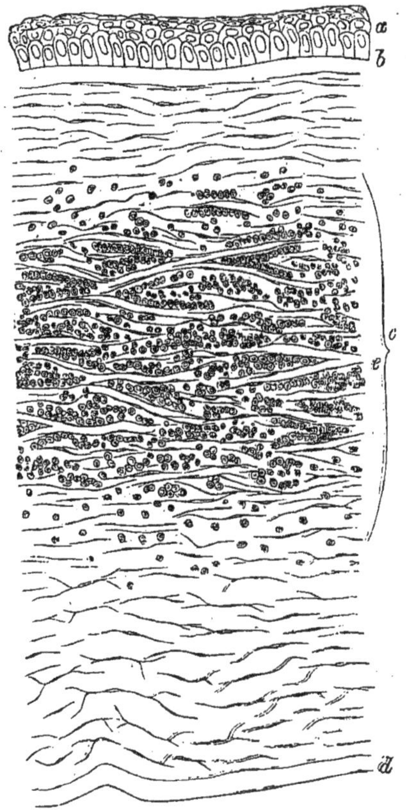

Fig. 4. — Infiltrat parenchymateux (d'après Saemish).

a, épithélium; *b*, lame élastique antérieure; *c*, couche de l'infiltrat; *d*, lame élastique postérieure (*Dict. encycl. des sc. méd.*).

abcès ou des ulcères. Étant constitutionnelle, elle affecte souvent les deux yeux simultanément, ou l'un après l'autre, et se montre sujette aux récidives.

Si on jette les yeux sur la figure 4 empruntée à Saemish, on a une idée très nette des lésions de la kératite interstitielle. *Anatomie pathologique.*

On voit les couches profondes de la cornée, infiltrées de cellules lymphoïdes qui y ont fait irruption. Ce sont ces cellules qui altèrent la transparence du tissu cornéen; mais ce tissu n'est pas détruit, de sorte qu'il est susceptible de rester indemne, après avoir été traversé par ce grand courant d'immigration cellulaire.

Les complications habituelles de la kératite interstitielle se montrent du côté de la cornée, de la sclérotique, de l'iris et de la choroïde. *Complications.*

Chaque période de la maladie a les siennes, et ce sujet doit nous arrêter un instant, car ce sont ces complications qui font le danger de cette affection et qui créent pour le traitement les difficultés les plus sérieuses.

Dans la première période, on a à craindre l'iritis, soit séreuse, soit plastique, qui trahit sa présence par des douleurs insolites dans les branches de la cinquième paire, et par l'aspect de la pupille et de l'iris, quand on peut encore les observer. Cette complication est grave, parce qu'elle dénote pour la maladie un caractère particulier de malignité; grave aussi, parce que l'absorption de l'atropine se faisant mal à travers une cornée remplie de produits infiltrés, il peut se former une synéchie postérieure totale, qui est le point de départ d'une irido-choroïdite ou d'une irido-cyclite fort redoutable.

Dans la deuxième période, c'est encore l'iritis que l'on doit craindre ainsi que la sclérite. Celle-ci se développe par foyers dans le voisinage de la cornée, et amène à la longue des processus congestifs du côté de l'iris et du cercle ciliaire et consécutivement des troubles profonds dans la nutrition du globe.

C'est aussi dans cette période que l'on peut voir survenir une sorte d'exfoliation ou de nécrose du centre de la cornée, lorsque la vascularisation ne se fait que très imparfaitement et s'arrête à la périphérie. Nous avons eu occasion de signaler quelques-uns de ces cas rares, qui constituent un des types de la kératite interstitielle irrégulière.

Enfin, dans la troisième période, ce que l'on a à redouter, et ceci est de beaucoup l'accident le plus fréquent qui se présente, c'est une résorption incomplète des produits infiltrés, danger qui est d'autant plus à craindre que la période de vascularisation a été plus incomplète. Il reste alors sur la cornée des taches opaques, ressemblant à de véritables leucomes et qui semblent dues à des foyers circonscrits de dégénérescence scléreuse.

Une autre complication également à signaler, mais exceptionnelle, est une sorte de ramollissement du tissu cornéen, donnant lieu à un changement de courbure et amenant la production d'un staphylome sphérique. Nous avons dit que la choroïde participe aussi aux complications. Sans revenir sur le mode de production de l'irido-choroïdite dont nous venons de parler, nous devons faire remarquer qu'il n'est pas très-rare de voir survenir des altérations de la choroïde, et notamment des choroïdites atrophiques, à la suite de la kératite interstitielle; complications qui ne peuvent être reconnues que lorsque la cornée a repris sa transparence et permet l'exploration du fond de l'œil avec l'ophthalmoscope.

Causes. La kératite interstitielle est une maladie propre au jeune âge, qui se développe généralement entre cinq et vingt-cinq ans et reconnaît pour causes habituelles soit le lymphatisme, soit la syphilis héréditaire.

C'est Hutchinson qui, le premier, a établi les relations qui existent entre la diathèse syphilitique et la kératite interstitielle. Nous verrons plus loin, en étudiant le diagnostic, sur quels caractères il se fondait, pour admettre cette origine qui paraît non douteuse dans un certain nombre de cas.

Mais, le plus souvent, c'est le lymphatisme et la scrofule qui sont en jeu, ainsi que cela ressort de la discussion qui a eu lieu en 1871, à la Société de chirurgie de Paris. C'est pourquoi on voit cette maladie se déclarer surtout chez les enfants faibles et chétifs, à l'occasion souvent de la poussée des dents. Cette influence de la dentition se manifeste encore, même lors de l'éclosion de la dent de sagesse, chez les personnes lymphatiques.

Enfin la syphilis acquise est aussi une des causes de cette affection ; mais celle-ci se présente alors avec un cachet tout particulier qui la sépare nettement des autres variétés.

Reconnaître la kératite interstitielle à chacune de ses périodes et établir les causes qui lui ont donné naissance ; telles sont les deux questions que nous avons maintenant à résoudre pour faire un diagnostic complet. Diagnostic.

Chacune des périodes de la maladie a sa physionomie particulière et peut donner lieu à des erreurs de diagnostic différentes.

1° Dans la première période, lorsque l'infiltration est partielle et se présente sous la forme de taches isolées, circonscrites, celles-ci peuvent quelquefois avoir une très grande ressemblance avec certaines taies de la cornée. On évitera toute méprise, en se basant sur les considérations suivantes :

A. Les taies sont toujours le résultat d'anciennes maladies

qui les ont précédées (abcès, ulcères de la cornée), tandis que les taches d'infiltration sont d'emblée primitives.

B. Les taies ont une coloration plus uniforme, une surface épithéliale plus lisse, des bords mieux circonscrits que les produits infiltrés.

C. Un certain degré d'injection périkératique existe toujours au réveil, ou lorsque le malade a fermé les yeux pendant quelque temps s'il s'agit d'infiltration, tandis que ce signe fait défaut pour la tache cicatricielle.

D. Enfin la marche de la maladie finit toujours par en révéler la nature, car la taie est indélébile et la tache d'infiltration disparaît.

Lorsque l'infiltration de la cornée est générale, au lieu d'être partielle, son aspect est bien différent de celui des taches cicatricielles, qui sont du reste toujours circonscrites, mais on peut être tenté de la confondre avec un trouble de l'humeur aqueuse, comme il s'en produit dans certaines iritis. On a alors pour se guider l'absence de tout signe d'inflammation de l'iris et l'aspect rugueux, piqueté, chagriné de l'épithélium cornéen, si facile à constater à l'aide d'un verre grossissant ou à l'éclairage latéral.

2° Dans la période de vascularisation, la kératite interstitielle présente certains points de ressemblance avec la kératite scrofuleuse et avec la kératite granuleuse, car ces affections entraînent également un développement considérable de vaisseaux sur la cornée. Toutefois les distinctions sont faciles à établir.

Dans la kératite scrofuleuse, en effet, les vaisseaux naissent dès les premiers jours de la maladie. Fournis par la conjonctive, ils sont tortueux, superficiels et aboutissent sur la cornée, ici à des phlyctènes à peine écloses, là à de petites ulcérations, ailleurs à des parties infiltrées.

Dans la kératite interstitielle au contraire, les vaisseaux ne se développent qu'un certain temps après le début de la maladie. Ils viennent du limbe conjonctival et de la sclérotique, sont profonds, nombreux, et quelquefois tellement serrés par places qu'ils font croire à une véritable extravasation sanguine. En outre, l'opacité de la cornée a ici un aspect bien plus uniforme que dans la maladie précédente et ne s'accompagne ni d'abcès ni d'ulcères, caractère de la plus grande importance pour le diagnostic.

La kératite interstitielle simule plus imparfaitement encore la kératite granuleuse. Celle-ci, en effet, se localise d'habitude sur la partie supérieure de la cornée, et s'accompagne de granulations néoplasiques sur la conjonctive, ce qui la fait reconnaître aisément et rend toute méprise impossible.

3° Enfin on trouve encore, dans la période de résolution de la kératite interstitielle, des questions de diagnostic très importantes mais très difficiles à résoudre.

Lorsque la résolution ne se fait pas régulièrement, il reste sur la cornée des taches d'une teinte mate, à surface inégale, qui en occupent soit le centre soit la périphérie.

Ces taches ont souvent l'apparence de vrais leucomes. Sont-elles dues à des foyers d'infiltration et par conséquent susceptibles encore de se résorber? sont-elles, au contraire, constituées par une dégénérescence leucomateuse indélébile de la cornée, ou par un mélange de ces deux altérations? c'est ce qu'il est souvent difficile de préciser. Quoi qu'il en soit, on doit chercher par tous les moyens possibles à obtenir leur résolution ou tout au moins leur éclaircissement, avant de recourir à une opération.

Une fois la maladie reconnue, il faut en rechercher les causes. Diagnostic des causes.

Lorsque la kératite interstitielle se développe sous l'influence de la syphilis héréditaire, présente-t-elle des caractères particuliers qui en révèlent la nature? Hutchinson a signalé ici les nodus des jambes, les ulcères à la gorge, mais surtout une malformation des dents qui sont rudimentaires, mal venues, comme si elles avaient subi un arrêt de développement et présentent, au niveau de leur couronne, des échancrures en V, qu'on remarque surtout sur la partie moyenne des incisives. L'auteur anglais a aussi mentionné la coexistence fréquente de cette affection avec un certain degré de surdité.

Il est certain que ces mêmes altérations peuvent se rencontrer chez les sujets scrofuleux et rachitiques, mais elles se développent surtout chez les enfants nés de parents syphilitiques; c'est pourquoi l'origine spécifique de la maladie doit être admise, au moins dans un assez grand nombre de cas. Cette origine est bien plus évidente encore, quand le malade a présenté dans son enfance des manifestations syphilitiques certaines, telles que des plaques muqueuses à l'anus, des éruptions diverses et tenaces justiciables du traitement mercuriel.

Nous avons vu que la syphilis acquise peut aussi être une cause de kératite interstitielle. Celle-ci est alors partielle, limitée à une partie de la cornée, se complique volontiers de sclérite, d'iritis, de flocons du corps vitré, et s'accompagne fréquemment d'autres manifestations syphilitiques. En outre elle se développe souvent après vingt-cinq ans, c'est-à-dire à une époque où la kératite interstitielle ordinaire est tout à fait insolite, de sorte que l'âge acquiert pour le diagnostic une importance de premier ordre.

L'origine scrofuleuse de la maladie est généralement

admise, toutes les fois que le malade n'a présenté dans son enfance aucune manifestation syphilitique, et que l'on n'a pas de raison de soupçonner une syphilis héréditaire. Quelquefois, du reste, l'affection porte le cachet évident du lymphatisme, lorsque l'on voit, par exemple, une éruption de phlyctène apparaître sur une cornée déjà atteinte de kératite diffuse et donner lieu sur le même terrain à une double affection.

Traitement.

Le traitement de la kératite interstitielle est local et général. Le premier s'adresse à la maladie et à ses complications; le second aux causes qui lui ont donné naissance.

Traitement local.

Chercher non à arrêter la maladie dans sa marche, ce qui est impossible, mais faciliter au contraire son évolution par tous les moyens dont on peut disposer, afin d'abréger chacune de ses périodes : tel est le conseil que donnait déjà Desmarres père, et auquel il faut se conformer.

En s'inspirant de cette idée, on doit avoir pour but, dans la première période de la maladie, de hâter aussi rapidement que possible la vascularisation de la cornée.

Nul moyen pour cela n'est meilleur que l'emploi de la chaleur humide. On conseillera donc l'emploi de compresses chaudes, appliquées sur les paupières fermées pendant vingt ou trente minutes plusieurs fois par jour, et surtout les douches de vapeur, données au moyen de l'appareil vaporisateur de Lourenço. Ces douches nous paraissent préférables aux simples compresses et doivent être administrées comme nous l'avons indiqué dans le traitement de la kératite phlycténulaire (1).

D'après des vues théoriques, on pourrait être tenté de mettre en usage les collyres astringents, pour déterminer

(1) Voyez p. 137.

plus rapidement la formation des vaisseaux, mais l'expérience a appris que la cornée s'en accommode fort mal, et on fera bien de s'en abstenir.

Dans la deuxième période, l'indication est de favoriser la mission que les vaisseaux ont à remplir, afin que, celle-ci accomplie, ils disparaissent au plus vite. Gardons-nous bien de les sectionner, sous prétexte de nous en débarrasser ; aidons au contraire à leur développement par tous les moyens possibles, car nous savons que plus ils sont nombreux, mieux se résorbent les produits infiltrés.

Le moyen qui réussit le mieux pour cela est encore la chaleur humide sous forme de douches et l'atropine. Ajoutons que, dans cette période, il y a toujours un certain degré de photophobie, qu'il est nécessaire de combattre au moyen des conserves teinte fumée entourées de taffetas noir.

Enfin, c'est encore à la chaleur humide que nous aurons recours, dans la troisième période, pour favoriser la résorption des produits infiltrés. Vers la fin de la maladie, on pourra chercher à activer cette résorption par l'emploi de la pommade à l'oxyde jaune, mais à la condition d'en surveiller l'application et d'en suspendre l'usage, si elle devient irritante.

Traitement des complications.

On voit en résumé que le traitement de la kératite interstitielle est des plus simples, puisqu'il reste en quelque sorte le même pendant toute l'évolution de la maladie. Mais nous allons maintenant nous trouver aux prises avec les plus sérieuses difficultés, lorsqu'il s'agira de nous opposer aux complications qui peuvent naître.

Voyons d'abord l'iritis. Nous avons déjà appelé l'attention sur sa gravité et fait voir que nous ne pouvons pas compter ici sur l'action de l'atropine, dont l'absorption est nulle ou insignifiante. Nos armes thérapeutiques sont donc réduites à l'application de sangsues sur la tempe, aux frictions mercurielles belladonées autour de l'orbite, et aux préparations de belladone à l'intérieur. Devons-nous accorder beaucoup de confiance à ces dernières ? Nous avons employé pour notre part l'extrait de belladone, depuis un milligramme jusqu'à un centigramme, deux ou trois fois par jour, et il nous a procuré quelques succès, mais chez certains malades il a provoqué, à dose mydriatique utile, des hallucinations et des vertiges tels que son emploi doit être tout à fait exceptionnel.

Par suite de l'insuffisance des moyens médicaux dont nous disposons, l'iritis qui survient dans la kératite interstitielle peut difficilement être menée à bonne fin et a une grande tendance à donner lieu à une synéchie postérieure totale et à se transformer en irido-choroïdite ou en irido-cyclite. C'est contre cet accident qu'il faut s'opposer de la façon la plus énergique, et pour cela c'est au traitement chirurgical qu'il est nécessaire de s'adresser.

L'intervention chirurgicale dans la kératite interstitielle a été proposée par beaucoup d'auteurs. C'est ainsi que toutes les fois qu'il existe une iritis, Hasner conseille les paracentèses de la cornée. Saemish, de son côté, déclare assez timidement que l'iridectomie peut trouver alors des indications spéciales, mais il en recule l'époque, dans la crainte de provoquer une recrudescence d'inflammation. Notre avis est différent ; dès qu'on voit la kératite se compliquer soit d'iritis, soit d'entérite central cornéen, il ne faut pas perdre de temps et pratiquer le plus tôt possible l'iridectomie. Loin d'être l'occasion d'une nouvelle poussée inflammatoire, nous avons toujours vu cette opération se montrer bienfaisante et avoir sur la marche de la maladie l'influence la plus heureuse (1).

C'est encore l'iridectomie que nous conseillons, lorsque la sclérotique participe à l'inflammation et donne lieu à une kérato-sclérite, redoutable par sa facile propagation au corps ciliaire et par son voisinage avec les voies de filtration du canal de Fontana.

Nous avons vu tout le danger qui peut résulter quelquefois, pour le centre de la cornée, d'une vascularisation insuffisante. Lorsque les vaisseaux s'arrêtent à la périphérie sous forme de tache ecchymotique, tout l'effort de la vascuiarlsation semble se concentrer en ce point. En scarifiant ces petits amas de vaisseaux capillaires, nous avons réussi parfois à faire développer de plus gros vaisseaux, en nous aidant en même temps des douches de vapeur.

Les difficultés du traitement ne sont pas moins sérieuses, lorsqu'on voit la période de résolution se faire d'une façon incomplète et laisser subsister sur la cornée des taches épaisses, opaques, constituées par des produits incomplètement résorbés et qui ont tendance à devenir des foyers de dégénérescence scléreuse. Si on ne retire, dans ces sortes de cas, aucun bénéfice ni de la pommade à l'oxyde jaune ni des douches de vapeur, il faut avoir recours à un traitement énergique, consistant dans l'iodure de potassium pris à la dose de trois ou quatre grammes par jour et dans les frictions mercurielles pratiquées au niveau des aines et des aisselles. Ce sont là des moyens résolutifs très puissants que l'on peut mettre en usage, même dans les cas où la maladie n'a pas une origine syphilitique.

Enfin si tous ces moyens sont insuffisants, ce dont on ne

(1) Voir Galezowski, *Recueil d'ophthalmologie*, juillet 1881.

peut être assuré qu'après les avoir employés pendant deux ou trois mois, il reste une dernière ressource qui consiste dans l'iridectomie. Cette opération a la propriété d'éclaircir la cornée d'une façon notable, et nous la regardons comme plus avantageuse que la sclérotomie et l'abrasion conjonctivale conseillées par quelques auteurs.

Le traitement général a une grande importance.

Traitement général.

Si on soupçonne à la maladie une cause syphilitique, on ordonne, en même temps que les toniques, l'iodure de potassium à la dose de 0,20 à 0,50 centig. chez les enfants et de 1 à 3 grammes chez les adultes. Le sirop de Gibert constitue aussi une excellente préparation (2 cuillerées à café par jour, chez les petits malades). L'iodure de potassium doit souvent être combiné avec les frictions mercurielles (1 gramme par jour de pommade, chez les enfants; 3 ou 4 grammes chez les adultes).

Lorsque l'affection est de nature scrofuleuse, on doit surtout insister sur les toniques de toutes sortes (fer, quinquina, huile de foie de morue), sur les promenades au grand air, sur les bains salés ou sulfureux de courte durée mais fréquemment répétés. On peut aussi ordonner une petite quantité d'iodure de potassium à titre de médicament résolutif.

A côté de ce traitement général, il est un traitement d'une toute autre nature que l'on ne doit pas oublier. Nous voulons parler du traitement moral, dont le besoin n'est que trop justifié par la longue durée de l'affection et par la triste position où elle met le malade, lorsque les deux yeux sont atteints simultanément. C'est une grande consolation à lui donner que l'assurance d'une guérison, même lointaine, et c'est pour le médecin une satisfaction à retirer d'un diagnostic bien fait et de la connaissance exacte des règles du traitement.

KÉRATITE GRANULEUSE.

Lorsque le pus d'une conjonctivite granuleuse s'infiltre dans la cornée, il en trouble la transparence, en altère l'épithélium et provoque le développement de nombreux vaisseaux. Beaucoup d'auteurs désignent cette affection sous le nom de pannus granuleux ou de kératite panniforme, semblant attribuer à la présence des vaisseaux le caractère distinctif de la maladie. Nous ne partageons pas cette opinion, car toutes les kératites ont également leur période vasculaire. Ici, c'est l'élément granuleux infiltré dans la cornée qui est la lésion initiale et fondamentale et c'est pourquoi nous donnons à cette variété de kératite le nom de kératite granuleuse.

Symptômes objectifs.

Les symptômes de cette affection doivent être recherchés sur la moitié supérieure de la cornée, car c'est là que le contact de la conjonctive palpébrale et de la cornée est le plus intime, condition qui facilite l'infiltration du pus granuleux dans les couches superficielles de cette dernière membrane.

On observe alors, soit à l'œil nu, soit à la loupe, une multitude de petites lésions, constituées ici par un soulèvement de l'épithélium, là par de petites dépressions, ailleurs par de petits points plus opaques. Cet ensemble de petites lésions minuscules donne à la partie supérieure de la cornée un aspect rugueux, inégal, tout à fait caractéristique.

Cette infiltration de la cornée constitue la première phase de la maladie; mais elle donne lieu immédiatement à la production de vaisseaux de nouvelle formation, de sorte que les deux périodes d'infiltration et de vascularisation sont ici confondues.

Ces vaisseaux qui se développent ne sont autre chose que le prolongement des anses vasculaires qui entourent la cornée à l'état physiologique. Très nombreux et très fins, ils siègent d'abord sous la couche épithéliale; ils deviennent ensuite plus volumineux et plus profonds, et quelquefois tellement abondants, qu'ils forment au devant de la cornée une sorte de membrane charnue, épaisse, qu'on désigne sous le nom de pannus crassus.

A mesure que les granulations conjonctivales se guérissent, ces vaisseaux s'effacent et disparaissent spontanément sans laisser de traces s'ils ont été peu abondants, mais dans les cas de pannus crassus, ils ont tendance à s'organiser d'une façon définitive et on n'en triomphe que par des moyens de traitement les plus énergiques.

Symptômes fonctionnels.

Les symptômes fonctionnels sont en rapport avec le développement de pannus, avec son état inflammatoire ou stationnaire.

Au début, ils sont pour ainsi dire nuls et la maladie peut passer inaperçue; aussi ne se révèle-t-elle quelquefois que lorsqu'à la suite d'une cause accidentelle ou d'un refroidissement, une légère poussée inflammatoire se fait du côté de la conjonctive. On voit alors le malade venir consulter pour l'un de ses yeux, alors que l'autre œil, dont il ne se plaint pas, est déjà atteint du même mal.

Si le pannus se développe ou s'enflamme, on voit se manifester la photophobie, le larmoiement et quelques douleurs névralgiques péri-orbitaires. Ces symptômes sont portés au plus haut degré, dans les cas d'abcès ou d'ulcère, et réclament alors un traitement antiphlogistique énergique.

Causes.

Certains auteurs attribuent la kératite granuleuse au frottement mécanique des granulations de la paupière contre la partie supérieure de la cornée. Nous ne sommes pas de cet avis, car le pannus se déclare alors que les granulations conjonctivales sont molles, non rugueuses et il est toujours précédé de l'infiltration du pus granuleux sous la couche épithéliale de la cornée, ce qui explique parfaitement sa formation.

Quant au pannus crassus, il est certainement en rapport avec le développement exagéré des granulations de la conjonctive; mais la constitution lymphatique ou scrofuleuse du malade y prend une certaine part, en affaiblissant la résistance du tissu cornéen, et en le rendant ainsi plus apte à se laisser imprégner par le pus granuleux.

Complications. Les complications de la kératite granuleuse sont assez nombreuses, et peuvent se montrer du côté de la cornée, de l'iris et du tractus-uvéal.

1° Du côté de la cornée, c'est une véritable complication que de voir survenir un pannus épais, sarcomateux, masquant d'une façon complète les tissus sous-jacents et recouvrant la cornée, dans une grande étendue de sa surface. Un pareil pannus se montre souvent très rebelle aux moyens ordinaires de traitement.

Il n'est pas rare également de voir survenir dans le cours de l'affection des abcès et des ulcères de la cornée, qui obligent quelquefois de suspendre les cautérisations et de recourir à une intervention chirurgicale, dans le but de s'opposer aux perforations, auxquelles ils peuvent donner lieu.

Les complications du pannus sont encore à redouter jusque dans les dernières périodes de la maladie. Infiltrée en effet de produits sclérosants, la cornée peut rester opaque, dans une étendue plus ou moins grande; ramollie et dégénérée, elle peut changer de courbure et devenir staphylomateuse; envahie par du tissu cicatriciel, on la voit s'aplatir et s'atrophier.

Une dernière complication, celle-ci exceptionnelle il est vrai, doit encore être signalée : on voit quelquefois les granulations développées sur la cornée, subir une sorte de processus hypertrophique singulièrement exagéré, et former de véritables tumeurs, assez étendues pour pouvoir être confondues avec des tumeurs malignes et entraîner ainsi les plus fâcheuses erreurs de diagnostic.

2° L'iris n'est pas toujours respecté dans la kératite granuleuse. Il s'enflamme assez souvent ainsi que la choroïde, en provoquant des douleurs péri-orbitaires violentes, plus accentuées que celles auxquelles donne lieu la maladie de la cornée, et qui constituent ainsi un excellent signe pour mettre en éveil l'attention du médecin.

De pareilles douleurs, également très intenses, revenant par crises, peuvent aussi signaler, dans certains cas, le développement d'une affection glaucomateuse, par suite de l'irritation considérable éprouvée par les nerfs ciliaires. C'est pourquoi la tension intra-oculaire doit être surveillée avec soin, dans tous les cas où le pannus est très prononcé.

Sous son aspect habituel, la kératite granuleuse présente deux caractères qui la font toujours facilement reconnaître et qui sont : 1° la présence de granulations néoplasiques sur la conjonctive; 2° sa localisation sur le tiers ou la moitié supérieure de la cornée. Ces deux signes réunis n'existent dans aucune autre affection et sont absolument caractéristiques. Diagnostic.

Lorsque le pannus, franchissant les limites qui lui sont ordinaires tend à devenir général, on peut le confondre à première vue, soit avec une kératite interstitielle à sa période vasculaire, soit avec une kératite phlycténulaire, car ces deux affections sont également remarquables par le grand nombre de vaisseaux qu'elles font développer sur la cornée. Mais le diagnostic reste quand même facile, car les granulations conjonctivales sont là pour permettre d'éviter toute erreur.

Les seules difficultés qui puissent exister consistent à supposer qu'avec un état vasculaire de la cornée, la conjonctive soit assez injectée pour que ses papilles prennent un développement énorme et simulent des granulations néoplasiques. Nous avons vu cette supposition se réaliser, dans certains cas rares de kératite phlycténulaire, et, à la vérité, le diagnostic peut être embarrassant. Nous avons exposé plus haut sur quels signes on doit se baser, pour éviter une méprise, d'autant plus fâcheuse que les deux affections réclament un traitement complètement différent (voir Kératite phlycténulaire).

Un diagnostic exceptionnel par sa rareté, mais que l'on peut avoir à faire, consiste à ne pas prendre pour un épithélioma, par exemple, les véritables tumeurs que peuvent former des granulations de la cornée singulièrement dégénérées et hypertrophiées. Pareille erreur est arrivée à Sichel père, qui pratiqua l'énucléation du globe. C'est dire combien le diagnostic peut être difficile, et combien on doit être réservé, quand une tumeur de la cornée apparaît sur un œil granuleux.

Traitement. Dans le traitement de la kératite granuleuse, beaucoup d'auteurs donnent le conseil de traiter les granulations conjonctivales par les cautérisations, sans se préoccuper de la kératite.

Ainsi formulé ce précepte est beaucoup trop absolu. Il convient dans les cas où le pannus est partiel, stationnaire, et on le voit, en effet, disparaître à mesure que disparaissent elles-mêmes les granulations qui lui ont donné naissance ; mais s'il est enflammé, accompagné de phénomènes de vive réaction, les indications changent, et il faut alors oublier les granulations, pour diriger tous ses efforts contre l'état inflammatoire de la cornée.

Il n'est pas rare, en effet, de voir survenir, dans le cours de la kératite granuleuse, de véritables poussées inflammatoires caractérisées par de la photophobie, du larmoiement, des douleurs ciliaires, et par une sécrétion muco-purulente exagérée de la conjonctive. Dans ces cas il est nécessaire de suspendre toute cautérisation pendant quelques jours, pour faire usage de compresses chaudes, de sangsues aux tempes, d'instillations fréquentes soit d'atropine seule, soit d'atropine et d'ésérine alternativement et enfin de douches d'eau phéniquée : ce n'est que lorsque l'état aigu a cessé, qu'on reprend les cautérisations.

Un pareil traitement antiphlogistique est surtout indiqué, si l'état inflammatoire de la cornée se complique d'abcès ou d'ulcère, pour lesquels on sera quelquefois obligé de faire la paracentèse, la kératotomie ou la sclérotomie.

Ainsi traité, tantôt par les cautérisations, tantôt par les antiphlogistiques, selon les indications qui se présentent, le pannus guérit d'habitude. Mais on se trouve quelquefois en face d'un pannus absolument rebelle et qui ne cède à aucun traitement. On ne peut faire œuvre utile, qu'en s'enquérant avec soin des causes qui mettent obstacle à la guérison et qui peuvent être très diverses. Tantôt c'est la fente palpébrale qui est rétrécie, d'où résulte une compression fâcheuse de la cornée par la paupière supérieure; tantôt ce sont des cils déviés qui irritent cette membrane; tantôt, enfin, ce sont les voies lacrymales oblitérées qui sont pour l'œil une source constante d'irritation. Le pannus ne guérira, que lorsque la cause qui l'entretient sera supprimée par une opération appropriée.

Dans un autre ordre de causes, on voit le pannus se montrer tenace et persistant, soit parce que les granulations néoplasiques de la conjonctive forment dans les culs-de-sac des paquets volumineux, qui constituent de véritables foyers d'infection, soit parce qu'il est lui-même trop épais, trop charnu pour pouvoir se résorber, alors même que les granulations conjonctivales n'ont pas alors un développement exagéré. Dans le premier cas, il est indiqué d'exciser les culs-de-sac conjonctivaux; dans le second, on peut recourir soit à l'abrasion conjonctivale, soit à l'inoculation du pus blennorrhagique.

Excision des culs-de-sac.

L'excision des culs-de-sac se pratique de la façon suivante: La paupière supérieure étant retournée, on saisit avec une

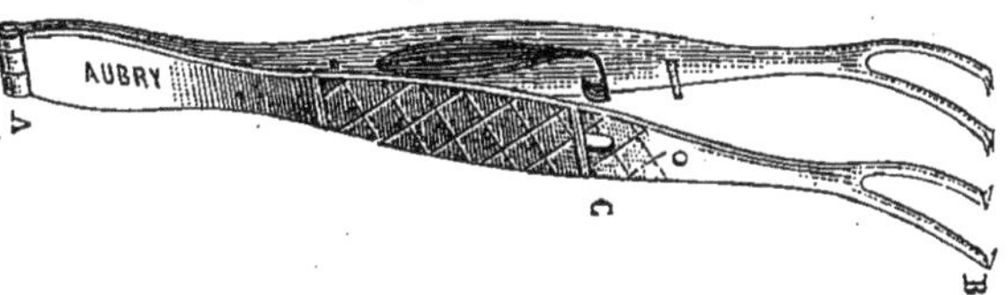

Fig. 5. — Pince double à érigne.

pince double à érigne (fig. 5) le cul-de-sac conjonctival et on en fait une dissection superficielle, en ayant soin de n'empiéter, ni sur le tarse, ni sur la conjonctive palpébrale et de limiter l'excision aux parties les plus hypertrophiées : le sang une fois arrêté, on applique des compresses d'eau froide sur les paupières.

La même opération se pratique sur le cul-de-sac inférieur, si les granulations y sont très abondantes, mais le plus souvent on peut se borner à n'exciser que le cul-de-sac supérieur, car c'est là où le processus granuleux arrive à son plus grand développement. Quelques jours après l'opération, on continue les cautérisations, qui agissent alors d'autant plus favorablement que la conjonctive se trouve débarrassée de ses plus gros paquets granuleux, les plus réfractaires à toute résorption. Des bourgeons charnus se développent quelquefois au niveau de la plaie, mais il est facile d'en faire l'excision.

Cette opération, que nous pratiquons dans tous les cas rebelles, nous a toujours donné de bons résultats et nous pouvons assurer que le rétrécissement cicatriciel des culs-de-sac n'est jamais suffisant pour gêner les mouvements de l'œil, si on limite l'excision de la muqueuse aux parties que nous venons de mentionner.

L'abrasion conjonctivale de Furnari est destinée à éclaircir la cornée, en agissant directement sur le pannus, et en le privant des éléments de nutrition qu'il puise dans les vaisseaux conjonctivaux et épiscléraux du voisinage. Abrasion conjonctivale.

Cette opération consiste à enlever autour de la cornée une bandelette étroite de conjonctive. Pour cela on saisit un pli de la muqueuse avec une pince, et, à l'aide de ciseaux, on pratique une incision circulaire de toute la conjonctive, en restant toujours à une distance de quatre à cinq millimètres de la cornée. Cela fait, on enlève à petits coups de ciseaux la bandelette conjonctivale péri-cornéenne, en cherchant à exciser en même temps le tissu épiscléral auquel elle est unie.

Furnari conseillait en outre d'enlever, par le raclage avec un bistouri tout le tissu épiscléral restant et de cautériser la plaie avec une solution de nitrate d'argent ; mais ces prescriptions peuvent être abandonnées, comme inutiles ou même dangereuses.

Après l'opération, on applique sur les paupières des compresses d'eau froide et on abandonne la plaie à elle-même. Elle ne tarde pas à se couvrir d'un tissu cicatriciel peu vasculaire, qui prive le pannus de ses matériaux de nutrition, de sorte que celui-ci finit peu à peu par disparaître. Mais il faut savoir que ce résultat n'est pas immédiat et se fait souvent attendre pendant plusieurs semaines et même pendant plusieurs mois.

Inoculation du pus blennorrhagique.

Quelque favorable que paraisse être, dans certains cas, l'abrasion conjonctivale, elle doit céder le pas, selon beaucoup d'auteurs, à l'inoculation du pus blennorrhagique. Cette méthode, introduite dans la science par Jæger de Vienne, compte en effet beaucoup de succès et a surtout été employée en Belgique. Elle consiste à communiquer à l'œil atteint de pannus une violente ophthalmie purulente, afin de faire résorber rapidement les produits infiltrés de la cornée, qui entretiennent un état de vascularisation indéfini.

On transporte pour cela, au moyen d'un pinceau, sur la conjonctive à inoculer, une petite quantité de pus provenant, soit d'une ophthalmie purulente, soit d'une blennorrhagie aiguë.

En douze ou vingt-quatre heures, la maladie se déclare et on la laisse parcourir toutes ses périodes, en se bornant à des soins de propreté et à quelques lavages de l'œil, avec une solution phéniquée. Il est remarquable, en effet, de voir combien grande est la tolérance de la cornée, quand elle est protégée par un pannus épais. On n'a à craindre ni abcès, ni ulcères, ni aucun des graves accidents que l'ophthalmie purulente détermine, lorsqu'elle atteint des yeux complètement sains.

Mais ce traitement énergique présente, selon Warlomont, deux contre-indications formelles. Si le pannus n'est que partiel et laisse sur la cornée des parties saines et transparentes, l'opération est contre-indiquée. Elle ne l'est pas moins, si le pannus se borne à un seul œil, dans la crainte que son congénère ne vienne à recevoir les atteintes de l'ophthalmie purulente. Toutefois cette dernière contre-indication tend à devenir moins absolue que par le passé, grâce à la découverte d'appareils plus perfectionnés pour protéger l'œil sain (appareil du Dr Maurel).

Si on consulte les observations des auteurs qui pratiquent souvent cette inoculation (Panas, Abadie, Brière) il y a lieu d'être frappé de ses résultats. Sous son influence, la cornée s'éclaircit et la conjonctive débarrassée de tout produit granuleux reprend sa transparence normale. Faut-il attribuer cette action curative, à l'occlusion et à l'oblitération définitive des nombreuses glandes qu'Iwanoff prétend avoir découvertes dans la conjonctive atteinte de granulations, et qui, selon cet auteur, sont une des causes de la persistance de la maladie ? Faut-il, au contraire, ne voir là qu'une lutte de microbe à microbe, celui de l'ophthalmie purulente finissant par triompher de celui de l'ophthalmie granuleuse ? C'est ce qu'il est difficile de préciser, mais le fait clinique parfaitement constaté, c'est que le pannus de la cornée guérit par l'inoculation de l'ophthalmie purulente, et guérit souvent d'autant mieux que celle-ci est plus aiguë et plus violente.

Toutefois ce serait vaincre les répugnances d'un bon nombre de praticiens pour cette opération, et rendre un grand service à la thérapeutique, que de pouvoir doser la virulence du pus employé et proportionner l'inflammation de la conjonctive au degré et à l'intensité du pannus. Mais jusqu'ici on n'est pas maître d'un pareil résultat. On pourra peut-être l'obtenir, au moyen de l'infusion des graines de Jequirity, remède populaire au Brésil contre les ophthalmies et récemment recommandé par Wecker et Stromeyer. L'infusion de ces graines, employée en badigeonnage sur la conjonctive ou appliquée sur les paupières au moyen de compresses, détermine rapidement une ophthalmie purulente artificielle, que l'on a mise à profit pour guérir les granulations et éclaircir la cornée recouverte d'un pannus. Les premiers essais paraissent favorables, mais ce n'est qu'en les multipliant qu'on pourra juger complètement ce nouvel agent thérapeutique (1).

KÉRATITE SUPPURATIVE. ABCÈS DE LA CORNÉE.

Les abcès de la cornée sont constitués par un amas de leucocytes tellement entassés sur un point donné, que les parties qu'ils envahissent sont dissociées, détruites et ne peuvent se réparer que par un tissu de cicatrice.

L'abcès de la cornée débute par une ou plusieurs petites taches blanchâtres apparaissant sur un point quelconque de cette membrane. Cette tache augmente peu à peu ou se confond avec les taches voisines, et il en résulte une opacité plus ou moins étendue qui constitue l'abcès.

Sa forme est ordinairement circulaire ou plus ou moins allongée. Sa coloration varie d'une teinte gris blanchâtre au jaune paille. Cette coloration est tellement intense et tellement saturée, qu'on ne saurait la confondre avec celle de toute autre opacité. Elle donne, du reste, à l'œil qui l'aperçoit, l'impression nette d'un liquide purulent collecté en un foyer plus ou moins circonscrit.

Un abcès ne peut se former sans irriter les parties voisines; c'est pourquoi on le voit souvent s'entourer d'une zone d'infiltration grisâtre, et donner lieu à une injection périkératique très prononcée.

Ainsi constitué, l'abcès prend une marche fort différente, selon sa situation superficielle ou profonde.

(1) *Annales d'oculistique*, juillet-août 1882.

S'il est superficiel, il peut se résorber graduellement en laissant à sa place une opacité plus ou moins persistante, qui, chez les enfants surtout, est susceptible de disparaître complètement. Mais le plus souvent il s'ouvre au dehors, après avoir détruit la couche épithéliale dont il est revêtu, donnant ainsi naissance à une ulcération superficielle qui se recouvre d'épithélium et guérit facilement. Cette ulcération se forme quelquefois d'une manière tellement prompte qu'elle semble, pour ainsi dire, survenir d'emblée.

Lorsque l'abcès est profond, le pus, ne pouvant se résorber, se fraye presque toujours un passage au dehors. Il en résulte un ulcère profond, à bords irréguliers et taillés à pic, dont nous aurons plus loin à étudier la marche et les complications.

C'est là le cas le plus fréquent mais on voit quelquefois le pus perforer la membrane de Descemet et se répandre dans la chambre antérieure, où il constitue ce que l'on appelle un hypopion. On le voit aussi fuser entre les lames de la cornée, se collecter à la partie inférieure de cette membrane, sous forme d'un croissant analogue à la lunule de l'ongle, qu'on désigne sous le nom d'onyx. Enfin il peut amener la perforation complète de la cornée et donner lieu à un trajet fistuleux.

Telles sont les principales éventualités qui signalent la marche des abcès, et qui toutes méritent quelques détails, surtout les ulcères qui seront décrits du reste dans une classe à part, tant leur importance est considérable.

Nous venons de dire que l'hypopion est constitué par la présence du pus dans la chambre antérieure. Celle-ci peut en être presque complètement remplie, ce qui est rare; le plus souvent il n'en existe qu'une petite quantité à la partie inférieure, sous forme d'un liséré jaunâtre. On le distingue Hypopion.

alors facilement de l'onyx, en faisant incliner la tête du malade, et en constatant qu'il obéit toujours aux lois de la pesanteur, tandis que le pus de l'onyx, emprisonné entre les lames de la cornée, ne peut subir aucun déplacement.

La quantité de l'hypopion n'est pas chose indifférente pour la thérapeutique. Si le pus n'est déversé dans la chambre antérieure qu'en faible quantité, il peut disparaître facilement sous l'influence des fomentations chaudes et de l'atropine; s'il est au contraire très abondant, il est nécessaire de l'évacuer par une opération.

La qualité du pus donne lieu à des remarques analogues : lorsqu'il est séreux, il est susceptible d'être résorbé par les vaisseaux de l'iris et par les voies lymphatiques de l'angle irido-cornéen, tandis que lorsqu'il est plastique, il devient réfractaire à toute résorption et nécessite la paracentèse et souvent son extraction au moyen d'une pince.

D'où vient le pus de l'hypopion? Weber, au moyen de sondes très fines, a constaté, dans certains cas, l'existence d'un trajet direct entre l'abcès et la chambre antérieure. On peut voir aussi quelquefois des lambeaux purulents rester adhérents au point d'ouverture de l'abcès, et flotter au milieu de l'humeur aqueuse. Ce sont là des faits prouvant que l'hypopion peut provenir directement de l'abcès de la cornée : mais cette origine n'est pas admise par certains auteurs qui, frappés de son abondance comparativement à l'étendue de l'abcès, le font venir par diapédèse du plexus vasculaire qui entoure la chambre antérieure, et quelquefois des vaisseaux mêmes de l'iris.

Onyx. Pour que l'onyx puisse se produire, les deux conditions suivantes sont nécessaires : le liquide purulent de l'abcès doit être très fluide et le tissu cornéen ramolli.

On voit alors le pus fuser entre les lames de la cornée et

former à la partie inférieure de cette membrane un petit foyer purulent affectant généralement la forme d'un croissant à concavité supérieure. Le pus de l'onyx peut se résorber ou fuser à son tour dans la chambre antérieure.

Perforation de la cornée.

La perforation de la cornée survient généralement d'une façon brusque et inopinée. Le malade sent tout à coup un liquide chaud qui lui coule sur la joue et qui n'est autre chose que l'humeur aqueuse ; en même temps les douleurs qu'il éprouve disparaissent complètement.

La perforation de la cornée est la source de nombreux accidents, dépendant surtout de son étendue. Le plus fréquent est l'enclavement de l'iris dans la plaie : la portion herniée y contracte rapidement des adhérences et constitue une synéchie antérieure, que l'on retrouve plus tard emprisonnée dans le leucome qui se forme, ce qui lui fait donner le nom de leucome adhérent.

La perforation est-elle très vaste, une grande partie de l'iris s'y engage, se recouvre de tissu cicatriciel et devient le point de départ d'un staphylôme opaque de la cornée. Est-elle plus étendue encore, le cristallin et une portion du corps vitré peuvent s'échapper et déterminer rapidement l'atrophie du globe.

Le siège occupé par la perforation est aussi très important. Lorsque celle-ci est centrale, elle peut être l'origine d'une cataracte capsulaire, ainsi que cela se voit assez souvent chez les enfants, et dont voici le mécanisme : après l'écoulement de l'humeur aqueuse, le cristallin vient s'appliquer contre la plaie, et de petits dépôts exsudatifs se forment au point de contact de sa surface. Une fois la plaie cicatrisée l'humeur aqueuse se reforme et la lentille cristallinienne reprend sa place, mais conserve toujours une opacité centrale, d'un blanc crayeux, qui ressemble tellement aux cataractes capsulaires congénitales, qu'on ne peut l'en différencier, que grâce à la tache persistante qui reste sur le centre de la cornée, et qui en dévoile ainsi la nature.

Nous avons supposé, dans tous ces cas, que la perforation de la cornée vient à se refermer ; mais elle peut rester persistante et donner lieu à un trajet fistuleux. Un pareil état se reconnaît toujours facilement à la disparition de la chambre antérieure, au contact de l'iris avec la cornée et à une diminution considérable de la pression intra-oculaire. Tant qu'il dure, on a à craindre l'inflammation des membranes profondes, par suite de la diminution de tension à laquelle elles sont normalement soumises.

Au milieu des complications de toute nature qui signalent la marche des abcès de la cornée, il est curieux de voir l'iris résister longtemps et ne s'enflammer qu'assez rarement. Toutefois on peut voir une iritis se développer dans les abcès profonds, surtout chez les malades scrofuleux et syphilitiques.

On voit, d'après cette rapide description, combien sont nombreux et variés les symptômes objectifs présentés par les abcès de la cornée. Ces symptômes sont très importants, car ce sont eux qui permettent de faire le diagnostic non-seulement de la lésion, mais de sa période et de ses complications.

Symptômes fonctionnels. Les symptômes fonctionnels sont de même nature que ceux que nous avons déjà trouvés dans d'autres espèces de kératites, et consistent en douleurs péri-orbitaires, en photophobie, en larmoiement et en troubles plus ou moins marqués de la vision.

Les douleurs sont souvent très violentes et reviennent par accès, surtout pendant la nuit; il est remarquable de les voir occuper surtout les branches de la cinquième paire les plus voisines du point malade, et avoir leur maximum d'intensité, soit sur la joue, soit sur le front, selon que l'abcès siège à la partie inférieure ou supérieure de la cornée. Ces douleurs sont peu vives chez les scrofuleux dont le tissu cornéen est ramolli; on les voit toujours cesser brusquement dès que survient la perforation de la cornée.

La photophobie et le larmoiement accompagnent les douleurs ciliaires et sont comme elles l'expression de l'irritation des nerfs cornéens.

Les symptômes fonctionnels, envisagés au point de vue de la thérapeutique, offrent un intérêt considérable, car c'est leur intensité plus ou moins grande, ainsi que la marche de la maladie, qui permet de diviser les abcès de la cornée en abcès sthéniques et en abcès asthéniques, variétés qui présentent toutes deux des indications particulières pour le traitement.

Les premiers s'accompagnent de névralgies ciliaires violentes, de photophobie, de larmoiement, revêtent tous les caractères d'une affection aiguë et nécessitent un traitement antiphlogistique énergique, en même temps que l'usage de tous les moyens médicamenteux capables de calmer les douleurs vives qu'ils déterminent. Les seconds ont au contraire une marche indolente et insidieuse, présentent des caractères inflammatoires très peu prononcés ou nuls, sans pour cela que leur gravité soit amoindrie, car tout au contraire on les voit souvent s'accompagner d'hypopion et envahir quelquefois la cornée tout entière, sous forme d'une infiltration purulente diffuse, jaunâtre, qui aboutit à une vaste perforation. C'est contre ces abcès qu'il faut s'apprêter à recourir de bonne heure au traitement chirurgical, quand les moyens thérapeutiques ordinaires sont impuissants à arrêter leur marche envahissante.

Causes. Les causes des abcès de la cornée sont locales et générales.

Parmi les causes locales on peut citer :

1° Les inflammations de la conjonctive et surtout les conjonctivites purulente, diphtéritique et les affections des voies lacrymales.

2° Les inflammations de la cornée, telles que les kératites phlycténulaires granuleuses, et surtout les lésions traumatiques. Cette dernière cause est très fréquente (46 0/0 selon Stromeyer), et nous devons faire remarquer que les blessures les plus légères peuvent être la source d'abcès graves, lorsque la plaie est en contact avec des produits septiques ou irritants, tels que ceux provenant d'une blennorrhée du sac lacrymal.

Parmi les causes générales, on trouve les troubles de nutrition survenus dans les branches de la cinquième paire, soit à la suite de sa paralysie (kératite neuro-paralytique), soit à la suite de l'excitation anormale d'une de ses branches (dents cariées, influence des grands froids sur l'épithélium cornéen, zona ophthalmique). Les affections du cercle ciliaire et de la choroïde, notamment les iridocyclites et le glaucome, peuvent aussi retentir sur la nutrition de la cornée et être le point de départ d'abcès ou d'ulcères graves, dont il importe au plus haut point de reconnaître l'origine.

Enfin certaines affections constitutionnelles ont pour la cornée une prédilection particulière. De ce nombre est la scrofule, qui est une cause fréquente de kératite suppurative, et exige pour celle-ci un traitement général tonique et reconstituant, en même temps qu'un traitement local approprié.

A ces nombreuses causes de kératite, se joignent encore toutes celles qui amènent une débilitation profonde et rapide de l'organisme. C'est à ce titre que les fièvres graves, telles que la fièvre typhoïde, les fièvres éruptives et l'état puerpéral, peuvent donner naissance à des abcès de la cornée, d'autant plus sérieux que le malade est plus profondément affaibli.

Telles sont les causes de la kératite suppurative, causes que nous avons dû signaler, car l'étiologie doit toujours servir de guide à la thérapeutique.

Nous serons brefs sur ce chapitre, car l'opacité nette et circonscrite produite par un abcès; sa coloration franchement grisâtre ou jaunâtre; les phénomènes de réaction dont il est ordinairement accompagné et enfin sa marche caractéristique, sont autant de signes qui permettent de reconnaître à première vue un abcès de la cornée, et empêchent de le confondre soit avec les infiltrations diffuses de cette membrane, soit avec les taches cicatricielles. Ces différentes taches n'ont en effet jamais ni la teinte saturée de l'abcès, ni l'aspect jaunâtre qu'il prend quelquefois : rien du reste dans la manière dont elles se comportent ne rappelle la physionomie de la kératite suppurative. Diagnostic.

Les ulcères se reconnaissent des abcès par la perte de substance qu'ils font éprouver au tissu cornéen. Cette perte de substance, si légère qu'elle soit, est appréciable dès son début par l'examen de l'œil à la loupe ou à l'éclairage latéral.

Mais pour que le diagnostic soit complet, il ne suffit pas d'établir qu'il existe un abcès de la cornée et que celui-ci est ulcéré ou non ulcéré; il faut aussi savoir reconnaître toutes les complications qui peuvent se présenter. C'est là une des questions les plus intéressantes à résoudre et que les symptômes objectifs permettront toujours d'élucider facilement.

Traitement. Le traitement des abcès de la cornée varie selon que l'abcès est superficiel ou profond, simple ou compliqué, selon enfin une foule de conditions que nous allons successivement passer en revue. Toutefois, avant de commencer cette étude, disons de suite que certaines précautions doivent toujours être prises, quand on a à traiter soit un abcès, soit un ulcère de la cornée. Ces précautions consistent à s'assurer de l'état des paupières, de la conjonctive et des voies lacrymales et à guérir les altérations inflammatoires qu'on peut y rencontrer, afin que l'immigration de leucocytes ou de produits septiques ne vienne pas apporter une complication sérieuse à la lésion cornéenne que l'on a à soigner.

Cette remarque une fois faite, passons à l'étude des indications diverses présentées par la maladie.

En présence d'un abcès de la cornée, ulcéré ou non ulcéré, on doit chercher de suite à activer sa résolution, tout en modérant la douleur qu'il détermine. On obtient ce résultat par des cataplasmes de fécule de riz ou par des compresses trempées dans une solution émolliente chaude, appliquées sur les paupières deux ou trois fois par jour et maintenues en place pendant une demi-heure ou une heure chaque fois.

En même temps, comme il s'agit d'une altération produite essentiellement par un vice de nutrition, il est nécessaire de s'adresser aux médicaments qui ont une action puissante sur l'innervation de la cornée, et qui sont principalement l'atropine et l'ésérine.

1° *Atropine*. — L'atropine s'emploie habituellement à la dose suivante :

Sulfate neutre d'atropine............	0g,02 à 0g,05
Eau distillée........................	10 gr.

(Quatre ou cinq instillations par jour.)

Elle agit ici comme calmant par ses propriétés narcotiques et paraît avoir une action favorable et spéciale sur la nutrition de la cornée, qu'elle traverse par endosmose pour arriver dans l'humeur aqueuse où on la retrouve, grâce aux propriétés mydriatiques qu'elle lui communique.

Mais nous verrons plus loin, en étudiant cet alcaloïde, qu'il a une tendance à élever la tension intra-oculaire, d'une façon d'autant plus prononcée que le malade est plus âgé. C'est pourquoi, afin de maintenir cette tension dans ses limites normales, on est tenu, dans certains cas, d'employer tout à la fois le collyre d'atropine et d'ésérine, en les alternant deux ou trois fois par jour, à quelques heures d'intervalle.

2° *Ésérine.* — L'ésérine est employée dans les abcès de la cornée aux mêmes doses que l'atropine, c'est-à-dire selon la formule suivante :

Sulfate neutre d'ésérine....................	0gr,02 à 0gr,05
Eau distillée..................................	10 gr.

Son mode d'action n'est pas complètement expliqué, mais il est probable qu'elle agit sur les fibres musculaires des vaisseaux qu'elle fait contracter et sur l'innervation et la nutrition intime de la cornée qu'elle traverse par endosmose comme l'atropine. On lui reconnaît en outre la propriété de diminuer la tension intra-oculaire et de s'opposer à la diapédèse.

Ce sont ces propriétés que l'on utilise dans le traitement des abcès de la cornée ; c'est pourquoi l'ésérine convient, comme nous venons de le dire, toutes les fois que la tension de l'œil s'élève sous l'influence de l'atropine. Mais ce n'est pas là sa seule indication, car l'action non douteuse qu'elle exerce sur la nutrition de la cornée nous engage à la mettre en usage et à alterner ses instillations avec celles de l'atropine, quand celle-ci employée seule ne paraît pas avoir son efficacité ordinaire, c'est-à-dire ne modifie pas les symptômes de la maladie d'une façon aussi favorable ni aussi rapide que d'habitude.

C'est donc sur la marche de l'affection et sur ses symptômes que l'on doit se baser pour régler son emploi, en se gardant d'être exclusif (1). Toutefois certains cas lui sont spécialement réservés; ainsi, s'il y a menace imminente de perforation de la cornée, l'ésérine doit être employée seule et à haute dose, car, en tendant fortement le voile irien, elle est plus efficace que l'atropine pour empêcher l'iris de faire prolapsus dans la plaie, tout en ayant l'avantage de diminuer la tension intra-oculaire.

Tel est le traitement qui convient généralement dans les abcès de la cornée. Il se borne, comme on le voit, à l'emploi de fomentations chaudes, à des instillations soit d'atrodine seule, soit d'atropine et d'ésérine, et nous devons ajouter, à la précaution de mettre l'œil malade à l'abri de la lumière au moyen d'un bandeau, d'un morceau de soie noire ou de conserves teinte fumée.

Mais il est souvent nécessaire de le modifier, dès que des phénomènes de vive réaction se manifestent. Lorsque,

(1) L'un de nous, le premier, en octobre 1866, a attiré l'attention de la Société de chirurgie sur l'emploi du calabar dans le traitement des abcès de la cornée. Dans ces derniers temps, cette question a été remise à l'ordre du jour et certains ophthalmologistes sont tellement convaincus de l'utilité de cet alcaloïde, qu'ils le mettent au-dessus de l'atropine. Cette opinion nous paraît exagérée et nous conseillons, dans le traitement de la kératite suppurative en général, d'avoir plus souvent recours à l'atropine qu'à l'ésérine, d'alterner quelquefois les instillations de ces deux collyres, et de n'employer l'ésérine seule que dans des cas rares ou pour combattre les menaces de perforation des abcès profonds.

en effet, on voit l'œil devenir rouge et présenter des douleurs péri-orbitaires très intenses, il faut avoir directement recours à la méthode antiphlogistique. Pour cela on se sert beaucoup en Allemagne de la ventouse Heurteloup, qui a l'avantage de tirer rapidement une assez grande quantité de sang ; en France on a plus volontiers recours aux sangsues, que l'on applique sur la tempe au nombre de cinq à dix, selon l'âge et la force du malade.

Ces sortes de crises, qui sont assez dans les allures de la maladie, sont quelquefois très remarquables par les douleurs violentes qui siègent dans les branches de la cinquième paire, se manifestent sous forme d'accès névralgiques surtout pendant la nuit, et empêchent les malades de dormir. Sans doute les sangsues sont un des meilleurs moyens à leur opposer, car elles combattent directement les phénomènes congestifs de l'œil qui en sont le point de départ ; mais on trouve aussi dans certains médicaments des adjuvants utiles et précieux pour calmer la douleur et amener un apaisement favorable à la guérison.

Parmi ces médicaments, un des plus puissants est le sulfate de quinine, qu'on administre dans des cachets médicamenteux, à la dose de 25 à 50 centigrammes par jour, deux heures environ avant l'arrivée présumée de la crise. Ainsi que Gubler l'a démontré, ce médicament a une action spéciale, non seulement contre les névralgies intermittentes, mais contre toutes les névralgies congestives qui, plus ou moins périodiques, reviennent habituellement le soir et s'accroissent par le sommeil et la chaleur du lit.

Les préparations belladonées et opiacées peuvent également être utiles, sous forme de solutions, de pommades, ou d'injections sous-cutanées.

Sous forme de solution, nous employons souvent une préparation narcotique ainsi formulée :

Extrait de belladone........................	3 gr.
Eau distillée...............................	300 gr.

On chauffe ce mélange et on y trempe des compresses que l'on applique sur l'œil malade, en remplacement des compresses simplement émollientes qui conviennent au début de la maladie.

Sous forme de pommades, nous faisons usage des préparations suivantes :

Chlorhydrate de morphine.	0gr,10	Extrait de belladone...	2 à 3 gr.
Vaseline................	10 gr.	Onguent napolitain....	10 gr.

Le malade se frictionne les parties les plus douloureuses du front et de la tempe avec une petite quantité de l'une ou l'autre de ces pommades et renouvelle ces frictions plusieurs fois par jour.

Enfin, dans les cas où les douleurs sont encore plus accentuées, on peut avoir recours aux injections sous-cutanées de morphine, pratiquées au voisinage de l'œil, à la dose suivante :

Chlorhydrate de morphine................	0gr,20
Eau de laurier-cerise.......................	10 gr.

(Injecter 10 gouttes de cette solution, ce qui représente 1 centigramme de morphine.)

Ces injections se font généralement à la tempe et sont un moyen calmant très puissant, mais souvent de trop courte durée.

Lorsque tous ces traitements échouent et que l'abcès continue à s'étendre, il faut recourir au traitement chirurgical, et on trouve alors dans la kératotomie une ressource d'une grande valeur.

Cette opération consiste à débrider l'abcès ou l'ulcère et à le fendre de part en part avec un étroit couteau de Graefe, en ayant soin d'opérer lentement, afin que l'évacuation de l'humeur aqueuse ne soit pas trop rapide, et que l'iris ne vienne pas se jeter en quelque sorte dans la plaie. Dans le cas où il y a hypopion, le pus est entraîné au dehors en même temps que l'humeur aqueuse, ou s'il est aggloméré et interposé entre les lèvres de la section, on peut facilement le retirer à l'aide d'une pince.

L'opération une fois faite, on instille quelques gouttes du collyre à l'ésérine et on applique sur l'œil un bandage compressif pendant vingt-quatre ou quarante-huit heures, jusqu'à ce que la coaptation des lèvres de la plaie soit bien établie.

Telle est la kératotomie conseillée d'abord par Saemish dans les ulcères rongeants, mais qui trouve aussi son application dans bon nombre d'abcès de la cornée.

A quel moment est-elle indiquée? Il est difficile de le préciser d'une façon absolue; mais on peut dire que la persistance ou l'aggravation des douleurs, le développement toujours de plus en plus considérable de l'abcès ou de l'ulcère, l'augmentation continuelle de l'hypopion, la menace d'une perforation prochaine, sont autant d'indices qui sollicitent le chirurgien à agir le plus rapidement possible.

Cette opération est, selon nous, bien supérieure à la sclérotomie que quelques auteurs conseillent. Sans doute celle-ci a l'avantage de diminuer la tension intra-oculaire, en ne permettant pas aussi facilement que la kératotomie les enclavements de l'iris, mais on peut lui reprocher de ne pas s'attaquer directement à la cause du mal, c'est-à-dire à l'étranglement du pus et des parties mortifiées dans le tissu cornéen, étranglement contre lequel aucune opération n'est plus rationnelle qu'un large débridement.

La cautérisation ignée, proposée par Martinache de San-Francisco et par Gayet de Lyon, est venue augmenter le nombre des moyens dont le médecin peut disposer dans les abcès ou les ulcères profonds de la cornée. Ouvrir au pus une large voie ou détruire en partie sur place les parties à éliminer, tel était le but poursuivi dans ces essais et que des succès ont pleinement justifié.

On peut pour cette petite opération se servir d'une simple aiguille à tricoter chauffée jusqu'au rouge cerise à la flamme d'une lampe à alcool ou d'un thermo-cautère et pratiquer un ou deux attouchements légers sur la surface de l'abcès. Il est curieux de voir combien peu vive est la réaction de l'œil, qu'on pourrait croire devoir être considérable. C'est à l'avenir qu'il appartient de juger jusqu'à quel point cette opération prendra dans la pratique un rang important.

Tel est le traitement général des abcès et des ulcères de la cornée ; mais pour qu'il soit complet, nous devons nous arrêter encore sur certains accidents qui surviennent dans le cours de leur évolution et qui nécessitent une intervention spéciale.

Perforation avec hernie de l'iris.

1° Dès qu'on voit survenir une perforation de la cornée avec hernie de l'iris, il est nécessaire de chercher à dégager la portion herniée, au moyen d'instillations répétées du collyre d'ésérine (5 centigrammes d'ésérine pour 10 grammes d'eau distillée) et du bandeau compressif. Si la perforation est récente, on peut espérer y parvenir, mais si elle résiste ou si elle augmente au lieu de disparaître, on doit alors recourir au traitement chirurgical.

On conseillait autrefois de toucher la partie herniée avec

la pointe d'un crayon de nitrate d'argent : mais c'est là un moyen douloureux souvent inefficace et qui est aujourd'hui abandonné. Il est préférable d'exciser toute la portion de l'iris qui fait saillie, quelle que soit son étendue, et d'appliquer un bandeau compressif jusqu'à complète cicatrisation, tout en renouvelant fréquemment les instillations d'ésérine. Lorsque la partie herniée est peu considérable, on a proposé d'en toucher le sommet avec le thermo-cautère ou une aiguille chauffée au rouge. La cautérisation ignée n'est suivie d'aucune réaction inflammatoire et provoque l'affaissement et le ratatinement du petit staphylôme irien.

2° Lorsqu'on est en présence d'un vaste hypopion remplissant le quart ou le tiers de la chambre antérieure, il est indiqué d'en provoquer l'évacuation. Aucune opération n'est préférable pour cela à la kératotomie pratiquée dans le centre même de l'abcès, ainsi que nous venons de l'indiquer plus haut. Il ne faut pas s'attendre ici à voir le pus sortir par la section de la cornée aussi facilement que le ferait une collection liquide ordinaire. Ce pus est en effet consistant, rempli d'exsudations fibrineuses épaisses et forme une sorte de masse purulente compacte, qui se présente entre les lèvres de la plaie et que l'on est obligé d'enlever avec une pince. Hypopion.

3° Dans le cas de trajet fistuleux, il est nécessaire d'appliquer un bandeau compressif, d'instiller le collyre d'ésérine et quelquefois de cautériser la fistule avec la pointe effilée d'un crayon de nitrate d'argent. Fistule.

Selon quelques auteurs, c'est la membrane de Descemet qui, en se recroquevillant, s'interpose dans le trajet fistuleux et empêche sa fermeture ; ils conseillent d'arracher avec une pince très fine les lambeaux de cette membrane, manœuvre à laquelle nous n'avons jamais eu besoin d'avoir recours.

Pour achever cette étude, il convient encore d'ajouter quelques mots sur le traitement à employer dans les dernières périodes de l'abcès ou de l'ulcère de la cornée, lorsque l'affection ne présente plus de caractère aigu et entre dans sa période de résolution. On peut alors en activer la cicatrisation soit au moyen de la pommade à l'oxyde jaune (à la dose de 10 centigrammes d'oxyde jaune d'hydrargyre pour 10 grammes de vaseline), soit en bassinant l'œil malade avec des solutions astringentes faibles, telles que :

Acide borique..........	1 gr.	Tannin..................	1 gr.
Eau distillée............	100 gr.	Eau distillée............	100 gr.

Ces dernières périodes de la maladie traînent quelquefois en longueur. Il y a lieu de rechercher alors si l'affection est entretenue par une affection des voies lacrymales, ou quelquefois par la présence de dents cariées à la mâchoire supérieure. Pour notre part, nous avons eu plusieurs fois occasion de voir ces sortes d'ulcères ne guérir qu'à la suite de l'extraction d'une dent.

Dans les cas rebelles on peut aussi appliquer des vésicatoires volants sur la tempe et, à l'exemple de Critchett, un petit séton filiforme placé dans les cheveux à la région temporale.

Ajoutons enfin en terminant que les abcès de la cornée sont surtout l'apanage de la constitution lymphatique ou scrofuleuse, et qu'un traitement tonique et reconstituant trouve toujours ici son indication.

ULCÈRES DE LA CORNÉE.

Les ulcères de la cornée sont caractérisés par une perte de substance consécutive aux phlyctènes, aux pustules, aux abcès ou aux blessures de cette membrane. Ils ne constituent pas, comme nous l'avons déjà dit, une variété particulière de kératite. Ce sont des lésions secondaires, des phases de diverses maladies, car ils sont très rarement spontanés et s'ils méritent une description à part, c'est à cause de leur fréquence, de l'importance considérable qu'ils ont dans la pathologie de la cornée et des accidents divers qu'ils présentent dans leur évolution.

Les ulcères de la cornée revêtent trois formes principales, présentant chacune pour le traitement des indications spéciales. Ils sont : 1° superficiels; 2° profonds; 3° rongeants ou serpigineux.

1° *Ulcère superficiel.* — L'ulcère superficiel siège le plus souvent à la périphérie, sous forme d'une petite dépression, exigeant quelquefois un examen attentif, pour être reconnue. C'est en s'armant de la loupe qu'on constate le plus facilement son existence ou en pratiquant l'examen de l'œil à l'éclairage latéral.

Cet ulcère guérit en général rapidement. Les instillations d'atropine, les fomentations chaudes, les applications de pommade à l'oxyde jaune suivies d'un léger massage de l'œil à travers les paupières, et enfin l'emploi local du calomel constituent les moyens de traitement les plus efficaces et les plus habituellement employés. Les règles de ce traitement sont du reste les mêmes que celles que nous avons exposées en étudiant la kératite phlycténulaire.

Une autre variété d'ulcères superficiels, contrastant avec la précédente par sa plus grande gravité, est constituée par les ulcères à facette, ainsi appelés parce qu'ils sont transparents, à surface lisse, brillante et miroitante. Souvent très peu étendus, ils nécessitent comme les précédents un examen minutieux pour être reconnus, d'autant plus qu'ils ne s'accompagnent ordinairement d'aucun phénomène de réaction intense, capable de mettre en éveil l'attention de l'observateur et de dévoiler leur présence. C'est à peine, en effet, si un léger degré de photophobie et de larmoiement signale leur existence; toutefois, lorsqu'ils sont centraux, ils produisent un trouble fort gênant de la vision, par suite de l'astigmatisme irrégulier auquel ils donnent lieu.

Ces ulcères sont surtout fréquents chez les enfants, à la suite de la kératite phlycténulaire, de la kératite granuleuse ou de légers traumatismes. Ils n'ont que très peu de tendance à se vasculariser et à se réparer; aussi peuvent-ils devenir des ulcères profonds et sont-ils fort rebelles au traitement.

C'est en insistant surtout sur les fomentations chaudes et sur l'emploi local de la poudre de calomel, qu'on favorise leur cicatrisation. La pommade à l'oxyde jaune peut aussi être employée, mais à assez haute dose, car les moyens légèrement irritants sont ici de mise, tant que la conjonctive les supporte et ne participe pas à l'inflammation.

2° *Ulcère profond.* — L'ulcère profond diffère de l'ulcère superficiel en ce qu'il attaque à la fois la surface de la cornée et ses couches profondes; de là, une gravité beaucoup plus grande et des indications thérapeutiques particulières.

Cet ulcère se présente sous la forme d'une perte de substance plus ou moins grande, dont le fond quelquefois transparent est ordinairement grisâtre et recouvert de débris purulents. Ses bords sont irréguliers, taillés à pic, entourés parfois d'un tissu sain, parfois d'une zone d'infiltration dont la teinte plus ou moins saturée varie avec la marche de la maladie.

Tel est l'aspect le plus ordinaire de l'ulcère profond, aspect du reste qui change selon la période où on le considère, car il suit trois phases dans son évolution : une phase de développement, une phase d'état et une phase de réparation.

Dans sa phase de développement, cet ulcère présente les caractères que nous venons de citer plus haut : fond grisâtre, aspect irrégulier des bords, etc., mais ce qui achève de prouver qu'il est en voie de développement, c'est sa marche sans cesse envahissante, ainsi que les douleurs péri-orbitaires qui l'accompagnent.

Dans la phase d'état, l'ulcère cesse de progresser; son fond se purifie; ses bords se recouvrent d'épithélium et s'émoussent au lieu de rester taillés à pic; enfin on voit souvent survenir à cette période des vaisseaux de nouvelle formation, qui arrivent jusqu'à l'ulcère et sont un signe de sa prochaine réparation.

Dans cette troisième période, on voit l'ulcération se combler peu à peu, et finir par s'égaliser avec le reste de la cornée. Il reste alors une tache cicatricielle susceptible de s'éclaircir, surtout si le malade est jeune, si elle est située à la périphérie de la cornée et si la cicatrisation s'est opérée sans que la sécrétion conjonctivale ait été considérablement augmentée.

Mais la marche des ulcères n'est pas toujours aussi régulière que celle que nous venons de décrire et ils présentent souvent, dans le cours de leur évolution, de nombreux accidents.

Un de ceux qui leur sont particuliers est le kératocèle. Kératocèle.
On désigne ainsi la hernie que fait la membrane de Descemet dans l'ulcère, sous forme d'une petite vésicule transparente, lorsque, n'étant plus soutenue par les couches antérieures de la cornée, elle est refoulée en avant sous l'influence de la pression intra-oculaire. Le kératocèle est souvent la menace d'une perforation imminente, mais celle-ci est cependant loin d'être fatale.

Quant aux autres complications des ulcères, ce sont, comme dans la kératite suppurative, l'hypopion, la perforation et la fistule de la cornée, l'enclavement de l'iris, la distension staphylomateuse consécutive, complications que nous avons déjà étudiées, et qui sont ici exactement les mêmes que dans les abcès de la cornée.

Les symptômes fonctionnels à leur tour ne diffèrent pas de ceux des abcès et on retrouve ici des ulcères sthéniques ou aigus et des ulcères asthéniques donnant lieu aux mêmes, remarques que les abcès sthéniques et les abcès asthéniques. Leurs indications thérapeutiques sont également les mêmes, et tout ce que nous avons dit du traitement de la kératite suppurative leur est entièrement applicable.

Telles sont les principales considérations que présentent les ulcères de la cornée. Il nous reste à étudier certains de ces ulcères, ayant une marche spéciale et des causes toutes particulières ; nous voulons parler de l'ulcère rongeant ou serpigineux, qui sera décrit dans le chapitre suivant.

ULCÈRE RONGEANT, — INFECTANT. — ULCÈRE A HYPOPION. ULCÈRE SERPIGINEUX.

Ces diverses dénominations ont l'avantage de donner une idée très exacte de l'affection et d'en retracer brièvement les principaux caractères. Il s'agit en effet ici d'un ulcère de nature infectieuse, s'accompagnant dans la grande majorité des cas d'hypopion, rongeant et perforant la cornée d'une façon pour ainsi dire fatale, si l'on n'intervient pas à temps.

Symptômes. L'ulcère infectant apparaît le plus souvent dans le voisinage du centre de la cornée. Il affecte alors une forme ovalaire ou irrégulièrement arrondie ; le fond en est grisâtre ; les bords sont quelquefois taillés à pic, quelquefois mousses et luisants, plus souvent soulevés et encadrés d'un piqueté blanc, surtout abondant du côté où doit progresser le mal. A mesure que cette progression a lieu, les parties primitivement envahies se régénèrent, ce qui a valu à cet ulcère le nom d'ulcère serpigineux.

Lorsque l'ulcère se développe sur les parties périphériques, il prend habituellement la forme d'un croissant longeant le pourtour de la cornée et s'étendant parallèlement à ce bord. Dans certains cas exceptionnels, il circonscrit, autour des parties centrales restées transparentes, un immense arc de cercle, pouvant devenir une circonférence presque complète, les deux extrémités de l'arc n'étant plus séparées que par un pont étroit de tissu resté sain.

En même temps que l'ulcère se développe et dès les premiers jours de la maladie, l'humeur aqueuse se trouble, ce qui dénote de suite la gravité de l'affection et signale sa malignité. On ne tarde pas alors à voir apparaître un hypopion caractéristique plus ou moins abondant qui s'accompagne assez souvent d'iritis, quelquefois d'irido-choroïdite, et même de panophthalmie. Mais le danger le plus fréquent est la destruction complète de la cornée et sa perforation à brève échéance, avec toutes ses redoutables conséquences.

Les symptômes fonctionnels sont variables d'intensité: tantôt ils apparaissent d'une façon en quelque sorte insidieuse; tantôt au contraire ils sont très accentués. La photophobie est alors vive, le larmoiement considérable et des douleurs péri-orbitaires intenses privent le malade de tout sommeil. Une détente se manifeste dans tous ces symptômes, dès que survient la perforation de la cornée.

L'ulcère rongeant peut être expérimentalement produit chez les animaux. Leber et Eberth en ont déterminé tous les symptômes chez les lapins, en pratiquant une plaie Causes.

pénétrante à la cornée et en introduisant dans la blessure de produits infectieux, tels que du pus, des amas de leptothrix buccalis, etc. Stromeyer a continué et varié ces expériences, en faisant usage tantôt de produits septiques divers (viandes putréfiées, matières putrides), tantôt de corps inorganiques. Les premiers ont toujours amené la suppuration rapide de la cornée et son infiltration par des bactéries, tandis que les seconds n'ont été que de simples vulnérants.

De telles expériences, répétées et variées un grand nombre de fois, ne peuvent laisser aucun doute sur l'action profondément délétère qu'exercent sur la cornée les produits infectieux ou septiques. Mais quelles sont les circonstances qui chez l'homme reproduisent ces conditions?

Ces circonstances se rencontrent, lorsque l'ulcération de la cornée ou un traumatisme de cette membrane arrive chez un malade atteint de blennorrhée du sac lacrymal. Il paraît certain que les produits de la dacryocystite renferment des matières septiques du genre leptothrix, capables de transformer en un ulcère de mauvaise nature, une plaie qui aurait pu n'être qu'insignifiante.

Les sécrétions muco-purulentes des conjonctivites et des blépharites ont pu aussi être incriminées, dans un certain nombre de faits bien observés.

Ce sont ces raisons qui nous expliquent pourquoi l'ulcère rongeant se rencontre surtout dans les circonstances suivantes :

1° Chez les personnes atteintes d'une affection de la cornée et même d'un léger traumatisme, et qui ont en même temps une affection des paupières, de la conjonctive ou des voies lacrymales, ou chez lesquelles les soins de propreté manquent complètement (classe pauvre).

2° Chez les moissonneurs, fatigués par leurs travaux et

exposés à des piqûres de la cornée par des barbes d'épi de blé, qui laissent probablement dans cette membrane de petits corps étrangers de nature organique susceptibles de subir une désorganisation putride. Cette cause est assez fréquente pour avoir valu quelquefois à la maladie le nom de kératite des moissonneurs. Toutefois il est important de savoir que pour que la cornée subisse ainsi une véritable intoxication sous l'influence des produits septiques, il est nécessaire que l'âge du malade et sa constitution agissent ici à titre de causes prédisposantes. L'ulcère rongeant n'atteint pas en effet les jeunes gens ; il est rare avant quarante ans et se manifeste surtout chez les personnes âgées, faibles et anémiées ainsi que chez les sujets d'un tempérament herpétique ou arthritique.

Ajoutons enfin que cette affection se développe quelquefois d'une façon si brusque et si inopinée, et tellement en dehors de toute cause contagieuse apparente, qu'il semble rationnel, dans certains cas, d'en attribuer l'origine à une perturbation nerveuse profonde survenue dans le territoire de la cinquième paire.

Diagnostic.

On peut difficilement confondre l'ulcère rongeant avec un ulcère simple consécutif à un abcès. Celui-ci a des allures beaucoup moins rapides, une marche moins envahissante et ne s'accompagne pas d'un hypopion aussi précoce que celui que nous venons de signaler, ni souvent de phénomènes inflammatoires aussi prononcés. L'âge du malade est aussi un élément de diagnostic, car on sait que l'ulcère rongeant ne se déclare guère avant quarante ans.

Nous avons vu dans un autre chapitre que l'ulcération consécutive à une kératite herpétique prend quelquefois les caractères de l'ulcère serpigineux, et nous avons appris à en reconnaître l'origine (voir *Kératite herpétique*).

Traitement. Chercher à calmer l'irritation de l'œil et les douleurs et à assainir une plaie que l'on est autorisé à bon droit de considérer comme infectieuse, telles sont les deux indications qui se présentent au début de la maladie.

La première de ces indications est remplie par l'emploi de fomentations chaudes aromatiques, par l'usage d'un bandeau compressif, par les instillations alternativement répétées de collyres d'atropine et d'ésérine et enfin par le sulfate de quinine pris à l'intérieur. Quant à la seconde, elle réclame l'usage des différents désinfectants que nous avons déjà fait connaître, en même temps qu'elle impose l'obligation de traiter par des moyens appropriés, les conjonctivites, les blépharites et les inflammations du sac qui peuvent exister.

Au nombre des désinfectants qui ont été employés et dont le mérite a été reconnu, nous pouvons citer l'eau chlorée, dont Horner a obtenu de bons effets. En touchant tous les deux ou trois jours l'ulcère avec un pinceau trempé dans de l'eau chlorée, cet auteur a pu constater quelques cas de guérison (1).

Sattler de son côté préconise un pansement antiseptique, maintenu sur les paupières avec un bandeau et trempé dans la solution suivante :

Acide borique...........................	3 gr.
Acide salicylique........................	1
Eau distillée............................	100

D'autres praticiens conseillent des lavages avec une solution phénique à 1/150me. Selon nous, les douches d'eau phénique pulvérisée, dont nous avons déjà parlé dans le traitement de la conjonctivite purulente, trouvent ici une

(1) Voir *Kératite herpétique*.

utile application, ainsi que les badigeonnages de l'ulcère, avec une solution concentrée d'acide borique :

Acide borique	5 gr.
Eau distillée	100

Toutefois, si ces moyens ne réussissent pas rapidement, il ne faut pas trop s'y arrêter et c'est au traitement chirurgical qu'il faut avoir recours.

Ici deux opérations principales se présentent au choix de l'opérateur : la kératotomie et la cautérisation ignée.

La kératotomie (opération de Saemish) consiste à fendre l'ulcère selon son grand diamètre en deux parties égales. Pour cela, les paupières étant écartées par un aide ou par le blépharostat, et l'œil étant fixé au moyen d'une pince, le chirurgien opère la section de la cornée avec un couteau de Græfe, en faisant la ponction et la contre-ponction à 1 millimètre environ des bords de l'ulcère, c'est-à-dire dans le tissu sain. Kératotomie.

Cette section doit être faite lentement. Elle donne issue à l'humeur aqueuse et au pus de l'hypopion. On retire celui-ci avec une pince, s'il ne sort pas librement par l'ouverture de la plaie. L'opération une fois terminée, on s'assure de l'état de l'iris, afin de le refouler avec la curette s'il fait prolapsus, et on applique le bandage compressif, après avoir instillé quelques gouttes de collyre d'ésérine.

Telle est l'opération dont Saemish a eu l'heureuse inspiration et qu'il a substituée à la simple paracentèse. L'auteur a donné le conseil d'entr'ouvrir les lèvres de la plaie avec un stylet, les jours qui suivent l'opération, afin de provoquer un nouvel écoulement de l'humeur aqueuse et de nettoyer les bords de l'ulcère, mais on peut se passer souvent de ces attouchements pénibles pour le malade, car l'ulcère largement débridé ne tarde pas à entrer en voie de réparation.

La kératotomie, telle que nous venons de l'indiquer, est surtout favorable dans les ulcères rongeants de peu d'étendue et n'atteignant pas la longueur d'un rayon de la cornée. Est-elle applicable dans les cas où l'ulcère contourne les bords de cette membrane, sous forme d'un très long arc de cercle? La réponse doit être affirmative et nous conseillons d'agir alors de la façon suivante: dans une première séance, on sectionne l'une des extrémités de l'ulcère dans le sens de son grand axe et dans une étendue de cinq à six millimètres, puis le lendemain ou lorsque l'humeur aqueuse s'est reformée, on renouvelle la même opération sur l'autre extrémité.

Cautérisation ignée.

Une autre opération qui trouve aussi ici son indication est la cautérisation ignée, dont nous avons eu déjà occasion de parler à propos de la kératite suppurative. Deux ou trois légers attouchements de l'ulcère avec une aiguille à tricoter chauffée au rouge ou avec le thermo-cautère de Paquelin peuvent être très efficaces pour arrêter la marche de la maladie. Quelle est la valeur de cette opération, comparée à celle de la kératotomie? Nous préférons cette dernière qui a fait ses preuves et dont les résultats favorables sont établis par de nombreuses statistiques; mais dans les cas où elle n'amène pas tous les effets désirés, on peut, au lieu de la renouveler, la remplacer par la cautérisation ignée.

Ce n'est pas là le seul traitement chirurgical que l'on ait proposé contre l'ulcère rongeant. Certains auteurs ont vanté les simples paracentèses, la sclérotomie, l'iridectomie. Sans contester la valeur que peuvent avoir ici ces opérations, nous les considérons comme inférieures à l'opération de Saemish, et c'est à elle seule que nous conseillons d'avoir recours dans la grande majorité des cas.

Lorsque sous l'influence du traitement l'ulcère rongeant s'est modifié et a pris les caractères d'un ulcère simple en voie de réparation, on peut hâter celle-ci par l'usage de la pommade à l'oxyde jaune.

Traitement général.

Enfin dans une maladie de nature infectieuse et qui se manifeste souvent chez les personnes débilitées, il est de règle de ne pas oublier le traitement général. Celui-ci doit consister en toniques et en fortifiants de toutes sortes (quinquina, fer). On s'abstiendra surtout de toute médication antiphlogistique, car elle n'aurait d'autre résultat que d'aggraver le mal.

KÉRATITE NEURO-PARALYTIQUE

La kératite neuro-paralytique est une variété rare de kératite suppurative, qui se développe à la suite de la paralysie de la cinquième paire.

On sait que Magendie et Cl. Bernard ont démontré l'influence considérable que le trijumeau possède sur la nutrition de l'œil. En coupant ce nerf soit en avant, soit en arrière du ganglion de Gasser, on voit la cornée devenir insensible, s'ulcérer et se nécroser. Laborde et Duval ont fait voir aussi dans ces derniers temps, qu'en déchirant le trijumeau à ses origines, on provoque les mêmes accidents, en même temps qu'une iritis suppurative.

Snellen, ayant repris les expériences de Cl. Bernard, a observé qu'en suturant l'oreille de l'animal au-devant de l'œil anesthésié par la section du trijumeau, on empêche les lésions de la cornée de se produire. Il en conclut que ces altérations ne sont pas dues à des troubles trophiques, mais à l'influence de traumatismes ou de petits corps étrangers qui irritent l'œil, et dont la cornée anesthésiée ne sait plus se défendre. C'est à cette même conclusion qu'est arrivé Ranvier, après de nouvelles expériences entreprises sur ce sujet.

Quoi qu'il en soit, on retrouve en pathologie une variété de kératite qui rappelle tous les caractères de la kératite expérimentale, développée chez les animaux par la section de la cinquième paire.

Cette kératite se déclare dans les fièvres typhoïdes, dans les encéphalites chroniques et surtout à la suite des maladies de la base du cerveau (méningite, tubercules, lésions syphilitiques, traumatismes). Nous l'avons vu survenir chez un enfant qui, à la suite d'une chute d'un lieu élevé, a été atteint de paralysie faciale et d'une anesthésie complète de la cinquième paire. La cornée s'est nécrosée et la sensibilité est revenue dans les branches du trijumeau, en même temps que le nerf facial récupérait lui-même ses fonctions.

La kératite neuro-paralytique débute et progresse sans causer de douleur. La cornée se trouble au niveau de ses parties découvertes, s'infiltre de pus et se détruit souvent complètement, sans que le malade ait conscience de tels désordres. Dans d'autres cas, la maladie se révèle sous forme d'un ulcère étendu, plus souvent central que périphérique, qui gagne peu à peu en profondeur et amène la perforation.

Diagnostic. Quelle que soit la forme de la maladie, ce qui la caractérise essentiellement, c'est son indolence, sa marche envahissante et l'anesthésie de la cornée. Cette membrane qui, à l'état normal, est si sensible, ne révèle aucune douleur quand on la touche avec le doigt ou avec le corps le plus dur; toutefois cette insensibilité n'est pas toujours complète et peut n'être qu'émoussée.

Ces phénomènes d'insensibilité ne se limitent pas toujours à la cornée et peuvent s'étendre sur tout le territoire de la cinquième paire. Lorsqu'ils sont très accusés, il suffit de piquer la peau avec une épingle, pour les mettre en évidence ; s'ils sont moins prononcés, on doit explorer la sensibilité cutanée, au moyen de l'écartement des deux branches d'un compas.

Une variété de kératite neuro-paralytique se déclare parfois chez les enfants pendant les trois ou quatre premiers mois de la vie. De Graefe, qui en a donné une description complète, la rapporte à une encéphalite chronique. Cette affection frappe ordinairement les deux yeux à court intervalle et intéresse peu la thérapeutique oculaire, car les malades ne tardent pas à succomber.

Le diagnostic de la kératite neuro-paralytique ne présente aucune difficulté, grâce à l'anesthésie de la cinquième paire ou tout au moins de la cornée. Ce caractère la distingue nettement de la kératite asthénique, remarquable également par son indolence et sa marche souvent progressive ; mais la cornée conserve ici sa sensibilité et réagit vivement quand on la touche, ce qui permet d'éviter toute méprise.

Traitement.

Quelle que soit l'opinion qu'on se fasse de la nature de la maladie, qu'on la considère comme due à un trouble trophique ou comme le résultat d'un traumatisme survenant sur une cornée anesthésiée, le fait expérimental qui domine en thérapeutique est la nécessité d'obtenir l'occlusion de l'œil, ainsi que cela résulte des expériences de Snellen. La première indication à remplir consiste donc à appliquer un bandeau compressif, que l'on maintiendra en permanence sur l'œil malade.

Tous les moyens propres à activer la nutrition de la cornée et à réveiller la sensibilité dans les branches de la cinquième paire seront ensuite mis en usage. Les plus habituellement employés sont les fomentations chaudes et les instillations fréquentes des collyres d'atropine et d'ésérine, répétées alternativement.

On a aussi vanté dans ces sortes de cas l'électricité sous forme de courants continus, le pôle positif étant placé à la nuque et le pôle négatif sur l'œil. Enfin une ressource qu'il ne faut pas oublier, ce sont les vésicatoires volants, promenés autour de l'orbite et renouvelés tous les quatre ou cinq jours. En dernier lieu on fera la kératotomie.

Le traitement général doit s'inspirer des causes de la maladie (traumatisme, inflammation des méninges ou du cerveau, syphilis cérébrale). L'iodure de potassium est indiqué dans toutes ces sortes de cas, à la dose de 1 à 2 grammes par jour. On doit y joindre les frictions hydrargyriques, si on a lieu de soupçonner une cause spécifique.

STAPHYLOMES DE LA CORNÉE

On sait que la cornée a une forme qu'on peut considérer comme à peu près sphérique. Pour que cette forme se conserve, il est nécessaire que la cornée conserve elle-même sa densité normale, sa consistance physiologique. Si celle-ci vient à diminuer à la suite des diverses altérations que nous venons d'étudier, elle n'offre plus une résistance suffisante à la pression intra-oculaire et à celle que les muscles droits exercent sur le globe, de sorte que la cornée se distend dans des proportions plus ou moins grandes.

Tel est le mode de production des staphylômes que l'on peut définir, des saillies ou des proéminences de la cornée, par suite de sa déformation et d'un changement considérable de sa courbure.

On distingue deux grandes variétés de staphylômes, aussi différentes d'origine que de coloration : le staphylôme opaque et le straphylôme pellucide ou kératocône.

1° STAPHYLOME OPAQUE

Lorsque la cornée a subi une vaste perforation, l'iris s'y engage, y contracte des adhérences et perd bientôt ses caractères pour prendre ceux d'un véritable tissu cicatriciel. C'est ce nouveau tissu, dont la résistance est trop faible pour contre-balancer la pression intra-oculaire, qui cède, se distend et constitue le staphylôme. Son défaut de résistance s'explique d'autant plus facilement que la tension intra-oculaire est souvent en excès, et constitue ainsi un facteur important dans la pathogénie de cette affection.

Le staphylôme est total ou partiel, selon que la cornée tout entière, ou une partie seulement de cette membrane, prend part à sa formation. C'est sur cette division que repose le pronostic de la maladie, ainsi que ses principales indications thérapeutiques.

Le staphylôme total se présente sous la forme d'une saillie considérable, assez prononcée quelquefois pour ne plus permettre aux paupières de la recouvrir complètement. Il a un aspect blanc-grisâtre, sur lequel tranchent çà et là quelques taches noirâtres dues à des amas de pigment que l'iris y dépose ; de nombreux vaisseaux tortueux, variqueux, venus de la conjonctive, en sillonnent souvent la surface. Sa base va d'ordinaire jusqu'à la sclérotique dont elle reste séparée par une bande étroite du tissu cornéen, resté sain en apparence; d'autres fois, la sclérotique participe elle-même à la distension staphylomateuse, circonstance dont nous aurons, dans certains cas, à tirer parti pour juger de l'opportunité de l'énucléation.

Le staphylôme partiel occupe d'habitude la partie inférieure de la cornée, et offre le même aspect que le staphylôme total. Sa base est quelquefois rétrécie par une sorte de collet, ce qui semble indiquer que la maladie va rester stationnaire; plus souvent elle est mal limitée et se continue insensiblement avec le reste de la cornée.

Symptômes fonctionnels. Les troubles fonctionnels sont très variables, car ils dépendent tout à la fois de la situation du staphylôme, de son étendue et de la courbure plus ou moins irrégulière que prend la cornée avoisinante.

C'est ainsi que, dans le staphylôme total, la vision est complètement perdue. Dans le staphylôme partiel, elle est à peine compromise si celui-ci est peu développé, siège à la périphérie, et si le reste de la cornée a conservé sa courbure normale; elle est au contraire totalement abolie, si la pupille tout entière est engagée dans la distension staphylomateuse qui la recouvre.

Au point de vue qui nous occupe, les complications du staphylôme doivent surtout nous intéresser.

Complications. Une fois celui-ci constitué, il devient en effet le point de départ d'un processus glaucomateux remarquable. Soit que l'iris, tiraillé jusqu'à son point d'attache, provoque une irritation continuelle de la région ciliaire et détermine une hypersécrétion des vaisseaux choroïdiens, soit que les voies lymphatiques de l'œil soient interceptées au niveau de l'angle iridien par l'accolement de l'iris à la cornée, on voit souvent la pression intra-oculaire augmenter, la pupille s'excaver, et tous les phénomènes du glaucome se développer peu à peu. C'est là un des grands dangers que l'on a à redouter, même dans le staphylôme partiel, danger que l'on ne doit pas perdre de vue dans le traitement et qui exige qu'on renonce à l'emploi de l'atropine, pendant toute la durée de l'affection.

Une autre complication non moins grave est la possibilité

d'une ophthalmie sympathique. Rossander et Vignaux, entre autres, en ont rapporté des exemples non douteux; de là, l'indication formelle, dans certains cas, de pratiquer l'énucléation du globe.

Traitement.

L'étude que nous venons de faire du staphylôme est suffisante pour nous permettre de saisir les principales indications thérapeutiques à remplir.

Tout d'abord nous avons pu nous rendre compte que les conditions les plus favorables à sa production, sont une vaste perforation de la cornée, l'enclavement d'une portion considérable de l'iris et l'augmentation consécutive de la tension intra-oculaire. C'est donc à prévenir de pareils résultats, que doivent tendre tous nos efforts. Pour cela, nous devons nous opposer autant que possible à ce que la perforation de la cornée survienne spontanément, en la pratiquant nous-même, lorsqu'elle est menaçante, au moyen de la kératotomie, afin de la rendre plus régulière et d'en réduire les dimensions. Le bandeau compressif est ensuite appliqué jusqu'à la guérison complète de la plaie. D'un autre côté, lorsque l'iris est enclavé et ne peut être réduit, il ne faut pas hésiter à faire la section de la portion herniée, quelle que soit son étendue. Enfin il est nécessaire de faire un abondant usage du collyre d'ésérine, afin de s'opposer à l'augmentation de la tension intra-oculaire.

Telles sont les mesures qui constituent le traitement préventif du staphylôme et qui, dans bon nombre de cas, suffisent à empêcher son développement.

Lorsque ce traitement s'est montré insuffisant ou n'a pas été fait, et qu'on se trouve en présence d'un staphylôme en pleine formation, quelle conduite doit-on tenir? La réponse est différente, selon que celui-ci est partiel ou général.

Si le staphylôme est partiel, peu étendu, on peut espérer

entraver sa marche en libérant l'iris, c'est-à-dire en sectionnant son adhérence à la cornée au moyen de la synéchotomie, opération sur laquelle nous aurons à revenir à propos du traitement du leucôme adhérent. Comme l'iris joue un rôle important dans le développement du staphylôme, par l'augmentation de tension intra-oculaire qu'il occasionne, on comprend que le rétablissement de ses fonctions physiologiques ait une action favorable sur la marche de la maladie.

Toutefois, dans la grande majorité des cas, c'est à l'iridectomie qu'il faut avoir recours, car nulle opération ne répond aussi bien aux indications multiples qui peuvent se présenter. C'est la seule, en effet, qui permette de dégager l'iris enclavé, de faire diminuer la tension intra-oculaire et d'obtenir en même temps une nouvelle pupille, lorsque celle-ci est nécessaire au rétablissement ou à l'amélioration de la fonction visuelle.

Si l'iridectomie ne donne pas de bons résultats, il est souvent utile de la renouveler une seconde fois, et si elle se montre encore impuissante, on peut s'attaquer directement au staphylôme soit par la trépanation de la cornée, soit par l'excision d'un petit lambeau cornéen semi-lunaire, opérations sur lesquelles nous aurons à insister dans le traitement du kératocône et dont nous expliquerons alors le mode d'action.

Lorsque le staphylôme est total, il faut renoncer à tout espoir de faire récupérer la vision. Comme l'œil malade est souvent douloureux, gênant, et peut être le point de départ d'une ophthalmie sympathique, il faut se résigner à en faire le sacrifice, et pour cela deux opérations sont en présence : l'amputation antérieure du globe et l'énucléation.

L'amputation antérieure du globe s'exécute généralement

par le procédé de Critchett de la façon suivante : Après avoir chloroformé le malade et écarté les paupières avec le blépharostat, on passe à quelques millimètres de la base du staphylôme et dans le tissu sclérotical, quatre ou cinq longues aiguilles courbes munies de fil de soie ou de catgut. Ces aiguilles sont destinées pendant l'opération à former une sorte de grillage, qui sert de barrière au corps vitré et l'empêche de se vider.

Le chirurgien fait ensuite, avec le couteau de Graefe, une incision de 4 ou 5 millimètres, en avant de l'insertion du muscle droit interne, et y introduit des ciseaux avec lesquels il excise le staphylôme en donnant à la plaie une forme elliptique. Cela fait, il s'assure que le cristallin est sorti, retire les aiguilles et noue les fils de manière à fermer la plaie aussi exactement que possible : le bandeau compressif est ensuite appliqué, et les fils de soie sont laissés en place pendant huit ou dix jours.

Cette opération a l'avantage de prévenir la sortie du corps vitré et les hémorrhagies intra-oculaires : elle donne lieu à un moignon très mobile et très apte à supporter un œil artificiel. Dans certains cas nous préférons passer un fil tout autour de la cornée sous la conjonctive, et après avoir excisé le staphylome, nous serrons légèrement le fil en faisant un nœud.

L'énucléation est indiquée quand la sclérotique prend part à la distension staphylomateuse, car le corps vitré est alors très ramolli. Elle convient également si on a des motifs de craindre une ophthalmie sympathique, et chez les vieillards exempts de toute espèce de coquetterie, car, si elle est moins avantageuse pour la prothèse oculaire que l'amputation de l'hémisphère antérieure du globe, elle est en revanche plus prompte à guérir et moins sujette aux accidents.

2° STAPHYLÔME PELLUCIDE, CONIQUE. — KÉRATOCÔNE

L'étude du staphylôme opaque nous conduit à nous occuper du staphylôme pellucide, bien que cette affection ait une origine complètement différente de la première.

Symptômes objectifs. Le staphylôme conique est caractérisé par la distension de la cornée sous forme de saillie conique et transparente; toutefois, à la longue, le sommet du kératocône devient opaque et peut même s'ulcérer.

1° Aspect de l'œil malade. Vu de face, l'œil atteint de kératocône a un aspect brillant, éclatant et tout à fait étrange, par suite de la réflexion irrégulière de la lumière sur la cornée. C'est là le premier phénomène qui frappe l'observateur et lui permet de soupçonner la maladie. Il suffit alors de regarder l'œil de profil, pour constater la saillie conique formée par la cornée et l'agrandissement considérable de la chambre antérieure, phénomènes qui constituent les symptômes les plus caractéristiques de l'affection.

Mais au début, alors que la déformation de la cornée est à peine apparente ou douteuse, il faut avoir recours aux images réfléchies et à l'éclairage ophthalmoscopique, pour la mettre en évidence.

2° Images réfléchies. Pour faire cet examen, on place le malade de façon qu'un objet éclairé, tel qu'une fenêtre, vienne se peindre sur la cornée. On peut alors constater que cette image réfléchie est bien plus petite sur la partie centrale que sur la partie périphérique et prend ainsi une forme triangulaire. Ce fait résulte de ce que le centre de la cornée ayant un rayon de courbure beaucoup plus petit que le reste de cette membrane, les images qui s'y dessinent doivent nécessairement être plus petites (loi des miroirs convexes). De Graefe rendait saisissantes ces différences de courbure, en disant que le centre de la cornée appartient à une sphère idéale grosse comme un pois, tandis que le reste de sa surface a la circonférence d'une petite pomme de terre.

L'ophthalmoscope constitue aussi pour le kératocône un procédé d'examen très sensible. En effet, en éclairant l'œil avec le miroir, on voit, par suite de la réfraction irrégulière qui se produit, une ombre arrondie se dessiner sur le fond rouge de l'œil, se déplacer au moindre mouvement du globe ou de l'ophthalmoscope et constituer un phénomène de miroitement très remarquable. Cette ombre donne la sensation d'une tache qui existerait au-devant de la cornée du sujet observé, et constitue un symptôme de haute valeur pour le diagnostic, car l'éclairage oblique permet de constater qu'il n'existe alors pas le moindre trouble de transparence sur la surface cornéenne. 3° Examen avec le miroir.

Le procédé du miroir permet aussi de s'assurer que l'œil atteint de kératocône présente toujours un certain degré de myopie, par suite de l'allongement de son axe antéro-postérieur. On fixe pour cela les vaisseaux rétiniens, et en se déplaçant légèrement à droite ou à gauche, on voit l'image de ces vaisseaux exécuter des mouvements apparents en sens inverse de ceux de l'observateur, ce qui est un des signes caractéristiques de la myopie (Voir *Myopie*).

L'examen du fond de l'œil à l'image renversée permet de voir que la papille change de forme, s'étale et s'allonge aux moindres mouvements de la lentille; ses vaisseaux paraissent osciller et trembloter, phénomènes qui sont tous le résultat de l'astigmatisme irrégulier produit par la conicité de la cornée. 4° Examen avec le miroir et la loupe.

Tels sont les signes qui permettent toujours de faire le diagnostic du kératocône dès son début.

Symptômes fonctionnels.

Les yeux atteints de kératocône deviennent rapidement myopes et astigmates; myopes par suite de l'allongement de leur diamètre antéro-postérieur; astigmates parce que la courbure conique de la cornée ne permet pas aux rayons lumineux de se réunir en un même point comme une courbure sphérique, mais les réfracte d'une façon tout à fait irrégulière. C'est pourquoi les malades ne voient les objets éloignés que d'une façon très confuse, ne peuvent lire qu'à la condition de tenir le livre très rapproché et inclinent quelquefois la tête à droite ou à gauche en fermant à demi les paupières, pour mettre à profit le méridien de la cornée qui leur est le plus utile.

Avec un pareil vice de réfraction, auquel s'ajoute à un moment donné l'opacité du sommet du kératocône, et des phénomènes de diplopie ou de polyopie causés par la réfraction irrégulière des méridiens de la cornée, la vision est de plus en plus troublée, surtout pour les objets éloignés. Elle s'abaisse quelquefois jusqu'à 1/50, et le malade ne peut en quelque sorte plus se conduire. Il n'est alors pas rare que ses yeux deviennent sensibles à la lumière, et soient le siège d'une photophobie intense, ce qui aggrave encore son état.

Causes.

Le kératocône est une affection ordinairement congénitale, ou qui se développe dans le jeune âge, rarement après 25 ou 30 ans, et qui d'habitude atteint successivement les deux yeux.

Sa pathogénie est encore inconnue. On a cherché à rattacher cette affection à un processus glaucomateux, mais cela n'est pas vraisemblable, car la tension intra-oculaire se montre diminuée plutôt qu'exagérée. On est donc forcé d'admettre un vice de nutrition de la cornée, dont on ne connaît ni la cause ni le mécanisme, vice de nutrition qui détermine l'amincissement de cette membrane et ne lui permet plus d'opposer à la pression intra-oculaire une résistance suffisante.

Diagnostic.

Les symptômes du kératocône arrivé à un certain degré de développement sont tellement nets, que le diagnostic est rendu évident par la seule inspection de l'œil malade.

Au début, les troubles visuels sont eux-mêmes suffisamment caractéristiques, sinon pour faire reconnaître la maladie, du moins pour donner l'éveil et la faire rechercher. S'ils ont en effet une certaine ressemblance avec ceux de la myopie et ceux de l'amblyopie, ils en diffèrent cependant d'une façon essentielle. En effet, dans la myopie, la vision est immédiatement rétablie par les verres concaves ou par les cylindriques concaves, s'il s'y ajoute un astigmatisme régulier; dans l'amblyopie, la lunette sténopéique ne rend pas la vision plus nette, tandis qu'elle l'améliore dans le staphylôme conique. Mis ainsi sur les traces de l'affection par l'analyse de la fonction visuelle, on la découvre facilement par l'ophthalmoscope, les images réfléchies sur la cornée et les autres signes que nous avons exposés.

A mesure que l'affection progresse, les autres symptômes deviennent très apparents, et le diagnostic s'impose alors à première vue. Ces symptômes dont nous avons déjà parlé sont : 1° l'agrandissement considérable de la chambre antérieure; 2° la saillie conique de la cornée; 3° enfin le ramollissement du tissu cornéen, qui cède et plie d'une façon anormale, sous la pression du doigt qui le comprime.

Traitement.

Remédier artificiellement au trouble de la vue occasionné par le kératocône, sans s'adresser directement à l'affection elle-même; diriger au contraire tous ses efforts contre la courbure exagérée de la cornée, afin de la faire diminuer, telles sont les deux grandes méthodes, l'une palliative, l'autre curative, qui se partagent le traitement du staphylôme conique.

1° *Traitement palliatif.* — Parmi les moyens propres à améliorer la vision, les uns, tels que les verres concaves et les verres cylindriques, sont destinés à corriger le vice de réfraction occasionné par le staphylôme. Ils sont toujours insuffisants pour remédier complètement au trouble visuel, puisqu'il s'agit d'une myopie compliquée d'astigmatisme irrégulier, mais ils rendent quelquefois d'assez grands services pour que leur emploi soit justifié.

On a cherché à obtenir des verres correcteurs plus parfaits au moyen de verres spéciaux. Comme la cornée présente dans le kératocône une surface courbe se rapprochant de l'hyperboloïde, on a construit des verres hyperboliques. De cette façon le Dr Rählman a pu dans certains cas améliorer considérablement la vision, en rendant $S = 1/3$ alors qu'avec les verres concaves S n'était que de $1/10$; mais la construction de ces sortes de verres est encore très défectueuse et leur polissage très imparfait, de sorte qu'ils n'ont pu encore entrer dans la pratique courante.

Les autres moyens employés pour augmenter l'acuité visuelle reposent sur la propriété qu'ils ont de diminuer l'ouverture pupillaire et de supprimer les cercles de diffusion: c'est ainsi qu'agissent les instillations d'ésérine et les lunettes sténopéiques.

Les instillations du collyre d'éserine (0,01 cent. pour 10 gr. d'eau, une fois par jour) ont quelquefois un léger avantage optique. Rien ne s'oppose à ce qu'on en fasse usage, si le malade s'en trouve satisfait, et si elles ne déterminent aucune irritation du côté de la conjonctive.

Un autre moyen non moins simple de diminuer l'ouverture pupillaire consiste dans l'emploi de la lunette sténopéique de Donders, qui n'est autre chose qu'un écran percé d'un trou ou d'une fente très étroite. Grâce à elle, la vision de près est singulièrement améliorée, au point que les malades peuvent lire et écrire, mais la vision des objets éloignés reste très défectueuse, par suite du manque d'éclairage et du rétrécissement considérable du champ visuel.

Bowman imagina de placer la lunette sténopéique dans l'œil lui-même, en pratiquant l'opération de l'iridodésis, opération qui consiste à enclaver l'iris dans une petite ouverture faite à la cornée, aux deux extrémités de l'un de ses diamètres. La pupille est ainsi transformée en une véritable fente qui supprime les cercles de diffusion, tout en laissant un champ visuel suffisant. Malheureusement l'expérience a appris que l'enclavement de l'iris est toujours chose dangereuse pour l'avenir de l'œil ; aussi cette ingénieuse opération a-t-elle dû être délaissée.

2° *Traitement curatif.* — C'est à de Graefe que revient l'honneur des premiers essais tentés en vue de remédier au kératocône, en cherchant à faire diminuer la courbure de la cornée. Connaissant les propriétés rétractiles du tissu cicatriciel en général, il eut l'heureuse inspiration d'en faire l'application à la cornée, idée féconde qui a été accueillie favorablement par tous les ophthalmologistes et a servi de base à de nombreux procédés.

Procédé de de Graefe. — Pour obtenir le résultat désiré, de Graefe enlevait sur le sommet du kératocône un petit lambeau cornéen d'environ 2 millimètres, comprenant à peu près les deux tiers de l'épaisseur de la cornée. Il cautérisait ensuite la plaie tous les deux ou trois jours, avec un crayon de nitrate d'argent mitigé, afin de l'irriter et de provoquer la formation d'un tissu cicatriciel épais et abondant ; puis, après deux ou trois semaines, il laissait la plaie se cicatriser d'elle-même. A la suite de cette opération, il y a production d'un tissu cicatriciel qui se rétracte, diminue la courbure de la cornée et améliore la vision, car le leucome central qui résulte de l'opération est assez étroit pour ne pas interdire tout passage aux rayons lumineux. On peut du reste éviter un leucome trop central, en plaçant la plaie un peu au-dessus du sommet du kératocône.

Procédé de Bowman. — Trépanation de la cornée. — Bowman, rallié aux vues de de Graefe, eut l'idée de trépaner la cornée, afin d'obtenir une perte de substance régulière et bien limitée. A l'aide d'un trépan, il enlève une véritable rondelle de la cornée sur le sommet du staphylôme, applique un bandeau compressif et abandonne la plaie à elle-même. La cicatrisation s'opère en amenant une rétraction dont on cherche à obtenir le bénéfice.

L'un de nous a communiqué au congrès de Londres un autre procédé qui consiste à enlever un petit lambeau de la cornée, de 1 millimètre d'épaisseur et de 2 à 3 millimètres d'étendue, immédiatement au-dessous du sommet du staphylôme. Pour cela, on taille ce lambeau avec un étroit couteau de de Graefe, et, le saisissant avec une pince, on l'excise avec des ciseaux en donnant à cette excision une forme très légèrement elliptique. Après l'opération, on instille quelques gouttes de collyre d'ésérine et on applique un bandage compressif, qui doit rester en place pendant dix jours environ, afin de s'opposer à l'ouverture de la plaie.

Tel est le traitement chirurgical du kératocône. S'il ne donne pas des résultats aussi brillants que beaucoup d'autres opérations de la chirurgie oculaire, il n'en constitue pas moins un progrès important réalisé en thérapeutique, surtout si on considère qu'il s'agit d'une affection dans laquelle nous ne pouvons nous attaquer directement aux causes, puisqu'elles nous sont encore tout à fait inconnues.

OPACITÉS. TACHES DE LA CORNÉE.

Envisagées d'une façon générale, les opacités de la cornée sont de natures très diverses. C'est ainsi qu'on peut distinguer sous ce nom : 1° les opacités de nature cicatricielle ; 2° les opacités glaucomateuses ; 3° les dégénérescences calcaires de l'épithélium ; 4° les taches métalliques ; 5° le gérontoxon.

1° TAIES, LEUCOMES.

Les opacités cicatricielles de la cornée, c'est-à-dire celles qui arrivent à la suite des abcès, des ulcères ou des lésions traumatiques, sont désignées sous le nom de taies ou de leucomes.

On se servait autrefois des mots de néphélion et d'albugo, pour indiquer celles de ces taches qui sont les plus superficielles et les moins apparentes ; mais il est sans intérêt pratique de conserver ces dénominations. Ce qu'il importe surtout, c'est de savoir si le leucome est central ou périphérique, partiel ou total, adhérent ou non adhérent à l'iris, car ce sont là les bases de nos principales indications thérapeutiques.

Les leucomes apparaissent ordinairement sous forme de taches grisâtres et opaques, tantôt très fines et à peine apparentes, tantôt assez marquées pour constituer une difformité choquante, qui est l'objet des principales plaintes du malade. Sympômes objectifs.

Lorsque ces taches sont très fines, elles peuvent passer inaperçues à un examen superficiel. Pour mieux les voir, nous conseillons la pratique suivante : on fait mouvoir l'œil dans tous les sens, de façon que la tache vienne, à un moment donné, se placer directement en face de la pupille ; elle tranche alors par sa coloration grisâtre sur la teinte noire du fond de l'œil et se laisse facilement reconnaître.

2° Un moyen plus parfait encore consiste à projeter sur la cornée la lumière d'une lampe, au moyen d'une loupe (éclairage oblique) ; les moindres taches deviennent alors très apparentes.

3° L'ophthalmoscope peut aussi être ici d'une certaine utilité. Quand on éclaire l'œil avec le miroir (image droite), on voit le fond de cet œil miroiter d'une façon toute particulière, ce qui tient à l'ombre projetée par la tache et aux déplacements qu'elle subit, sous l'influence des moindres mouvements du globe.

Symptômes fonctionnels.

Les symptômes fonctionnels dépendent surtout de la situation de la tache, de son épaisseur et de son étendue plus ou moins grande.

Relativement à sa situation, il est évident qu'une tache même très épaisse située à la périphérie n'apporte aucune gêne à la vision, tandis que celle-ci est profondément troublée par la moindre opacité recouvrant le champ pupillaire.

L'épaisseur de la tache a aussi une influence considérable. Si elle est très épaisse et ne recouvre qu'une partie de la pupille, elle gêne beaucoup moins la vision que si elle est à demi transparente. Dans le premier cas, en effet, elle met obstacle au passage des rayons lumineux, et le malade continue à voir par la partie restée libre de son champ pupillaire ; dans le second, elle se laisse traverser par les rayons lumineux mais les réfracte irrégulièrement, de sorte qu'il en résulte pour le malade une image diffuse, peu nette, qui compromet la vision d'une façon très notable.

Le diagnostic du leucome ne peut présenter de difficulté que lorsqu'il s'agit de le différencier de ces résidus de kératite interstitielle, apparaissant sur la cornée sous forme de taches et qui sont dus à une résorption incomplète des produits infiltrés. Diagnostic

Si on a affaire à un leucome adhérent, la question ne se pose même pas, car l'origine cicatricielle du leucome est alors évidente. Dans le cas contraire, on doit prendre en considération la nature de la maladie qui a préexisté à la tache et l'aspect de l'opacité. En général, l'opacité due à une cicatrice est mieux circonscrite, a une teinte plus uniforme que celle des produits infiltrés ; en outre, ceux-ci sont susceptibles de disparaître à la longue ou de diminuer d'une façon notable, caractères qui manquent aux taches complètement cicatricielles.

Une autre cause d'erreur est la suivante : Lorsqu'un leucome existe sur une cornée qui est le siège d'un état vasculaire récent, on peut facilement le prendre pour un produit inflammatoire dû à la maladie qui vient de se développer. Mais, comme nous l'avons déjà dit, sa coloration est moins diffuse que celle d'une tache d'infiltration ; ses bords sont mieux limités, et il n'est pas le point de concentration de l'injection vasculaire, comme l'est un produit inflammatoire de nouvelle formation.

Dans le traitement des leucomes, on peut avoir à se proposer plusieurs buts, tels que : 1° Rétablir ou améliorer la fonction visuelle ; 2 corriger la difformité produite par le leucome ; 3° remédier aux complications inflammatoires qu'il entraîne et aux accidents divers qu'il détermine : de là un traitement différent, selon l'indication à remplir. Traitement

1° Si un leucome était tout entier formé de tissu cicatriciel, il faudrait renoncer à l'idée d'en obtenir la résolution. Mais on sait qu'une certaine quantité de tissu infiltré entre souvent dans sa formation, de sorte qu'en agissant sur ce dernier sur lequel on a prise, on peut diminuer dans une certaine mesure l'étendue de la tache leucomateuse.

Les meilleurs moyens à employer pour cela consistent en des excitants légers, destinés à amener un travail résolutif, sans provoquer une irritation trop grande. Ici des poudres, des solutions et des pommades s'offrent à notre choix.

Parmi les poudres, celle qui est le plus en vogue est la suivante :

Calomel à la vapeur........................ 5 gr.

On en projette chaque jour une petite quantité dans l'œil avec un pinceau. La conjonctive la supporte facilement, mais à la condition, comme nous l'avons déjà vu, que le malade ne prenne pas d'iodure de potassium à l'intérieur.

D'autres poudres peuvent également être employées : ce sont celles qui ne sont pas trop irritantes et peuvent être obtenues très finement pulvérisées. De ce nombre est le sulfate de soude porphyrisé et effleuri, que l'on met en usage de la même façon que le calomel.

A côté des poudres, se placent certaines solutions, telles que les solutions de chlorure ou d'iodure de sodium et le laudanum.

Le Dr Rothmund (de Munich) a préconisé autrefois les injections sous la conjonctive, à quelques millimètres de a cornée, d'eau tiède contenant 5 ou 10 p. 100 de chlorure de sodium. Les résultats avantageux qu'il en a tirés n'ont pas été confirmés par d'autres expérimentateurs et ce procédé est aujourd'hui abandonné. Mieux vaut se contenter d'instiller une ou deux fois par jour dans l'œil quelques gouttes des solutions suivantes :

Iodure de sodium......	1 gr.	Laudanum de Rousseau.	5 gr.
Eau distillée...........	10 gr.	Eau distillée...........	5 gr.

Les pommades sont à leur tour des moyens résolutifs très utiles pour éclaircir les leucomes. Une des plus efficaces est la pommade à l'oxyde jaune dont on fait chaque soir une application entre les paupières et que l'on formule de la façon suivante :

Oxyde jaune d'hydrargyre..........	0gr,05 à 0gr,10
Vaseline..........................	10 grammes.

Les divers agents thérapeutiques que nous venons de passer en revue doivent en général être employés pendant longtemps, tant que l'acuité visuelle semble en bénéficier. Il est bon de savoir qu'ils donnent des résultats d'autant plus favorables que le leucome est non adhérent, peu épais, de date récente et que le malade est plus jeune. Chez les nouveau-nés on voit même disparaître, en quelque sorte spontanément, des taches consécutives à une perforation de la cornée, qui, à un âge plus avancé, demeureraient indélébiles. De là l'indication de ne pas intervenir alors d'une façon trop active et de ne pas attribuer aux médicaments le mérite d'une action curative, qui revient aux seules forces de la nature.

Nous n'avons pas encore épuisé tous les moyens mis en usage pour éclaircir les leucomes. Ainsi on a proposé, sans grand avantage il est vrai, l'électricité pour activer leur résolution (Quadri, Fano). On a conseillé aussi l'abrasion de la cicatrice lorsque celle-ci est superficielle, dans l'espoir de faire recouvrer à la cornée sa transparence ; mais ici encore les succès n'ont pas répondu à l'attente des expérimentateurs et l'abrasion doit être rejetée, si ce n'est lorsqu'il s'agit de taches métalliques ou incrustantes, où elle peut rendre les plus grands services.

Enfin, sans s'attaquer directement au leucome, on a cherché à remédier au trouble visuel qu'il occasionne par l'emploi de la lunette sténopéique. Celle-ci évite la dispersion des rayons lumineux qui entrent dans l'œil et permet quelquefois au malade de voir les objets les plus fins; malheureusement, en rétrécissant le champ visuel, elle rend l'orientation pour ainsi dire impossible.

Tel est l'ensemble des moyens thérapeutiques qui répondent à la première indication que nous avons posée. Lorsque ces divers moyens ont échoué, on doit alors agiter la question de savoir si on doit intervenir chirurgicalement et créer par une pupille artificielle une nouvelle voie aux rayons lumineux? Ici c'est l'examen de l'acuité visuelle qui doit servir de guide. Tant que la vision, quoique diminuée, reste suffisante pour permettre au malade de lire même de très près avec ou sans lunettes, il est préférable de ne pratiquer aucune opération, qui a chance d'augmenter les cercles de diffusion et de provoquer des éblouissements. Dans le cas contraire, il est utile de procéder à l'iridectomie, mais ayant soin de ne faire à l'iris qu'une excision aussi étroite que possible.

Où se pratiquera alors la nouvelle pupille? De préférence à la partie interne et un peu inférieure de l'iris, si la transparence de la cornée le permet. C'est là le lieu d'élection de la pupille optique, et la brèche faite à l'iris a non seulement l'avantage de laisser pénétrer les rayons lumineux dans l'œil, mais contribue à éclaircir le leucome, ainsi que Panas l'a démontré.

Les conditions de traitement sont bien différentes, lorsqu'on est en présence non plus d'un leucome partiel, mais d'un leucome général, qui, sans être staphylomateux, occupe la cornée tout entière et ne laisse aucune place pour la création d'une pupille artificielle. Pour le malade, c'est l'abolition complète de la vision, si les deux yeux sont atteints ou si l'un d'eux est déjà perdu : aussi, dans ces cas désespérés, est-on autorisé à recourir à des moyens de traitement véritablement exceptionnels, tels que : la transplantation d'une nouvelle cornée et l'emploi de cornées artificielles en verre ou en écaille.

La transplantation de la cornée animale ou humaine a été exécutée par beaucoup d'auteurs (Plouviez, Power, Durr, Wolfe). La cornée transplantée a pu contracter des adhérences, mais s'est ensuite opacifiée ; toutefois, dans le cas de Durr, elle n'a perdu sa transparence que dans le courant de la deuxième année, alors que le malade avait récupéré assez de vision pour pouvoir se conduire.

Le procédé qui paraît le plus simple pour pratiquer cette sorte de greffe consiste à enlever avec le trépan une rondelle de la cornée et à la remplacer par une portion de cette membrane prise sur un lapin ou sur un œil que l'on vient d'énucléer.

Le Dr Nussbaum a eu l'idée d'enlever une portion de la cornée et d'y adapter un verre. Nous ne signalons cette tentative que pour mémoire, car la greffe cornéenne est plus rationnelle et paraît préférable à ce dernier procédé.

Tatouage de la cornée.

2° La seconde indication que l'on a souvent à remplir est celle de corriger la difformité produite par la présence d'un vaste leucome. On arrive à ce résultat par le tatouage.

Cette opération, mise en pratique par de Wecker, Rava et Abadie, consiste à appliquer sur la cornée une pâte épaisse faite avec de l'encre de Chine délayée dans de l'eau et à cribler le leucome de petites piqûres, au moyen de nombreuses aiguilles réunies en faisceau. L'encre de Chine s'introduit dans les piqûres, grâce à de légers frottements exercés avec une spatule, et le leucome prend la teinte noirâtre de la pupille. On arrive à ce résultat en une ou deux séances, sans grande douleur pour le malade et sans danger si on a le soin de ne pratiquer que des piqûres superficielles et de n'agir que sur des leucomes n'ayant aucune tendance à s'accompagner de pression intra-oculaire exagérée.

Outre l'avantage que présente le tatouage de faire disparaître une difformité choquante, il contribue aussi à augmenter l'acuité visuelle en transformant en taches opaques les taches demi-transparentes qui réfractent irrégulièrement les rayons lumineux et gênent considérablement la vision. Aussi cette opération trouve-t-elle son indication dans un grand nombre de cas.

3° La troisième indication qui se présente dans le traitement des leucomes consiste à s'opposer aux complications inflammatoires qu'ils entraînent et aux divers accidents dont ils menacent l'œil, lorsqu'ils sont adhérents à l'iris.

On voit en effet des leucomes sortir de leur état d'indolence et donner lieu parfois à des poussées inflammatoires aiguës qui tourmentent considérablement les malades et constituent une variété de kératite que quelques auteurs désignent sous le nom de kératite cicatricielle. Si on recherche quels sont ceux qui se rendent coupables de ces méfaits, on trouve qu'ils peuvent être rangés en deux classes. Les uns sont des leucomes qui ne sont pas complètement cicatrisés et au centre desquels subsistent de petites ulcérations superficielles visibles seulement à la loupe; les autres sont des leucomes adhérents. A chacune de ces espèces convient un traitement différent.

Dans le cas de leucome incomplètement cicatrisé, il est nécessaire de recourir pendant longtemps à l'emploi de la poudre de calomel, de la pommade à l'oxyde jaune et des douches de vapeur. Si ces moyens longtemps prolongés se montrent insuffisants, nous recommandons la cautérisation ignée de la partie ulcérée, afin d'en obtenir la cicatrisation complète et définitive.

L'adhérence de l'iris au leucome peut être aussi la cause de ces poussées inflammatoires.

Nous verrons tout à l'heure quel est le traitement qu'il convient de leur opposer, mais auparavant nous devons insister un instant sur les autres dangers qui peuvent naître de cette adhérence et nécessiter à leur tour une intervention chirurgicale.

Tout d'abord il suffit que l'iris soit adhérent à un leucome pour que celui-ci ait peu de tendance à s'éclaircir, sous l'influence des moyens que nous avons indiqués. Il est probable que l'enclavement de l'iris agit ici en mettant obstacle à la circulation régulière des liquides nourriciers dans la cornée avoisinante.

En second lieu, cette adhérence est quelquefois le point de départ d'une légère distension de la cornée et d'un certain degré d'astigmatisme irrégulier, de sorte que le malade a la vision plus compromise que ne semblerait l'indiquer l'étendue restée libre de son champ pupillaire.

On l'a aussi accusée, et ceci est plus grave, de pouvoir occasionner un glaucome secondaire, soit par suite du tiraillement de la zone ciliaire et de la choroïde, soit par l'accolement de l'iris avec les voies lymphatiques de l'angle irido-cornéen. Enfin Reclus a pu la signaler comme une des causes possibles de l'ophthalmie sympathique.

Tel est l'ensemble des accidents que peuvent présenter les leucomes adhérents, de sorte ques'il est vrai qu'ils permettent souvent une vision satisfaisante et durable, il n'en est pas moins certain qu'ils menacent quelquefois l'avenir de l'œil et exigent du médecin une surveillance attentive.

C'est pour prévenir ces accidents et d'autres fois pour y remédier que nous conseillons les deux opérations suivantes, à savoir : la synéchotomie ou l'iridectomie.

La synéchotomie (1), c'est-à-dire la section de la portion de l'iris adhérente au leucome, s'exécute au moyen d'une aiguille serpette que l'on introduit dans la cornée du côté opposé à la synéchie, de façon à l'attaquer par son sommet. On détache celui-ci en imprimant à l'instrument de légers mouvements de scie, et l'incision terminée, on instille quelques gouttes de collyre d'atropine et on applique un bandage compressif. Grâce à cette opération, l'iris reprend sa mobilité, le leucome tend à s'éclaircir, car le lambeau irien qui s'y trouve soudé ne tarde pas à s'atrophier et tous les dangers dont nous avons parlé plus haut sont conjurés.

L'iridectomie est également indiquée pour faire cesser les tiraillements de l'iris. C'est à elle que l'on doit avoir recours toutes les fois qu'il y a menace d'augmentation de la pression intra-oculaire et que l'on veut ouvrir une nouvelle voie aux rayons lumineux et obtenir une action antiphlogistique énergique; aussi est-elle l'opération la plus fréquemment employée dans le traitement des leucomes.

2° OPACITÉS GLAUCOMATEUSES

Il est une variété rare d'opacité circonscrite de la cornée,

(1) Voir Galezowski, *Recueil d'ophthalmologie*, mars 1881.

de coloration peu intense, qui ne se déclare que chez les personnes d'un certain âge et qui est la manifestation d'un processus glaucomateux dont elle est le symptôme avant-coureur. Cette opacité peut rester stationnaire des mois entiers, sans apporter d'autre gêne au malade qu'un trouble de la vue plus ou moins prononcé. Cependant la pupille est dilatée, paresseuse, et des crises névralgiques violentes se manifestent parfois dans les branches de la 5e paire. La tension intra-oculaire reste d'abord normale, puis finit par s'accentuer, en même temps qu'apparaissent les autres symptômes du glaucôme.

D'autres opacités de la cornée se montrent également dans le cours du processus glaucomateux ou à la suite des irido-choroïdites, mais elles sont consécutives et n'ont pas tout l'intérêt qu'offrent les premières au point de vue du diagnostic anticipé qu'elles permettent.

On ne saurait confondre ces sortes d'opacités avec celles de la kératite interstitielle. Elles n'en ont ni les caractères ni la marche caractéristique et surviennent du reste à un âge où la kératite parenchymateuse ne se montre plus.

Le traitement qu'elles réclament est la sclérotomie ou l'iridectomie, moins dans le but de les faire disparaître, car elles sont ordinairement persistantes, que pour prévenir l'explosion du glaucôme dont elles signalent l'arrivée.

3° DÉGÉNÉRESCENCE CALCAIRE DE L'ÉPITHÉLIUM CORNÉEN (1).

Cette affection fort rare se présente sous la forme d'une opacité, large de 6 à 8 millimètres, qui s'étend au devant du diamètre transversal de la cornée. Sa teinte d'un gris uni–

(1) Voir Galezowski, *Recueil d'ophthalmologie*, 1881.

forme est assez opaque pour empêcher complètement la vision.

Cette altération n'amène aucun phénomène de réaction et ne donne lieu à aucune douleur. Sa marche est très lente, et elle peut rester localisée pendant des mois et même des années, sur la partie centrale de la cornée. On la confond souvent avec les opacités glaucomateuses, et on pratique sans succès l'iridectomie.

L'examen histologique a démontré que cette dégénérescence est due à l'infiltration de sels de chaux, dans les couches superficielles de l'épithélium cornéen. Elle paraît en effet liée à la diathèse arthritique ou goutteuse et vient quelquefois compliquer les maladies de l'iris et de la choroïde.

Le traitement consiste à pratiquer, avec un couteau de Beer, l'abrasion de la couche épithéliale. On trouve au-dessous d'elle le tissu de la cornée avec sa transparence complète, de sorte que la vision abolie peut être entièrement restituée. Nous avons pratiqué cette opération deux fois avec un plein succès.

4° TACHES MÉTALLIQUES.

On rencontre quelquefois à la surface de la cornée des taches d'un blanc nacré et tellement brillantes, qu'il est impossible de les confondre avec toute autre opacité. Ce sont là des taches métalliques, produites ordinairement par des dépôts d'acétate de plomb, de nitrate d'argent et quelquefois de chaux, incrustés dans un ancien ulcère de la cornée.

Ces taches métalliques s'enlèvent en général avec la plus grande facilité.

5° GÉRONTOXON. ARC SÉNILE.

Le gérontoxon est une sorte de dégénérescence graisseuse de la périphérie de la cornée, qui se manifeste surtout chez les personnes très âgées. Son siège de prédilection est la partie supérieure de la cornée, où il reste souvent limité.

Le gérontoxon se rencontre le plus souvent sur les deux yeux. Il n'occasionne ni gêne, ni irritation, ni trouble de la vue, car il reste toujours périphérique. M. Péter a insisté sur sa coexistence fréquente avec la dégénérescence athéromateuse des vaisseaux.

Ce qu'il importe de savoir au point de vue pratique, c'est que les cornées atteintes de gérontoxon sont prédisposées à la suppuration, ainsi que Hasner l'a signalé. Aussi dans l'opération de la cataracte doit-on chercher, autant que possible, à ne pas comprendre dans l'incision les parties atteintes de gérontoxon.

TUMEURS DE LA CORNÉE.

Les tumeurs de la cornée sont rares, et la plupart de celles qui envahissent cette membrane prennent naissance dans les tissus voisins, c'est-à-dire dans le limbe conjonctival, dans l'épisclérée et quelquefois même dans l'intérieur de l'œil.

Parmi ces tumeurs, ce sont l'épithélioma, le sarcome et le mélano-sarcome qu'on observe le plus fréquemment. Leur diagnostic est en général facile, mais rappelons-nous que des granulations de la cornée hypertrophiées et singulièrement dégénérées ont pu être prises pour une tumeur épithéliomateuse.

Le traitement consiste dans l'énucléation du globe ou dans l'amputation de l'hémisphère antérieur, dès que la nature maligne de l'affection est reconnue.

MALADIES DE LA SCLÉROTIQUE

La sclérotique, membrane dure, épaisse, destinée à former la charpente de l'œil, appartient par sa structure au tissu fibreux. Elle est composée de faisceaux de tissu conjonctif, entre-croisés à angle droit, ce qui augmente sa solidité, et présente dans son intérieur de nombreuses vacuoles, communiquant les unes avec les autres, et représentant les espaces prismatiques de la cornée. Dans ces vacuoles circulent les sucs nourriciers et quelques cellules migratrices.

Très pauvre en vaisseaux, traversée par des nerfs nombreux qui ne lui sont que très peu destinés, cette membrane ne joue dans l'œil qu'un rôle passif. Ses altérations primitives se réduisent à son inflammation ; ses altérations consécutives sont, il est vrai, un peu plus nombreuses, mais elles sont sous la dépendance directe de certaines affections choroïdiennes, dont elles ne sont que des complications.

ÉPISCLÉRITE ET SCLÉRITE.

On désigne ainsi l'inflammation de la capsule de Tenon et du tissu sclérotical. Mais ces deux affections se trouvent souvent réunies, de sorte qu'il est difficile de faire exactement la part qui revient à chacune d'elles, dans les inflammations qui les atteignent.

Toutefois on donne habituellement le nom d'épisclérite à l'inflammation voisine du bord de la cornée et on réserve celui de sclérite à celle qui en est plus ou moins distante.

Symptômes.

La maladie se présente sous la forme d'une ou plusieurs petites bosselures ou saillies, dont voici les principaux caractères :

1° Ces bosselures, de 4 ou 5 millimètres de diamètre, siègent en général sur le pourtour de la cornée, souvent au niveau du point d'attache des muscles droits. Elles présentent une injection vasculaire intense, formée tout à la fois de vaisseaux profonds et de vaisseaux conjonctivaux engorgés qui rampent à leur surface. Cette injection leur communique une teinte sombre, violacée, vineuse, qui ne disparaît pas à la pression du doigt, et dont la coloration tranche avec celle des autres parties de la sclérotique, qui restent complètement intactes.

2° Lorsque le foyer d'épisclérite siège tout près du bord de la cornée, il détermine souvent dans son voisinage une opacité circonscrite du tissu cornéen, sorte d'infiltration sclérosante qui persiste fort longtemps.

3° Le sommet de la bosselure est arrondi et parcouru par des vaisseaux conjonctivaux. Dans des cas exceptionnels, on peut y rencontrer un véritable petit abcès, ainsi que Bowmann et Desmarres en ont rapporté des exemples.

4° Cette affection se développe lentement, sans douleur et prend des allures essentiellement chroniques. On la voit durer des mois et même des années, puis disparaître sans laisser de traces si ce n'est quelquefois une petite tache ardoisée à peine apparente. Toutefois cet état d'indolence est quelquefois remplacé par un état aigu et l'on voit survenir, dès le début, de la photophobie, du larmoiement et des névralgies ciliaires qui font de la maladie une véritable sclérite aiguë.

Episclérite périodique.

Il est une autre forme d'épisclérite, non décrite par les auteurs, et qui cependant est loin d'être rare. Ici l'épisclérite n'est pas localisée, mais s'étale sur toute la moitié inférieure ou supérieure du globe, auquel elle communique une teinte rouge vineuse. Elle s'accompagne de douleurs péri-orbitaires, de larmoiement et disparaît en six ou huit jours. Ses récidives sont fréquentes et on la voit chez certains malades revenir pendant quelque temps tous les mois, en conservant toujours son caractère de rapide évolution. C'est là une forme que l'on peut désigner sous le nom d'épisclérite périodique.

Complications.

Parmi les complications, nous avons déjà parlé de celle qui survient du côté de la cornée, sous la forme d'opacité circonscrite, située au voisinage du foyer d'épisclérite; mais ce n'est pas là la plus importante, car c'est du côté de l'iris et de la choroïde que réside le principal danger de la sclérite. A ce propos, il est bon de remarquer que lorsque l'inflammation de la sclérotique se déclare à une certaine distance de la cornée et de la zone ciliaire, elle se complique rarement d'iritis; tandis que si elle en est très voisine, il n'est pas rare de voir l'iris participer à la maladie et l'attester par des synéchies postérieures, qui se forment peu à peu, sans phénomènes de réaction très accentués. La choroïde peut être atteinte à son tour et donner lieu à des choroïdites plastique, séreuse ou atrophique.

Causes.

Le rhumatisme, la goutte et exceptionnellement la syphilis sont les causes les plus fréquentes de la sclérite. La maladie emprunte-t-elle des caractères particuliers à l'une ou l'autre de ces causes? Non, dans la plupart des cas; c'est pourquoi on n'en peut reconnaître l'origine que par la connaissance des antécédents du malade et des manifestations diathésiques auxquelles il est sujet. Toutefois la présence seule de la sclérite permet toujours de soupçonner l'influence de la diathèse rhumatismale, car elle en est souvent la première manifestation.

La sclérite est quelquefois liée chez la femme à des désordres utérins. On ne l'observe guère qu'à l'âge adulte; aussi est-elle très rare chez les vieillards et presque inconnue chez les enfants.

On ne peut guère confondre le bouton d'épisclérite qu'avec une grosse phlyctène développée sur la conjonctive bulbaire; mais les éléments de diagnostic ne font pas défaut, ainsi que nous l'avons déjà vu (voir Kératite phlycténulaire). Rappelons que l'épisclérite constitue une saillie arrondie, consistante, recouverte de vaisseaux conjonctivaux, n'ayant aucune tendance à s'ulcérer et durant fort longtemps. La phlyctène, au contraire, présente à son sommet une couche épithéliale extrêmement mince, la séparant du contenu liquide qu'elle renferme; aussi ne tarde-t-elle pas à s'ulcérer et n'a-t-elle qu'une durée transitoire de quinze à vingt jours. Enfin l'âge du malade est un élément précieux de diagnostic, car la phlyctène est une maladie de l'enfance ou de la jeunesse, et la sclérite une affection que l'on ne rencontre en quelque sorte que dans l'âge adulte. Diagnostic.

Maladie rebelle, chronique par excellence, sujette à récidiver, amenant d'autant plus facilement des complications qu'elle se trouve plus rapprochée du bord de la cornée et de la région ciliaire, la sclérite offre de sérieuses difficultés pour le traitement et exige toujours des soins longtemps prolongés. On remplit les principales indications qu'elle réclame par les moyens suivants : Traitement.

Dans le but d'agir sur le système vasculaire de l'œil et de s'opposer autant que possible aux complications, il est utile d'employer alternativement les instillations d'atropine et d'ésérine. En instillant le soir une goutte de collyre d'atropine et le matin une goutte de collyre d'ésérine, on évite autant que possible tout trouble visuel et on a sans inconvénient le bénéfice que l'on veut obtenir.

L'emploi de la chaleur se montre toujours favorable, ce que l'on comprend facilement, en se rendant compte qu'il s'agit d'une affection où la diathèse rhumatismale est souvent en jeu. Douches de vapeur cinq ou six fois par jour, pendant quinze ou vingt minutes chaque fois; applications prolongées sur les paupières de compresses trempées dans une infusion émolliente chaude; bandage légèrement compressif sur les yeux pendant la nuit, afin de s'opposer à toute déperdition de chaleur : tels sont les moyens les plus commodes pour répondre à cette indication et que le médecin a toujours à sa portée.

On a beaucoup vanté, dans ces derniers temps, le massage de la petite tumeur à travers la paupière. Ce massage a surtout été recommandé par Pagenstecher qui conseille de le pratiquer de la façon suivante : on applique l'indicateur sur la paupière supérieure, et grâce à des mouvements de va-et-vient, on exerce des frictions rapides sur l'œil, en allant du centre de la cornée vers les parties équatoriales. On imprime ensuite au doigt des mouvements circulaires et on achève ainsi le massage complet de la petite tumeur. Ce massage doit être pratiqué tous les jours pendant trois ou quatre minutes; il agit en favorisant la circulation des vaisseaux engorgés et a quelquefois l'influence la plus heureuse sur la marche de la maladie.

D'autres ressources qu'il ne faut pas oublier dans le traitement de la sclérite, c'est l'application de vésicatoires volants promenés autour de l'orbite et renouvelés tous les cinq ou six jours, et dans les cas absolument rebelles, les scarifications de la tumeur scléroticale. Ces scarifications doivent être pratiquées perpendiculairement au bord de la cornée et être assez profondes pour intéresser la sclérotique. On les voit quelquefois réussir à arrêter le mal, alors que les autres moyens se sont montrés insuffisants.

Tels sont les moyens locaux les plus habituellement employés dans le traitement de la sclérite. C'est à dessein que nous n'avons pas parlé des collyres irritants, car ils doivent être bannis du traitement de cette affection. Les antiphlogistiques eux-mêmes doivent être rejetés, à moins que la sclérite se montre sous une forme aiguë et s'accompagne de douleurs névralgiques, cas dans lequel on est autorisé à appliquer quelques sangsues à la tempe et à faire usage du collyre d'atropine.

Le traitement interne doit tenir une place importante dans une maladie aussi souvent constitutionnelle que la sclérite.

Aux rhumatisants conviennent les douches de vapeur, les transpirations abondantes, obtenues chaque matin par des boissons chaudes ou par des injections de pilocarpine, en ayant soin de maintenir les forces par des préparations de fer et de quinquina. En même temps, on administre le salicylate de soude à la dose de 2 à 4 grammes par jour en solution. Si la syphilis est en cause, c'est au traitement général par les frictions mercurielles et à l'iodure de potassium qu'il faut avoir recours.

Un pareil traitement doit être continué tant qu'il n'y a pas de complication; mais si l'opacité de la cornée s'étend, si l'iris présente des synéchies, il ne reste qu'une ressource pour arrêter les progrès de la maladie, c'est l'iridectomie. Cette opération se montre si bienfaisante et amène une telle détente dans la circulation de l'intérieur de l'œil que nous la recommandons, même dans les cas où l'iris est indemne, lorsque la maladie résiste à tous les traitements employés. Elle seule peut alors enrayer l'affection et préparer sa guérison comme nous avons pu le démontrer par des travaux antérieurs.

MALADIES DE L'IRIS

IRITIS. IRITIS SÉREUSE, PLASTIQUE, SUPPURATIVE. — IRITIS SYPHILITIQUE, RHUMATISMALE, GOUTTEUSE, BLENNORRHAGIQUE, SCROFULEUSE, TUBERCULEUSE, DYSMÉNORRHÉIQUE, GLYCOSURIQUE, TRAUMATIQUE. — IRITIS CHRONIQUE. — IRITIS CONSÉCUTIVE. — TROUBLES FONCTIONNELS DE L'IRIS (MYDRIASE, MYOSIS). — TUMEURS DE L'IRIS.

L'iris est un lieu de rendez-vous pour de nombreuses diathèses. Elle est, avec la choroïde, le terrain de prédilection de la syphilis acquise et, avec la sclérotique, le siège le plus commun des manifestations oculaires du rhumatisme et de la goutte. Plus on recherche du reste avec soin l'origine de ses inflammations, plus on tend à se convaincre qu'elles sont rarement idiopathiques, mais presque toujours solidaires de troubles généraux, ou sous la dépendance directe d'affections constitutionnelles. Celles que nous venons de citer ne sont pas les seules qui puissent l'atteindre, car, dans certains cas, les maladies de l'iris relèvent des diathèses scrofuleuse, tuberculeuse, de la glycosurie et quelquefois enfin de troubles utérins.

Si on ajoute à ces considérations que beaucoup d'affections des membranes de l'œil, telles que les conjonctivites, les kératites, les sclérites, les choroïdites, peuvent à un moment donné de leur évolution se compliquer d'iritis, on se rendra compte de la grande fréquence des maladies de l'iris et de l'intérêt considérable qu'elles présentent.

Anatomie. Nous n'avons pas à décrire ici l'anatomie de l'iris, qui se trouve dans tous les livres classiques. Rappelons seulement que deux ordres de fibres musculaires lisses entrent dans sa composition. Les unes, circulaires, sont disposées autour de l'orifice pupillaire, dans une étendue d'un millimètre environ et constituent le sphincter de la pupille. Les autres, radiées, s'étendent du sphincter, dans l'épaisseur duquel elles naissent, jusqu'à la périphérie de l'iris et forment le muscle dilatateur de la pupille. Ces deux muscles, innervés le premier par la troisième paire, le second par le grand sympathique, sont dans un état d'antagonisme constant. Lorsque leur action se contre-balance, la pupille est dans un état de moyenne dilatation; lorsque l'action du sphincter ou du muscle dilatateur devient prédominante, elle se resserre ou s'élargit.

C'est au milieu d'un stroma, composé de fibres lamelleuses, que sont situées ces fibres musculaires, plus rapprochées toutefois de la partie postérieure que de la partie antérieure. Ce stroma contient aussi un grand nombre de cellules pigmentaires étoilées, s'anastomosant fréquemment entre elles par leurs prolongements et d'autant plus nombreuses que la coloration de l'iris est plus foncée. Ce sont ces cellules qui donnent à l'iris les couleurs brillantes et variées qu'il présente et qui lui ont valu son nom. Tout ce stroma est recouvert d'une couche endothéliale extrêmement fine, dont l'existence est maintenant admise par tous les micrographes.

La circulation de l'iris doit nous arrêter un instant. Cette membrane reçoit principalement les deux artères ciliaires postérieures longues, qui lui sont spécialement destinées et lui assurent en quelque sorte une circulation indépendante. Elle reçoit accessoirement les rameaux des artères ciliaires antérieures.

Ces différentes artères s'unissent entre elles pour former,

autour de la grande circonférence de l'iris, un grand cercle artériel complet. C'est de ce cercle qu'émergent les artères iriennes proprement dites, qui se dirigent en rayonnant vers le centre de l'iris, droites ou flexueuses, selon l'état de contraction ou de dilatation de la pupille. Arrivées sur les limites du sphincter, elles se bifurquent et s'anastomosent de façon à former autour de l'orifice pupillaire un petit cercle artériel, presque toujours incomplet.

Les veines de l'iris cheminent de la petite vers la grande circonférence et vont, avec les veines des procès ciliaires, se jeter dans les vasa vorticosa. Dans ce trajet, elles ne traversent pas comme les artères le muscle de Brücke, mais passent au-dessous de lui, et ne peuvent être influencées par ses contractions, auxquelles elles échappent complètement. Quelques-unes de ces veines se rendent dans le canal de Schlemm que nous aurons occasion d'étudier plus loin.

Les nerfs de l'iris sont extrêmement nombreux. Ils viennent des nerfs ciliaires directs qui donnent la sensibilité à l'iris et à la conjonctive, et des nerfs ciliaires indirects, qui sont des branches efférentes du ganglion ciliaire et renferment par conséquent des filets moteurs émanés de la troisième paire, des filets sensitifs provenant de la cinquième paire et des filets du grand sympathique. Ces nerfs se portent de la grande vers la petite circonférence, en se divisant et en s'anastomosant pendant leur trajet.

IRITIS.

Division. Les inflammations de l'iris présentent de nombreuses variétés, et peuvent être envisagées de bien des manières différentes.

1° En tenant compte de la nature de l'exsudat que crée

l'inflammation, on peut diviser les iritis en : 1° iritis séreuse ; 2° iritis plastique ; 3° iritis suppurative.

Cette division, reposant sur l'élément anatomique, a l'avantage de s'appliquer à tous les cas possibles d'iritis et d'établir entre eux des distinctions très nettes ; aussi est-elle acceptée par la plupart des auteurs.

2° Au point de vue des causes qui produisent la maladie, on peut admettre les principales variétés suivantes : 1° l'iritis syphilitique ; 2° l'iritis rhumatismale ; 3° l'iritis goutteuse ; 4° l'iritis blennorrhagique.

Ce sont là les variétés d'iritis les mieux dessinées et qui sont en quelque sorte devenues classiques. Mais à côté d'elles, d'autres variétés quoique plus rares méritent également de prendre un rang distinct ; c'est ainsi que nous aurons occasion d'étudier les iritis scrofuleuse, tuberculeuse, glycosurique, dysménorrhéique, sans oublier l'iritis traumatique qui est elle-même très importante.

3° En tenant compte de la marche de la maladie, il y a lieu de distinguer : 1° l'iritis aiguë ; 2° l'iritis chronique, distinction d'autant plus importante que le traitement de ces deux sortes de cas est entièrement différent.

4° Enfin, en prenant en considération les conditions dans lesquelles l'iritis survient, on doit reconnaître : 1° l'iritis primitive ; 2° l'iritis consécutive.

C'est sous tous ces points de vue, qu'il convient d'étudier les iritis, afin d'en avoir une notion aussi exacte et aussi complète que possible. Cette étude est, à la vérité, assez complexe, mais elle nous paraît nécessaire pour nous rendre compte de la gravité de chaque espèce d'iritis et nous permettre d'asseoir le traitement sur des bases complètement rationnelles.

Avant de décrire chacune des variétés que nous venons d'établir, il est utile de passer en revue les principaux symptômes qui leur sont communs.

Symptômes objectifs.

1° *Injection périkératique et conjonctivale.* — Dès le début de l'iritis on aperçoit autour de la cornée une vascularisation très fine, constituée par l'injection des vaisseaux sous-conjonctivaux. C'est là l'injection périkératique, dont nous avons appris ailleurs à reconnaître les caractères.

Cette injection est souvent peu prononcée, surtout dans les iritis chroniques; elle est au contraire très accentuée dans les iritis aiguës, et peut même retentir par voisinage sur les vaisseaux conjonctivaux, de sorte que l'œil tout entier est rouge et injecté. A un degré de plus, elle donne lieu à un chémosis séreux sous la conjonctive bulbaire et à un véritable œdème des paupières.

2° *Changement de coloration de l'iris.* — L'iris enflammé change de couleur et devient plus foncé. Il perd en même temps tout son éclat; sa surface paraît trouble et ses fibres moins nettes. On le voit rarement se vasculariser, si ce n'est dans quelques irido-choroïdites et dans certaines iritis syphilitiques.

Ce changement de coloration est surtout appréciable en comparant l'iris malade avec l'iris du côté sain. Un œil vairon ne saurait amener de confusion, car les fibres iriennes ont ici l'apparence de fibres saines et ont conservé intacte leur contractilité.

3° *Rétrécissement de la pupille. Synéchies postérieures.* — Un des premiers signes de l'iritis est la contraction de la pupille, son immobilité et la forme irrégulière qu'elle affecte, sous l'influence des exsudations fibrineuses qui la font adhérer à la capsule du cristallin. Ce sont ces sortes de brides qui constituent les synéchies postérieures et qui, en déformant la pupille, sont le symptôme pathognomonique de l'iritis. Ces synéchies sont surtout visibles à l'éclairage latéral, ou lorsqu'on dilate la pupille au moyen de l'atropine.

4° *Troubles de la chambre antérieure.* — L'humeur aqueuse se trouble souvent quand la maladie acquiert une certaine intensité. Elle devient louche, floconneuse; quelquefois on voit se former, dans la chambre antérieure, des dépôts de pus ou de sang, qui sont caractéristiques de certaines variétés d'iritis.

5° *Kératite ponctuée.* — Dans certains cas, on voit de petites taches brunâtres, formées de fibrine et de molécules graisseuses, se déposer sur la membrane de Descemet, sous la forme d'un pointillé très fin. C'est là la kératite ponctuée des anciens auteurs, que les modernes envisagent comme une iritis séreuse, ainsi que nous aurons occasion de le voir.

Symptômes fonctionnels.

Les symptômes fonctionnels suivants, moins importants que les précédents au point de vue du diagnostic, guident souvent notre thérapeutique en nous révélant l'acuité plus ou moins vive de la maladie.

1° *Douleurs péri-orbitaires.* — Ces douleurs, dues à la compression des filets nerveux de l'iris, siègent dans les différentes branches du trijumeau et ont pour caractères de se manifester par crises et de s'exaspérer surtout pendant la nuit. Elles sont souvent assez violentes pour nous obliger à diriger contre elles un traitement spécial.

2° *Photophobie et larmoiement.* — La photophobie et le larmoiement sont ici de cause réflexe et sont généralement en rapport avec l'intensité plus ou moins grande des douleurs.

3° *Trouble visuel.* — Le trouble de la vision dépend surtout de l'état de la pupille. Lorsque celle-ci est libre, il est très peu notable, à moins que la choroïde ne participe à l'inflammation; aussi voyons-nous ce symptôme être pris souvent comme base du diagnostic différentiel entre l'iritis et l'irido-choroïdite.

Telle est l'énumération des principaux symptômes de l'iritis. Voyons maintenant comment ces symptômes se groupent et de quelle manière certains d'entre eux deviennent prédominants, pour constituer les premières variétés d'iritis, dont nous avons à nous occuper, à savoir : l'iritis séreuse, l'iritis plastique et l'iritis suppurative.

1° Iritis séreuse. L'iritis séreuse est caractérisée par l'hypersécrétion de l'humeur aqueuse, par l'agrandissement consécutif de la chambre antérieure et par de petits dépôts grisâtres ou brunâtres qui se font sur la membrane de Descemet et sont souvent disposés en forme de triangle, sans qu'on puisse en expliquer la raison.

Ici le parenchyme de l'iris n'est pas profondément altéré, et s'il se forme des synéchies, elles sont fragiles et peu nombreuses.

Cette variété d'iritis a tendance à augmenter la tension intra-oculaire; c'est pourquoi la pupille est souvent dilatée, par suite de la compression subie par les nerfs ciliaires. Les auteurs anciens la considéraient comme l'inflammation d'une membrane séreuse qu'ils croyaient tapisser la chambre antérieure et la désignaient sous le nom d'aquo-capsulite. Les modernes l'attribuent à un processus inflammatoire qui occupe la surface irienne et les espaces lymphatiques disposés autour de la chambre antérieure et qui sont en communication avec elle.

L'iritis séreuse se complique fréquemment de choroïdite et de flocons du corps vitré. Elle est sujette à des récidives et amène à la longue des accidents glaucomateux. A ce titre, elle peut être considérée comme une des formes initiales du glaucome, de sorte que, pour la traiter, on doit être très sobre dans l'emploi de l'atropine.

L'iritis plastique est la forme la plus commune de l'iritis et c'est à elle que se rapportent la plupart des signes dont nous avons fait plus haut l'énumération. 2° Iritis plastique.

Cette variété d'iritis se distingue par des synéchies postérieures nombreuses, solides, capables d'amener parfois l'atrésie pupillaire, et par des exsudations fibrineuses, altérant la transparence de l'humeur aqueuse, se répandant au devant de la surface irienne dont elles ternissent l'éclat et se plaçant souvent dans le champ pupillaire qu'elles tendent à obstruer.

Quelque abondants que soient ces produits inflammatoires, ils sont susceptibles de se résorber, mais à la condition d'un traitement prompt et énergique, qui ne leur laisse pas le temps de s'organiser.

Dans l'iritis suppurative, la trame de l'iris est envahie par une sorte d'infiltration purulente qui lui communique une teinte jaunâtre et augmente considérablement son épaisseur. 3° Iritis suppurative

Le gonflement est surtout apparent par places où l'on voit se former de véritables bosselures, recouvertes parfois de vaisseaux facilement visibles à la loupe. Enfin les produits purulents se déversent dans la chambre antérieure et y constituent un hypopion.

Ce ne sont pas là les seuls désordres qu'amène l'iritis suppurative. Elle donne lieu en outre à des exsudations épaisses, qui obstruent la pupille, établissent des adhérences très larges entre l'iris et la capsule et déterminent quelquefois une synéchie postérieure totale.

Ici les symptômes fonctionnels et les phénomènes de réaction inflammatoire sont en général portés à leur plus haut degré d'acuité, et sont en rapport avec la gravité du mal qui a souvent une origine traumatique.

Après avoir étudié les iritis au point de vue anatomique, nous avons à les différencier entre elles au point de vue étiologique. Ici nous avons à tenir compte non seulement de la nature de l'exsudat, mais des modifications variées que les causes de la maladie peuvent apporter dans les allures qu'elle affecte, dans ses symptômes, dans sa marche, dans sa durée, tantôt d'une façon assez nette pour que son origine soit de suite reconnue, tantôt, il est vrai, d'une façon plus obscure et plus difficilement saisissable.

Iritis syphilitique.

Parmi les inflammations diathésiques de l'iris, l'iritis syphilitique est la plus fréquente, car elle constitue environ les deux tiers des iritis. Elle apparaît en général immédiatement après la roséole et les éruptions de la période secondaire, mais quelquefois à une époque un peu plus tardive, et on la voit survenir en moyenne trois ou quatre fois sur cent cas de syphilis.

L'iritis syphilitique prend le type de l'iritis plastique. Il est difficile, sinon impossible d'en retracer un tableau exact, car la plus grande irrégularité règne dans ses symptômes, dans son évolution et dans sa marche. Toutefois les signes suivants en retracent autant que possible la physionomie, qui a du reste été très bien décrite par Fournier (1).

1° L'iritis syphilitique est souvent remarquable par son indolence. Ainsi on peut voir les douleurs péri-orbitaires manquer, alors que l'injection péri-kératique est cependant très prononcée. Cette injection péri-kératique est elle-même très variable : tantôt elle est générale et très intense;

(1) Fournier, *Leçons sur la syphilis, étudiée plus particulièrement chez la femme*. Paris, 1873.

tantôt elle est circonscrite et partielle; tantôt enfin, elle est si légère qu'elle passe pour ainsi dire inaperçue.

2° L'exsudation plastique qui recouvre la surface de l'iris rend cette membrane terne, voilée, sans éclat. On a noté le gonflement du sphincter et la teinte cuivrée qu'il prend en certains endroits. C'est un symptôme assez caractéristique quand il existe et sur lequel insistait Sichel père, mais il fait souvent défaut.

3° Le véritable signe pathognomonique de l'iritis syphilitique est la présence, sur la surface de l'iris, de petites tumeurs arrondies, de couleur brun-rougeâtre, recouvertes de vaisseaux capillaires très fins. Ces tumeurs, que l'on désigne sous le nom de condylômes, ne sont autre chose que de véritables gommes. Elles sont susceptibles de se résorber et sont tellement caractéristiques, qu'elles permettent d'affirmer l'origine syphilitique de la maladie, même en l'absence de tout autre symptôme.

4° Un autre signe également très important, mais assez rare, consiste dans la présence sur l'iris de petites taches rouges, circonscrites, ressemblant à des taches hémorrhagiques. Elles sont constituées par une accumulation de vaisseaux capillaires très fins, que l'on reconnaît facilement à la loupe et n'existent dans aucune autre variété d'iritis. Nous regardons leur présence comme un signe pour ainsi dire certain de spécificité.

5° Aucune autre variété d'iritis plastique n'a autant de tendance que l'iritis syphilitique à troubler l'humeur aqueuse et à produire sur la membrane de Descemet le pointillé que nous avons signalé. Ces altérations doivent toujours être recherchées avec soin, car elles sont tout à fait dans les allures de la maladie.

6° Certains caractères, trouvés dans l'œil lui-même,

permettent aussi quelquefois d'être très affirmatif dans le diagnostic. On sait que la syphilis oculaire peut frapper d'emblée les parties de l'œil les plus différentes de structure. Si donc on voit une iritis survenir en même temps qu'une rétinite, une névrite optique ou une paralysie de l'un des muscles de l'œil, on peut être certain de sa spécificité.

7° Les manifestations diverses de la syphilis qui peuvent exister sur la peau, sur les muqueuses et sur tous les tissus en général, constituent autant de signes précieux dont on doit toujours s'enquérir avec le plus grand soin.

8° Ajoutons enfin, pour terminer, qu'à titre de maladie diathésique, l'iritis syphilitique se localise d'abord dans un seul œil, mais atteint fréquemment les deux yeux à court intervalle. Elle est sujette à des rechutes qui ont pour caractère d'aller sans cesse en s'aggravant. Plus le malade est avancé en âge, plus ces rechutes sont fréquentes, dangereuses, difficiles à guérir, comme du reste toutes les autres manifestations de la syphilis tardive.

Iritis rhumatismale.

L'iritis rhumatismale se déclare le plus souvent chez des malades qui ont déjà eu une première atteinte de rhumatisme articulaire aigu ou tout au moins qui ont éprouvé à diverses reprises des douleurs rhumatismales, soit dans les muscles soit dans les articulations. Néanmoins elle peut être le premier symptôme du rhumatisme. Ses caractères sont les suivants :

1° Les douleurs péri-orbitaires sont généralement très vives, s'étendent à toutes les branches de la cinquième paire et se propagent même jusqu'à la région occipitale.

2° Les produits exsudatifs sont très plastiques : c'est pourquoi ils constituent souvent des synéchies postérieures nombreuses, solides, difficiles à rompre, lentes à se résorber.

Mais ils ont plus de tendance à se localiser autour de la pupille que dans la variété précédente. Aussi n'observe-t-on ordinairement ici ni l'aspect terne de la surface irienne, ni un trouble marqué de la chambre antérieure, ni la kératite ponctuée, caractères qui se rencontrent au plus haut degré dans l'iritis syphilitique.

3° Les récidives de la maladie sont fréquentes, arrivent quelquefois une à deux fois par an, se manifestent tantôt sur un œil tantôt sur l'autre, et paraissent être influencées par les variations atmosphériques.

L'iritis goutteuse a quelquefois les mêmes apparences que l'iritis rhumatismale et on est obligé de rechercher dans les antécédents du malade (migraines, coliques néphrétiques, gravelle, accès de goutte) les éléments d'un diagnostic différentiel. Toutefois elle a, dans certains cas, un cachet tout particulier. Iritis goutteuse.

1° Cette iritis débute quelquefois en même temps qu'une sclérite. Ses allures sont violentes et les douleurs péri-orbitaires très intenses.

2° Cette inflammation est également de nature plastique, et sous ce rapport elle ressemble à l'iritis rhumatismale. Mais ce qui fait son caractère essentiel et pour ainsi dire pathognomonique, c'est qu'elle s'accompagne souvent d'un épanchement de sang, dans la chambre antérieure. Cet épanchement est dû à la dégénérescence athéromateuse des vaisseaux, si commune dans la diathèse goutteuse, et à leur friabilité excessive.

3° La maladie a une grande tendance à envahir le cercle ciliaire et la choroïde ; de là des irido-cyclites et des irido-choroïdites très fréquentes et très graves. Nous avons aussi pu constater qu'elle se complique souvent d'opacité du cristallin.

4° L'iritis goutteuse est très sujette à récidiver; mais, chose remarquable, à mesure que les récidives se produisent, elles perdent de leur intensité, au lieu de s'aggraver sans cesse comme celles de l'iritis syphilitique. C'est ainsi qu'après une ou deux attaques d'inflammation très violentes, on peut observer des crises très légères, sous forme de poussées inflammatoires à peine marquées et souvent localisées à une petite portion de l'iris (iritis partielle, circonscrite).

5° La maladie est très tenace, très rebelle et s'accommode souvent fort mal de l'atropine. Celle-ci est surtout contre-indiquée dans certaines formes, où il y a prédisposition à la cyclite et à des accidents glaucomateux, et c'est alors aux instillations d'ésérine qu'il faut avoir recours, dès que la tension intra-oculaire menace de s'élever.

4° Iritis blennorrhagique.

L'iritis blennorrhagique est rare et ne se déclare que chez les malades atteints préalablement d'un rhumatisme articulaire blennorrhagique.

1° Les caractères de l'inflammation participent tout à la fois de l'iritis séreuse et de l'iritis plastique. C'est ainsi que la maladie débute souvent avec tous les symptômes de l'iritis séreuse, puis peu à peu des synéchies se forment et la chambre antérieure se remplit de flocons fibrineux qui en troublent considérablement la transparence.

2° Les douleurs péri-orbitaires sont quelquefois très intenses mais cèdent rapidement à un traitement approprié, ainsi que les autres symptômes. C'est ici en effet que les synéchies postérieures sont le moins solides, se rompent le plus facilement et sont susceptibles de se résorber d'une façon si complète, que cette iritis ne laisse aucune trace de son passage.

3° L'iritis blennorrhagique est le plus souvent monoculaire. Lorsqu'elle récidive, elle frappe toujours le même œil, et il est de règle que cette récidive arrive à chaque nouvelle blennorrhagie.

Telles sont les principales variétés d'iritis les mieux connues et le plus généralement admises. Celles qu'il nous reste à décrire sont moins fréquentes et ordinairement passées sous silence, quoiqu'elles aient cependant leur physionomie à part.

De ce nombre est l'iritis scrofuleuse. Tantôt consécutive à une affection de la cornée, elle survient à titre de complication et ne présente rien de spécial; tantôt, ce qui est beaucoup plus rare, l'inflammation se localise d'emblée sur l'iris et revêt alors des caractères particuliers. Ce qui la distingue en effet, ce sont de petits abcès qui apparaissent sur la surface de l'iris, sous la forme de tumeurs à surface lisse, de couleur jaune verdâtre et d'un volume ne dépassant jamais celui d'un pois. Elles offrent la plus grande ressemblance avec les condylômes et on ne peut les en différencier que par la marche de la maladie et les accidents qui l'accompagnent. On voit ces petites tumeurs tantôt se résorber, tantôt vider leur contenu dans la chambre antérieure où elles donnent lieu à un hypopion. On voit en même temps se manifester tous les autres symptômes d'une iritis ordinairement peu violente dans ses allures et lente dans sa marche. 5° Iritis scrofuleuse.

Cette maladie est surtout propre à la seconde enfance, mais elle se réveille quelquefois plus tard, à l'occasion d'un traumatisme de l'iris, nécessité par exemple pour une iridectomie ou une opération de cataracte.

L'iritis tuberculeuse est une iritis à marche lente et chronique. L'iris se recouvre de petites saillies plus ou moins nombreuses, ressemblant d'une manière frappante 6° Iritis tuberculeuse.

soit à des abcès scrofuleux, soit à des condylômes. En même temps, sa surface devient tomenteuse et se vascularise; des exsudats obstruent le champ pupillaire et finissent par amener une cécité complète. Le dernier terme de la maladie est trop souvent l'atrophie du globe.

L'iritis tuberculeuse est donc une affection essentiellement maligne, que l'on reconnaît surtout à sa marche envahissante. Elle existe souvent, sans être accompagnée de tubercules dans les autres organes : apparaît-elle dans le cours de la diathèse, elle est alors plus fréquente dans la tuberculisation aiguë que dans la forme chronique de la maladie.

7° Iritis dysménorrhéique.

L'iritis dysménorrhéique se rencontre chez les femmes de tout âge atteintes de dysménorrhée; c'est ainsi qu'on la voit survenir depuis l'époque de la puberté jusqu'à celle de la ménopause.

La maladie revêt ordinairement dès le début une forme chronique et prend souvent l'aspect d'une iritis séreuse, accompagnée de kératite ponctuée. Il n'est pas rare de voir l'affection de l'iris retentir sur la choroïde et donner lieu à des flocons du corps vitré et à une choroïdite atrophique.

La dysménorrhée est une cause assez fréquente d'iritis, pour qu'on soit obligé de la rechercher, toutes les fois qu'on est en présence d'une iritis séreuse survenue chez une femme, d'autant plus qu'elle donne lieu à des indications thérapeutiques particulières.

8° Iritis glycosurique.

L'iritis glycosurique est très rare et nous n'en avons observé pour notre part que quatre cas. Leber en a rapporté aussi une observation intéressante.

Cette affection est très douloureuse, mais cède assez rapidement au traitement antiphlogistique. Nous l'avons vue deux fois s'accompagner d'hémorrhagies rétiniennes. Ce fait, de voir deux membranes de l'œil de structure différente atteintes simultanément, pourrait faire croire à une iritis syphilitique, mais il n'y a ici ni trouble de l'humeur aqueuse, ni kératite ponctuée ; en outre la polyurie et l'analyse de l'urine serviront à éviter toute erreur.

Dans l'étude des traumatismes de l'iris, il importe de faire une distinction importante. Les uns ne donnent lieu en quelque sorte à aucun symptôme inflammatoire : ce sont les plaies régulières (iridotomie, iridectomie). Les autres, au contraire, déterminent des inflammations d'une excessive gravité : ce sont quelquefois les piqûres et plus souvent les plaies contuses. La violence de ces sortes d'iritis est alors formidable ; elles ont tendance à devenir suppuratives et à compromettre l'existence de l'œil tout entier. 9° Iritis traumatique.

C'est à la suite de l'opération de la cataracte par extraction, qu'on a le plus à craindre l'iritis traumatique. Cette inflammation était bien plus fréquente autrefois, lorsqu'on ne pratiquait pas l'iridectomie, car l'iris était souvent contusionné par la sortie d'un cristallin volumineux. Aujourd'hui cette complication est devenue plus rare, mais le chirurgien a toujours à la redouter, surtout dans les premiers jours qui suivent l'opération, car plus elle est précoce, plus elle est grave.

Il est un grand nombre d'iritis, quelle que soit leur cause, qui, après l'état aigu, tendent à prendre un caractère chronique. L'œil reste médiocrement injecté ou le devient à la moindre irritation ; les synéchies postérieures, d'abord isolées, se développent peu à peu et emprisonnent la pupille, qui adhère bientôt de toute part à la capsule. Iritis chronique.

Un pareil état ne saurait exister sans gêner plus ou moins la vision, sans donner lieu quelquefois à de légères recrudescences inflammatoires; mais il est surtout grave, en ce qu'il est souvent le point de départ d'une irido-choroïdite, de cause pour ainsi dire mécanique, ainsi que nous aurons à l'expliquer plus loin. Il est alors de toute nécessité de rétablir la communication interrompue entre les deux chambres de l'œil, en pratiquant l'iridectomie le plus rapidement possible.

Des iritis econdaires.

Nous donnons le nom d'iritis secondaires aux iritis qui surviennent comme complications, dans les inflammations des différentes membranes de l'œil, ou qui naissent à la suite de certaines maladies, telles que : l'érysipèle de la face, la variole, le zona ophthalmique, l'ophthalmie sympathique, etc. Selon la maladie qui leur a donné naissance, ces iritis constituent une affection plus ou moins sérieuse, dont il est bon de pouvoir apprécier d'avance l'importance, tant au point de vue du diagnostic que pour pouvoir diriger contre elle un traitement plus ou moins actif.

Les inflammations de l'œil les plus diverses peuvent se compliquer d'iritis, et nous en trouvons des exemples dans les maladies de la conjonctive, de la cornée, de la choroïde et même de la rétine. Les iritis ainsi formées sont loin d'avoir la même gravité et ne sauraient inspirer les mêmes craintes.

Tout d'abord, l'iritis qui se déclare dans le cours d'une conjonctivite catarrhale est peu grave, et cède facilement au traitement antiphlogistique et à l'emploi de l'atropine. Nous en dirons autant de celle qui survient chez les enfants, à la suite de la kératite phlycténulaire. Mais l'iritis qui se développe dans le cours de la kératite interstitielle prend au contraire un caractère tout à fait sérieux. On voit ici se former des synéchies postérieures nombreuses, épaisses, réfractaires à l'action de l'atropine, dont l'absorption du reste se fait mal à travers une cornée remplie de produits infiltrés, et on est souvent obligé d'avoir recours à l'iridectomie pour arrêter la maladie.

Toutes les inflammations de la choroïde, même la choroïdite atrophique disséminée, sont susceptibles de se compliquer d'iritis, mais ici il se forme généralement peu d'exsudats dans la pupille, de sorte que la maladie est en général assez bénigne. Il en est tout autrement de l'iritis qui succède au décollement de la rétine ; les douleurs sont quelquefois tellement violentes et tellement tenaces, qu'elles nécessitent l'emploi de l'iridectomie.

Parmi les autres iritis secondaires, on peut citer celles qui sont consécutives à l'érysipèle de la face et à la variole. Ces maladies semblent prédisposer aux inflammations de l'iris, qui, chose curieuse, se déclarent surtout pendant la période de convalescence. Elles ont d'habitude une marche aiguë, mais ne se montrent pas très rebelles au traitement, de sorte que leur pronostic n'est pas aussi grave qu'on pourrait le craindre.

Ces mêmes remarques s'appliquent à l'iritis consécutive au zona ophthalmique. Elle est très douloureuse et très persistante. Nous avons vu quelquefois les instillations d'ésérine apporter ici un soulagement, que l'atropine était impuissante à produire.

Mais, parmi les iritis secondaires, la plus intéressante à étudier est l'iritis sympathique. Toutefois, comme l'ophthalmie sympathique apparaît surtout sous la forme d'iridochoroïdite, nous en renvoyons plus loin la description.

Diagnostic.

Reconnaître l'existence de l'iritis, ses causes et ses complications, telles sont les questions que l'on doit résoudre pour faire un diagnostic complet.

1° L'existence de l'iritis est facilement reconnue, grâce

aux nombreux symptômes que présente la maladie. Le changement de coloration de l'iris, l'étroitesse et l'irrégularité de la pupille, la présence des synéchies postérieures, l'injection périkératique et les divers symptômes fonctionnels forment un ensemble caractéristique.

Il peut exister cependant certaines causes d'erreur. Ainsi, lorsque l'injection périkératique est assez violente pour retentir jusque sur les vaisseaux conjonctivaux, la conjonctive tout entière prend une coloration rouge plus ou moins prononcée, qui peut faire croire à l'existence d'une conjonctivite catarrhale. La méprise est encore plus facilement commise, s'il y a production d'un chémosis séreux et œdème des paupières, comme nous en avons vu la possibilité. Pour éviter tout écueil, il suffit de se rappeler que l'aspect rouge et injecté de la conjonctive ne doit jamais empêcher d'examiner avec soin l'état de l'orifice pupillaire. On trouve alors sur la pupille les signes non douteux de l'iritis, dont l'existence est du reste souvent révélée par la présence de douleurs péri-orbitaires.

Un tel diagnostic est toujours chose facile, mais il est des cas où l'inflammation de l'iris se déclare alors que cette membrane, entièrement cachée par la cornée recouverte d'un pannus ou atteinte de kératite interstitielle, se dérobe à toute investigation. Ici les douleurs péri-orbitaires sont le seul élément de diagnostic, mais elles sont tellement caractéristiques par leur violence et par leur marche, sous forme de crises s'exaspérant surtout la nuit, qu'elles permettent toujours de reconnaître la maladie.

2° S'il est en général facile de diagnostiquer l'existence de l'iritis, il est souvent très difficile sinon impossible d'en reconnaître la cause ; c'est pourquoi on a admis des iritis idiopathiques. Dans cette recherche étiologique il faut procéder avec méthode, et tenir compte de l'âge du malade et de la fréquence relative des différentes causes que nous avons signalées. Chez les adultes, la syphilis compte environ pour 70 °/₀ dans les cas d'iritis; le rhumatisme pour 15 °/₀. Chez les enfants, l'iritis est aussi le plus souvent de nature syphilitique (syphilis héréditaire). Enfin, chez les vieillards, la goutte et la dégénérescence des vaisseaux deviennent, à mesure que l'âge est plus avancé, une cause de plus en plus fréquente de la maladie.

On doit prendre ensuite en considération les différents symptômes que nous avons décrits plus haut. Nous résumons les caractères des principales variétés d'iritis, dans le tableau suivant, destiné à faire reconnaître la maladie plutôt par l'ensemble de sa physionomie que par des signes absolument certains, qui trop souvent font défaut.

TABLEAU :

IRITIS SYPHILITIQUE.	IRITIS RHUMATISMALE.	IRITIS GOUTTEUSE.	IRITIS BLENNORRHAGIQUE.
1° Très fréquente. — Constitue les deux tiers des iritis.	1° Existe environ quinze fois sur cent.	1° Assez rare.	1° Très rare.
2° Débute souvent immédiatement après la période des accidents secondaires.	2° Débute souvent après des attaques de rhumatisme articulaire ou des douleurs rhumatismales.	2° Débute souvent par une sclérite chez les malades sujets aux migraines, à la gravelle, à la goutte.	2° Débute pendant la période d'écoulement et accompagne un rhumatisme articulaire blennorrhagique.
3° La maladie prend la forme de l'iritis plastique.	3° Forme plastique, mais quelquefois séreuse.	3° Forme plastique.	3° Prend tout à la fois la forme de l'iritis séreuse et de l'iritis plastique.
4° Allures irrégulières, mais le plus souvent indolentes.	4° Allures souvent violentes avec crises névralgiques très vives.	4° Idem, mais affecte quelquefois une marche chronique.	4° Violente dans ses allures, mais plus rapide dans sa marche que les autres iritis.
5° Synéchies postérieures plus ou moins nombreuses. — Les condylômes de l'iris sont un signe pathognomonique, ainsi que la coexistence d'autres manifestations syphilitiques, ou d'altérations diverses localisées dans l'œil, telles que : rétinite, névrite optique, paralysie musculaire. Le cercle cuivré de la pupille et les taches sanguines de l'iris sont des symptômes de grande valeur.	5° Synéchies postérieures nombreuses solides, difficiles à rompre.	5° Idem.	5° Synéchies postérieures peu solides, faciles à rompre et à se résorber. Aucune iritis ne guérit plus complètement, sans laisser de traces.
6° Aspect très terne de la surface de l'iris. Trouble considérable de l'humeur aqueuse. Kératite ponctuée fréquente.	6° Aspect presque normal de la surface de l'iris. En général, ni trouble de la chambre antérieure, ni kératite ponctuée, ni hypopion, ni hyphéma.	6° Idem, mais s'accompagne assez souvent d'hyphéma, signe pathognomonique quand il existe. — Se complique souvent d'irido-cyclite, d'opacité du cristallin.	6° Trouble fréquent de l'humeur aqueuse, remplie de flocons fibrineux qui se résorbent facilement.
7° Récidives fréquentes et allant sans cesse en s'aggravant.	7° Récidives très fréquentes, tantôt sur un œil, tantôt sur l'autre, arrivant souvent à l'occasion des variations atmosphériques.	7° Récidives fréquentes, mais allant sans cesse en diminuant d'intensité.	7° Récidives presque certaines à chaque nouvelle blennorrhagie.

Une fois l'existence de l'iritis reconnue, ainsi que sa nature, le diagnostic n'est pas encore complet, car il reste à rechercher les complications qui peuvent se présenter. Celles qui se montrent du côté de la choroïde sont tellement fréquentes, que notre attention doit toujours être fixée de ce côté. C'est surtout par le trouble de la vision, par les flocons qui apparaissent dans le corps vitré, par les caractères tirés de l'examen ophthalmoscopique, qu'on arrive à reconnaître la participation de la choroïde à l'inflammation ; mais nous aurons à nous étendre plus loin sur ce sujet, dans l'étude que nous ferons de l'irido-choroïdite.

C'est dans l'état de la pupille que réside le principal danger de l'iritis. Contractée et rétrécie dès le début de la maladie, elle court le risque d'être immobilisée par des synéchies postérieures et obstruée par des produits exsudatifs. Obtenir une pupille large et libre : tel est le but que l'on poursuit dans le traitement de l'iritis et que l'on cherche à obtenir par l'emploi des mydriatiques et des antiphlogistiques. Traitement.

Les mydriatiques jouissent de propriétés très remarquables, dont la principale est de faire dilater la pupille et de paralyser l'accommodation. Ces agents sont nombreux, et nous pouvons citer parmi eux l'atropine, la duboisine, l'homatropine, l'hyoscyamine et la daturine; mais les deux premiers seulement sont suffisamment énergiques pour être employés dans l'iritis.

1° *Atropine.* — De tous les mydriatiques, c'est l'atropine qui est le plus fréquemment mise en usage, ou plutôt son sulfate que l'on peut obtenir à l'état complètement neutre. On jugera de sa puissance en se rappelant que, selon Donders, une dose de 1 dix-millième suffit amplement à faire dilater la pupille (1). C'est donc à ce médicament qu'on a recours dans le traitement de l'iritis, et nul autre n'a une action aussi bienfaisante. En effet, en dilatant la pupille, il s'oppose à la formation des synéchies postérieures, rompt celles qui se sont déjà formées et met obstacle à l'obstruction du champ pupillaire par des produifs exsudatifs. En immobilisant l'iris, il met au repos l'organe malade. Il agit enfin contre l'élément douleur par ses propriétés narcotiques, et contre l'élément inflammatoire par l'action spéciale qu'il exerce sur les vaisseaux.

L'atropine tient donc avec raison le premier rang dans le traitement de l'iritis, mais après avoir vanté ses qualités, il importe de signaler les accidents auxquels elle peut donner lieu et qui sont d'autant plus intéressants à connaître, que ce médicament est d'un usage journalier en thérapeutique oculaire.

Ces accidents consistent en une irritation violente de la conjonctive, en des phénomènes d'intoxication et en une augmentation de la tension intra-oculaire. Nous ne signalons que pour mémoire le reproche qu'on lui a adressé de pouvoir déterminer une mydriase permanente, car la con-

(1) L'action mydriatique de l'atropine n'est pas instantanée. Quelques gouttes d'une solution au 500e dilatent la pupille après 10 ou 15 minutes. La dilatation maximum arrive après 30 minutes environ, persiste en général 24 heures et va ensuite en diminuant progressivement. La durée moyenne de l'action de l'atropine est de 10 jours environ.

Cette action mydriatique est toujours accompagnée de la paralysie de l'accommodation. Celle-ci est un peu plus longue à apparaître que la mydriase et ne se montre qu'entre 30 minutes et une heure. Elle ne cesse complètement qu'après la mydriase elle-même.

Quant au mode d'action de l'atropine, on sait qu'elle agit en pénétrant dans l'œil à travers la cornée. L'humeur aqueuse d'un lapin, auquel on a instillé de l'atropine, peut servir à produire la dilatation de la pupille chez d'autres animaux, d'après les expériences de Donders et de Gosselin.

tractilité de l'iris finit toujours par reprendre ses droits, lorsque l'action du médicament est épuisée.

La conjonctivite atropinique survient d'habitude chez certains malades, après un emploi longtemps prolongé du collyre d'atropine, ou, ce qui est rare, dès les premières instillations. Elle est caractérisée par la violence de ses symptômes, par l'hypertrophie considérable des papilles et des glandes de la conjonctive et par une éruption eczémateuse des paupières. L'intolérance est quelquefois telle qu'une seule goutte d'atropine, instillée longtemps après la disparition de la maladie, en réveille immédiatement tous les symptômes. Cette affection exige la suspension complète du collyre et son remplacement par d'autres solutions mydriatiques.

L'action de l'atropine sur notre organisme est tellement puissante, que quelques gouttes d'une solution à 1/500 peuvent amener des accidents d'intoxication générale. Ces accidents se bornent généralement à une sécheresse de la bouche et du pharynx, avec difficulté de la déglutition. A un degré plus élevé, on peut voir survenir des vertiges, de l'insomnie, des troubles nerveux, des conceptions délirantes, et la dose, pour cela, n'a pas besoin d'être forte, puisque nous avons rapporté le cas d'un malade, opéré par le professeur Richet, chez lequel une seule goutte de collyre instillée dans l'œil détermina un véritable accès de délire. Quoi qu'il en soit, c'est chez les enfants et chez les vieillards que ces accidents sont le plus à redouter : les premiers parce qu'ils sont très impressionnables ; les seconds parce que leurs fonctions rénales souvent altérées s'opposent à une élimination facile des substances toxiques.

Quelles sont les précautions à prendre pour éviter autant que possible ces accidents ? Liebrech conseillait de fermer le point lacrymal au moment de l'instillation du collyre, avec une pince serre-fine, afin d'empêcher la solution d'y pénétrer et de se répandre ainsi jusque dans l'arrière-bouche. On arrive au même résultat en posant le doigt contre l'angle interne de l'œil, de manière à faire dévier le point lacrymal inférieur. Nous recommandons au malade de ne pas avaler sa salive pendant quelques minutes et même de la rejeter au dehors.

Un autre inconvénient de l'atropine est d'augmenter la tension intra-oculaire. C'est là un fait que l'expérience clinique a bien mis en relief, en faisant voir les désastreux effets de l'atropine dans le processus glaucomateux. Comment agit-elle alors ? Est-ce en refoulant l'iris du côté de sa périphérie et en entravant les voies lymphatiques de l'angle iridien, est-ce de toute autre façon ? Quoi qu'il en soit, on surveillera toujours l'action de l'atropine, surtout chez les vieillards, et on sera toujours réservé dans son emploi, quand on aura à traiter des affections prédisposant au glaucôme, comme l'iritis séreuse nous en offre un exemple.

Duboisine. — On a trouvé, dans ces dernières années (1878), dans le *Duboisia myopsoroïdes*, plante australienne de la famille des scrofulariacées, un nouvel alcaloïde dont les propriétés mydriatiques sont non moins puissantes que celles de l'atropine. Cet alcaloïde est la duboisine, isolée en même temps par M. Petit, à Paris et M. Gerrard, à Londres, et dont l'un de nous le premier a expérimenté en France les propriétés remarquables qu'elle exerce sur l'organe de la vision (1).

Comme l'atropine, la duboisine s'emploie à l'état de sul-

(1) Galezowski, *Société biologique*, mars 1878.

fate neutre et donne lieu à une solution incolore qui ne provoque aucune douleur, quand on l'instille entre les paupières. Son action est très puissante, car employée aux mêmes doses que l'atropine, elle développe une mydriase plus complète, un peu plus rapide, et paralyse complètement l'accommodation (1).

Mais ce qu'il nous importe le plus de savoir, c'est qu'elle est parfaitement supportée, dans les cas où l'œil montre pour l'atropine une intolérance profonde et constitue alors une précieuse ressource, qui nous faisait naguère défaut. Cette remarque n'a toutefois rien d'absolu, car nous l'avons vue quelquefois laisser persister dans l'œil et accroître une irritation préalablement causée par l'atropine.

La duboisine n'est pas exempte de propriétés toxiques. On voit quelquefois se produire, à la suite de son emploi, de la sécheresse de la bouche et du pharynx, une lassitude extraordinaire, de la céphalalgie, des vertiges, de la stupeur, symptômes qui rappellent ceux qui sont occasionnés par la belladone.

Quelle influence a-t-elle sur la tension intra-oculaire? Les expériences manquent encore à ce sujet, mais elle paraît avoir une tendance à l'augmenter, de sorte que, comme l'atropine, elle doit être proscrite dans toutes les affections à forme glaucomateuse.

Tels sont les deux plus puissants mydriatiques que nous

(1) On ne saurait encore formuler des conclusions complètes au sujet des propriétés mydriatiques de la duboisine et de l'atropine. Ces deux alcaloïdes, employés aux mêmes doses, provoquent la mydriase dans un temps sensiblement égal, avec une différence cependant en faveur de la duboisine. L'effet de celle-ci paraît toutefois un peu moins durable que celui de l'atropine.

En ce qui concerne l'acommodation, la duboisine la paralyse plus vite et plus complètement que l'atropine (Voir Fauqué, *Thèse*, Paris, 1879).

ayons à notre disposition (1). Ils s'emploient aux mêmes doses et dans les mêmes circonstances, mais la facilité plus grande de se procurer de l'atropine, les services qu'elle a rendus depuis longtemps, font que cet alcaloïde est toujours le plus généralement employé.

Voyons maintenant comment on doit manier ce médicament véritablement héroïque.

Certains auteurs se contentent dans l'iritis de solutions faibles d'atropine, mais en pratiquent des instillations très fréquentes, toutes les heures par exemple ou toutes les deux heures. Ce n'est pas là, selon nous, une bonne méthode, car elle a tout au moins l'inconvénient de fatiguer le malade. Il est préférable d'employer l'atropine à haute

(1) Il existe d'autres mydriatiques, d'une énergie moins grande, mais dont les propriétés trouvent leur application dans certains cas spéciaux. De ce nombre est l'homatropine, l'hyoscyamine et la daturine.

1° *Homatropine.* — Les recherches de Ladenburg ont démontré que l'atropine peut se dédoubler et se décomposer en tropine et en acide tropique. En remplaçant l'acide tropique par d'autres acides, il est arrivé à former d'autres corps, appelés tropéines. C'est ainsi qu'on peut préparer des tropéines avec les acides salicylique, benzoïque, sulfurique, amygdalique. Celle qu'on prépare avec l'acide amygdalique a une composition stable, dilate la pupille comme l'atropine, d'où le nom d'homatropine qui lui a été donné.

En combinant cette homatropine avec différents acides, on obtient des sels d'homatropine (sulfates, chlorhydrates, bromhydrates) que l'on peut employer en collyres à la dose moyenne de 0gr,05 pour 10 gr. d'eau distillée. Une pareille solution dilate la pupille, seulement pendant 24 heures, et ne paralyse l'accommodation que pendant quelques heures. Il en résulte qu'elle doit être employée quand on veut obtenir une action mydriatique peu durable, par exemple pour examiner le fond de l'œil à l'ophthalmoscope, ou faire reposer pendant quelques jours l'accommodation fatiguée. C'est alors le chlorhydrate d'homatropine que l'on met le plus souvent en usage à la dose indiquée plus haut.

2° *Hyoscyamine, daturine.* — La jusquiame et le datura stramonium fournissent aussi deux mydriatiques dont la puissance paraît moins énergique que celle de l'atropine.

Ils conviennent dans certaines idiosyncrasies où l'on voit l'atropine et la duboisine être mal tolérées.

dose, pour obtenir son maximum d'effet et nous conseillons la solution suivante :

Sulfate neutre d'atropine...........	0gr,10 à 0gr,20
Eau distillée.......................	10 grammes.

A pareille dose, on ne fait que trois ou quatre instillations par jour et ce n'est que lorsque la dilatation de la pupille est obtenue, qu'on peut se servir de solutions moins concentrées.

Rien donc de plus simple que le mode d'emploi de l'atropine dans le traitement de l'iritis. La seule précaution à prendre en quelque sorte est de surveiller toujours attentivement son action au point de vue des accidents que nous avons signalés, afin d'être prêt surtout à lui substituer la duboisine, quand elle est mal tolérée.

2° L'emploi des mydriatiques ne doit pas nous faire oublier les antiphlogistiques, qui sont aussi appelés à rendre de grands services dans le traitement de cette affection. Lorsque la maladie est aiguë et accompagnée de vives douleurs, nous conseillons d'appliquer des sangsues, soit derrière l'oreille, soit de préférence sur la région temporale, en nombre proportionné au degré de l'inflammation et à l'âge du malade (de 1 à 3 chez les enfants, de 5 à 10 chez les adultes).

Ces applications de sangsues ont souvent un double avantage : elles calment l'iritation de l'œil et, en amenant une sorte de détente de la pression intra-oculaire, elles permettent une absorption plus facile de l'atropine et rendent ainsi son action plus efficace.

Mydriatiques d'un côté, antiphlogistiques de l'autre : telles sont les deux armes thérapeutiques les plus importantes que nous possédions dans le traitement de l'iritis; mais ici nous sommes fréquemment aux prises avec le symptôme douleur, qui est souvent assez prononcé pour arracher aux malades les plaintes les plus vives.

Contre ce symptôme, les antiphlogistiques ont une action sédative très marquée, mais on leur trouve des adjuvants utiles et précieux dans les préparations belladonées et opiacées, dans certains médicaments tels que le sulfate de quinine et le chloral et enfin dans la paracentèse de la cornée, destinée à amener une diminution rapide de la tension intra-oculaire et à favoriser la circulation de l'intérieur du globe.

Les préparations belladonées s'emploient le plus souvent à l'état de solutions, que l'on fait préalablement chauffer et dans lesquelles on trempe des compresses destinées à être appliquées sur les paupières. Nous faisons pour cela souvent usage de la formule suivante :

Extrait de belladone	3	grammes.
Extrait de jusquiame................	2	—
Eau distillée.........................	300	—

Les pommades belladonées ou morphinées, employées en friction sur le front et les tempes, sont également très utiles. Nous reproduisons ici des formules analogues à celles que nous avons déjà données dans le traitement de la kératite suppurative :

Chlorhydrate de morphine	0gr,10 à 0gr,20
Vaseline.........	10 grammes.

Extrait de belladone...	2 à 3 gr.
Onguent napolitain...	10 gr.

Les injections sous-cutanées de morphine ont une action calmante encore plus efficace ; nous avons indiqué précédemment la dose à laquelle on doit les employer (1).

(1) Voir *Kératite suppurative.*

Parmi les médicaments propres à amener une action sédative, nous avons cité le sulfate de quinine et le chloral. Le premier, à la dose de 0gr,25 à 0gr,50 par jour, calme souvent d'une façon très remarquable les crises névralgiques, même les plus violentes; le second, pris le soir, au moment du coucher, à la dose de 2 grammes environ, procure au malade un sommeil très favorable à la guérison.

Enfin si tous ces différents moyens de traitement, ainsi que les sangsues, ont échoué, il est une dernière ressource, qui consiste dans la paracentèse de la chambre antérieure, qu'on pratique avec une aiguille à arrêt, dans la partie périphérique de la cornée. Il est curieux de voir combien cette petite opération apporte de soulagement au malade et amende tous les symptômes.

Nous terminons ces considérations générales sur le traitement de l'iritis, en rappelant qu'il est une dernière indication à remplir, c'est de combattre la photophobie. Pour cela le malade devra toujours éviter une vive lumière et avoir la précaution de porter des conserves teinte fumée.

Traitement des différentes variétés d'iritis.

Tel est le traitement de l'iritis en général. Examinons maintenant les indications thérapeutiques particulières que présente chacune des variétés que nous avons admises.

La première de ces variétés est l'iritis séreuse, remarquable en ce qu'elle fait exception aux règles que nous venons de tracer. Ici en effet peu ou point d'atropine à peine une instillation ou deux par jour. Mieux vaut la remplacer par l'homatropine qui est moins énergique et que l'on peut mettre en usage à la dose suivante :

Chlorhydrate d'homatropine	0gr,05
Eau distillée	10 gr.

(Une ou deux instillations par jour.)

L'ésérine doit même lui être substituée lorsque l'homatropine augmente les douleurs et qu'il n'existe aucune synéchie postérieure. Cette modification dans le traitement tient à ce que nous avons affaire ici à une affection qui a tendance à augmenter la tension intraoculaire et qui est souvent la première étape du glaucome. On est même obligé dans certains cas de recourir aux paracentèses de la cornée, à la sclérotomie ou à l'iridectomie pour arrêter la marche du processus et mettre fin à une maladie fort longue et fort rebelle.

A côté du traitement local, tous les auteurs conseillent les transpirations abondantes obtenues au moyen de boissons chaudes ou à l'aide des injections de pilocarpine; les dérivatifs sur le tube intestinal; les révulsifs autour de l'orbite et l'iodure de potassium à titre de résolutif.

L'iritis plastique, à l'inverse de la variété précédente, réclame un abondant usage des mydriatiques. Ceux-ci doivent être employés dès le début de la maladie et continués quelque temps après la disparition de l'inflammation, s'il reste encore quelques synéchies à rompre. C'est aussi dans cette variété que les antiphlogistiques trouvent le plus souvent leur emploi, à cause de la violence de ses allures et des crises névralgiques qui l'accompagnent.

L'iritis suppurative donne lieu aux mêmes remarques et exige une application fréquente sur l'œil de compresses trempées dans une infusion chaude de substances narcotiques.

Mais c'est surtout en envisageant les iritis au point de vue de leurs causes, que nous trouverons les indications thérapeutiques les plus nombreuses et les plus intéressantes. C'est ce dont l'iritis syphilitique va de suite nous donner des preuves.

Nous avons vu que cette iritis est souvent remarquable

par ses allures indolentes ou peu aiguës. Aussi les antiphlogistiques sont-ils ici rarement indiqués, et c'est aux mydriatiques qu'il faut s'adresser, ainsi qu'au traitement mercuriel. On ne se contentera des pilules de protoiodure que dans les formes légères et exemptes de tous condylomes. Dans les formes graves de la maladie, on aura recours soit au sirop de Gibert (une ou deux cuillerées par jour selon l'âge), soit aux frictions mercurielles, soit enfin aux injections de sels hydrargyriques.

Les frictions mercurielles doivent être faites avec 6 ou 8 grammes par jour d'onguent napolitain. On les pratique, tantôt sur la région de l'aisselle, tantôt sur les aines, tantôt sur les mollets, de façon à ne pas amener l'irritation de la peau. Il est de règle, pendant leur emploi, de donner au malade un ou deux grands bains sulfureux par semaine, et de lui conseiller du côté des gencives les plus grands soins de propreté, ainsi que des gargarismes au chlorate de potasse, afin d'éviter autant que possible la salivation mercurielle.

En administrant le mercure de cette façon, on ne peut doser la quantité qu'on fait pénétrer dans l'organisme. C'est pourquoi on a cherché à substituer à l'onguent napolitain les injections sous-cutanées d'albuminate, de peptonate et même de cyanure de mercure (1). L'expérience a appris que ces injections ne sont pas irritantes, comme celles de calomel employées autrefois par Quaglino (de

(1) Les injections mercurielles sous-cutanées sont une question à l'ordre du jour. On emploie généralement à cet effet les solutions de peptonate de mercure, solutions dans lesquelles le sel hydrargyrique se trouvant combiné avec une substance albuminoïde n'exerce plus d'action irritante sur les tissus (Petit).

Voici la formule proposée par M. Petit :

Bi-chlorure de mercure....	1 gr.
Chlorure de sodium.......	2 —
Peptones séchées.........	1 —

Ce produit constitue un peptone mercurique très soluble que l'on

Milan) ou celles de sublimé pratiquées par Liégeois. Elles paraissent en outre faciliter l'absorption du mercure et son assimilation, de sorte qu'elles sont en voie de conquérir les faveurs d'un grand nombre de praticiens.

Les injections d'albuminate de mercure, que nous avons mises en usage depuis le mois de juin 1880, étaient pratiquées par nous, de façon à injecter quatre ou cinq milligrammes de sel hydrargyrique. Elles se sont montrées très efficaces dans un grand nombre de cas, mais on peut leur reprocher de faire quelquefois naître des nodosités douloureuses dans le tissu cellulaire. En outre la solution avec laquelle on les pratique se maintient difficilement limpide ; on voit l'albumine se précipiter et mettre ainsi en liberté le sublimé, dont l'action devient alors fort irritante.

C'est pour éviter ces inconvénients qu'aujourd'hui nous avons recours de préférence aux injections de peptonate de mercure que nous prescrivons de la façon suivante :

Peptone mercurique..................... ...	0gr,40
Eau distillée.............................	10 gr.

Deux gouttes de cette solution contiennent un milligramme de sublimé ; la dose à injecter est de cinq à dix milligrammes de substance active.

peut employer à la dose suivante :

Peptone mercurique.......	0gr,10
Eau distillée............	10 gr.

Un gramme ou 20 gouttes de cette solution contiennent 1 cent. de sel mercuriel. On commence à faire des injections avec 4 à 5 mill. par jour, puis on arrive jusqu'à 8 ou 10 milligr., dose qui a pu même être dépassée.

Ce mode d'administration du mercure paraît avoir une action plus rapide et plus énergique que les autres préparations. Il est surtout indiqué dans les cas de syphilis grave et notamment dans l'iritis syphilitique maligne. Ces injections ont été pratiquées sur une vaste échelle par MM. Martineau, Terrillon et J. Michel qui n'ont eu qu'à se louer de leur emploi.

Ces injections doivent être faites tous les jours, tant que la santé générale du malade le permet. On ne les interrompt que s'il survient de la diarrhée, de l'anorexie ou, ce qui est exceptionnel, une salivation mercurielle abondante. Une autre règle dont il ne faut pas se départir dans leur emploi, c'est de les pratiquer dans les parties profondes du tissu cellulaire, car c'est à cette condition qu'elles sont le plus facilement indolentes. On choisit de préférence pour cela la région du dos, afin que s'il se manifeste accidentellement un certain degré d'endolorissement, il ne puisse gêner les mouvements du malade.

Nous avons également retiré de grands avantages des injections de cyanure de mercure faites avec la solution suivante :

Cyanure de mercure	0gr,10
Eau distillée	10 gr.

On injecte d'abord 4 ou 5 milligrammes de cyanure et on arrive progressivement à des doses de 8, 10 milligrammes et même au delà. De nombreuses observations nous ont fait voir que des iritis avec condylômes ont pu être guéries après huit ou dix injections, ce qui est un résultat favorable et recommande leur emploi.

Tel est l'ensemble des moyens de traitement qu'il convient d'employer contre l'iritis syphilitique. Il est rare que l'iodure de potassium soit ici efficace, car cette affection doit être classée dans les accidents secondaires de la syphilis, beaucoup plutôt que dans les accidents tertiaires.

2° Les iritis rhumatismale et blennorrhagique ont ensemble des liens très étroits, car l'uréthrite ne détermine une iritis, qu'après avoir donné lieu à une arthrite. Ces deux affections exigent le même traitement et sont d'habitude heureusement influencées par d'abondantes transpirations, telles que celles qui sont produites par les injections de pilocarpine. On peut, pour cela, faire usage de la solution suivante :

Chlorhydrate de pilocarpine	0gr,50
Eau distillée	10 gr.

(Injecter 5 ou 6 gouttes.)

Au début de ces injections, on doit se montrer très prudent, car la pilocarpine peut déterminer des symptômes d'évanouissement, des suffocations et même arrêter brusquement les mouvements du cœur, si on s'en rapporte aux expériences de Hardy et de Gallois.

On conseillera en même temps, soit le sulfate de quinine, comme nous l'avons déjà indiqué, soit le salicylate de soude en solution, à la dose de 4 à 6 grammes par jour.

3° L'iritis goutteuse relève du traitement général de la goutte. La teinture de semences de colchique (de 10 à 20 gouttes par jour), les sels de lithine, l'eau de Vichy constituent les remèdes le plus souvent employés et les plus efficaces, quand on y joint les prescriptions hygiéniques en usage chez les goutteux.

Une autre indication à remplir, au moins dans un bon nombre de cas, est celle de recourir aux antiphlogistiques. Nous avons vu en effet combien cette affection est souvent aiguë et douloureuse ; or, nul moyen n'est meilleur que les sangsues appliquées coup sur coup, c'est-à-dire tous les cinq ou six jours, pour triompher des crises névralgiques violentes qui tourmentent le malade.

4° Les autres variétés d'iritis diathésiques ou constitutionnelles que nous avons admises empruntent aussi à leurs causes des indications thérapeutiques spéciales. Ce serait nous entraîner trop loin, que de rappeler les médications diverses qui conviennent dans la scrofule, dans la tuberculose, dans la glycosurie ou dans les affections utérines. Disons seulement en passant, à propos de l'iritis dysménorrhéique, que nous avons souvent obtenu de bons résultats, en appliquant une ou deux sangsues sur la partie supérieure des cuisses, à l'arrivée présumée de l'époque menstruelle.

5° Il est enfin une dernière variété d'iritis qui réclame un traitement tout particulier; nous voulons parler de l'iritis chronique. Dans la grande majorité des cas, celle-ci est due à la présence de nombreuses synéchies postérieures qui emprisonnent la pupille et entretiennent dans l'iris un certain degré d'irritation qui se manifeste soit d'une façon continue, soit surtout sous forme de poussées inflammatoires récidivant avec la plus grande facilité. Il est alors nécessaire d'avoir recours à l'iridectomie pour dégager l'orifice pupillaire et prévenir souvent une irido-choroïdite.

Cette opération s'exécute habituellement à la partie supérieure de l'iris, où elle doit créer une large ouverture. Toutefois, dans le cas d'atrésie complète de la pupille, nous la pratiquons de préférence en bas et en dedans ou directement en bas, dans un but optique. Quoi qu'il en soit, elle n'est indiquée que lorsque l'état aigu de la maladie est passé, surtout s'il s'agit d'une iritis syphilitique, plus intolérante que toute autre même du plus léger traumatisme, lorsque l'inflammation n'est pas complètement éteinte.

TROUBLES FONCTIONNELS DE L'IRIS (MYDRIASE, MYOSIS).

1° MYDRIASE.

On appelle *mydriase* la dilatation anormale et persistante de la pupille.

On distingue plusieurs variétés de mydriases dont il importe de faire le diagnostic. Parmi les principales, citons en premier lieu celle qui survient comme complication de la perte de la vue d'un œil et tient à ce que le centre réflexe des mouvements de l'iris est paralysé. Dans ce cas, la pupille reste immobile quand la lumière la frappe isolément, mais réagit en même temps que celle de son congénère, lorsque celui-ci subit l'impression des rayons lumineux, ce dont il est facile de s'assurer en fermant et en ouvrant simultanément les paupières de chaque œil.

Une deuxième variété de mydriase est celle qui accompagne la paralysie de la troisième paire, fait partie du syndrome clinique de cette affection et se présente au même titre que le ptosis, la diplopie et le strabisme divergent.

Il est enfin une autre espèce de mydriase qui constitue une affection en quelque sorte isolée, ayant sa propre individualité. C'est de celle-ci seulement que nous nous occuperons, au point de vue de ses caractères, de son origine et de sa valeur séméiologique dans quelques maladies cérébrales et spinales.

Symptômes. Les caractères de la mydriase sont la dilatation exagérée et permanente de la pupille. Celle-ci n'obéissant plus à ses stimulants naturels (lumière, efforts d'accommodation et de convergence) reste complètement immobile. Elle conserve ordinairement sa forme régulière et arrondie, mais elle peut devenir ovale ou elliptique, par suite de l'altération prédominante de certains filets nerveux.

La mydriase s'accompagne toujours d'un certain trouble de la vue. En effet, la lumière arrivant dans l'œil en trop grande quantité produit des éblouissements; d'un autre côté, les rayons lumineux, pénétrant par les parties périphériques du cristallin, ne subissent pas la même réfraction que les rayons centraux et donnent lieu à des cercles de diffusion (aberration de sphéricité).

Tels sont les caractères que présente la mydriase proprement dite, mais comme elle est presque toujours associée à la paralysie du muscle ciliaire, on observe en outre les symptômes de cette dernière affection, à savoir: 1° des phénomènes de micropie; 2° le recul du punctum proximum; symptômes sur lesquels nous aurons à revenir quand nous étudierons la paralysie de l'accommodation.

Causes.

Ce que nous savons des mouvements de l'iris et de son innervation nous permet de comprendre que toute mydriase est due: 1° soit à une paralysie de son sphincter (troisième paire); 2° soit à une excitation de son muscle dilatateur (grand sympathique) (1).

La mydriase est donc tantôt d'ordre paralytique, tantôt

(1) Les nouvelles recherches de F. Franck ont démontré que l'iris reçoit du grand sympathique deux ordres de filets nerveux destinés les uns aux vaisseaux, les autres aux mouvements de la pupille. Ces derniers émanent du grand sympathique un peu au-dessus du ganglion cervical supérieur, sous la forme d'un filet spécial qui entre dans le crâne par le trou déchiré postérieur et se rend ensuite à l'iris. C'est ce filet qui préside aux contractions des fibres radiées, de sorte que les mouvements de l'iris sont sous la dépendance directe de son innervation et ne sont pas dus à des phénomènes vasculaires, comme quelques auteurs inclinent à le penser.

d'ordre spasmodique. Elle peut même être produite par la combinaison et la réunion de ces deux causes, comme cela a lieu, selon beaucoup d'auteurs, lorsqu'elle se déclare à la suite de l'instillation des mydriatiques (mydriase artificielle).

1° *Mydriase artificielle.* — La mydriase la plus fréquente est celle qui est produite par les médicaments dits mydriatiques. Aussi est-ce à cette cause qu'il faut songer en premier lieu, quand on est en présence de cette affection. Les renseignements fournis par le malade et l'aspect de la pupille dilatée au maximum la font toujours facilement reconnaître.

Nous avons étudié plus haut les différents mydriatiques, et nous avons vu que les deux plus puissants sont la duboisine et l'atropine. Ils sont assez énergiques pour que quelques gouttes de leur solution à 1/500 laissent la pupille dilatée pendant dix ou quinze jours. La dilatation qu'ils provoquent est toujours plus prononcée que celle que détermine la paralysie complète de la troisième paire; aussi a-t-on été porté à admettre qu'ils agissent tout à la fois en paralysant les fibres circulaires de l'iris et en excitant les fibres radiées.

Cette dilatation artificielle de la pupille peut se produire dans les conditions les plus diverses et notamment chez les malades qui font usage de belladone, soit en pilules, soit en emplâtre ou en suppositoire. Il faut toujours s'enquérir de ces sortes de faits, quand on est en présence d'une mydriase double, afin de ne pas s'exposer à l'attribuer à tort à une affection des centres nerveux (1).

2° *Mydriase paralytique.* — La mydriase paralytique uni-

(1) Comme exemple de la grande circonspection que l'on doit apporter dans le diagnostic de la mydriase, nous pouvons citer le cas suivant.

Nous avons soigné, avec le Dr

latérale, envisagée comme symptôme isolé, reconnaît deux ordres de causes: 1° des causes périphériques; 2° des causes centrales.

1° Parmi les premières, nous pouvons citer l'influence rhumatismale. C'est ainsi, par exemple, qu'on peut voir une mydriase survenir à la suite d'un refroidissement; toutefois cette cause n'est pas commune et ne doit pas laisser le médecin exempt de toute inquiétude sur l'avenir du malade.

2° On voit aussi quelquefois la mydriase apparaître à la suite d'une violente contusion du globe et rester persistante. On s'en rend compte facilement en admettant la déchirure de quelques nerfs ciliaires ou la compression que leur fait subir du sang épanché ou les produits qu'il laisse à sa suite.

3° Enfin l'irritation d'une ou de plusieurs branches de la cinquième paire peut, par action réflexe, donner lieu à la mydriase. Desmarres a obtenu la guérison de cette affection par l'extraction d'une dent cariée et nous avons eu nous-mêmes occasion d'observer bon nombre de faits analogues.

Les causes centrales sont loin d'être bien déterminées.

La mydriase d'un œil est quelquefois le symptôme avant-coureur d'une ataxie locomotrice qui ne se révélera que quelques années plus tard.

Des lésions syphilitiques intra-crâniennes peuvent également en être l'origine. Faut-il admettre ici l'existence

Noël Guéneau de Mussy, un Anglais atteint de mydriase monoculaire de cause cérébrale, dont il fut guéri. Quelques mois après, nous avons revu ce même malade avec le Dr Labadie-Lagrave. Il était alors porteur d'une mydriase binoculaire qui aurait pu être attribuée à une lésion encéphalique, si nous n'en avions recherché et trouvé la cause dans un emplâtre belladoné que le malade portait à l'épigastre, pour combattre des symptômes de gastralgie.

d'altérations assez circonscrites, pour intéresser seulement quelques filets nerveux à l'exclusion des autres, dans l'épaisseur même du nerf de la troisième paire? Cette hypothèse ne paraît guère rationnelle, et il est probable que la manifestation d'un symptôme aussi isolé que la mydriase tient, comme le dit Fournier, à une dissociation anatomique du cordon nerveux, dont les fibres divergentes vont emprunter leur principe d'innervation à des centres cérébraux différents. Une pareille interprétation est justifiée par les faits de Grasset et de Landouzy, qui ont démontré l'origine corticale du ptosis isolé, lequel semble devoir être localisé dans une région située en avant du pli courbe. La mydriase a probablement aussi sa localisation cérébrale distincte, mais à ce sujet on ne peut faire encore que des conjectures.

Enfin la mydriase est quelquefois sous la dépendance de maladies générales telles que la diphthérite, où elle se manifeste soit comme symptôme isolé, soit comme symptôme associé à la paralysie du voile du palais. Cette mydriase est binoculaire et s'accompagne toujours de la perte du pouvoir accommodateur.

3° *Mydriase spasmodique.* — La physiologie nous apprend que l'excitation du grand sympathique cervical amène la dilatation de la pupille. Il en est de même si l'excitation porte sur la moelle et surtout sur la région ciliospinale. La clinique à son tour nous enseigne que toute irritation du grand sympathique et de la moelle, par un processus pathologique quelconque, produit la mydriase; c'est pourquoi on l'observe dans certaines tumeurs du cou et du médiastin, ainsi que dans la période de début et d'excitation des méningo-myélites, du mal de Pott et de certaines fractures de la colonne vertébrale.

Ce sont là des exemples rares de mydriase spasmodique, mais il y en a de plus fréquents; tels sont ceux qui arrivent à la suite des vers intestinaux, de l'onanisme et de certaines formes de chorée, d'hypochondrie et d'hystérie. Ces mydriases sont transitoires et cèdent facilement à un traitement approprié.

Diagnostic.

1° On ne confondra pas la mydriase avec la pupille large et dilatée des enfants et des personnes anémiques, car dans ces cas la pupille reste contractile et se resserre sous l'influence de la lumière. A ce sujet, il est important de savoir que la lumière du jour a sur la contraction de la pupille une influence beaucoup plus marquée que les rayons lumineux de la plus forte lampe, même concentrés sur l'œil au moyen d'une loupe.

2° Dans certains cas, la mydriase est si peu prononcée qu'on peut concevoir des doutes sur son existence. Il est alors nécessaire de comparer les pupilles de chaque œil, de façon à reconnaître celle qui est le plus dilatée. Toutefois on peut avoir à se demander si l'inégalité pupillaire tient à la mydriase d'une des pupilles ou au myosis de l'autre. On évitera toute erreur en prenant en considération le degré de rétrécissement ou de dilatation que présente chaque pupille par rapport à ses dimensions normales. Celle qui s'éloigne le plus de son diamètre habituel est celle dont l'innervation est atteinte; du reste elle n'obéit plus aux variations de l'éclairage, comme la pupille restée indemne, ce qui est encore un bon élément de diagnostic.

Une fois la mydriase reconnue, on recherchera si elle est accompagnée de diplopie, afin de distinguer celle qui constitue une affection spéciale, isolée, de celle qui est sous la dépendance d'une paralysie de la troisième paire.

Une autre question de diagnostic également très intéressante se présente. Comment peut-on différencier entre elles les diverses espèces de mydriases que nous avons admises?

La mydriase artificielle, dont le type est celle qui est produite par l'atropine, est la plus facile à reconnaître, car la pupille, dilatée au maximum, est plus large que dans toute autre variété de mydriase, et le pouvoir accommodateur est complètement anéanti. En outre, les collyres myotiques sont en quelque sorte de nul effet pour faire contracter une telle pupille, car l'action de l'atropine est plus puissante et reste prépondérante.

La mydriase paralytique est de moyenne intensité et s'accroît notablement par l'instillation d'une seule goutte d'atropine. L'accommodation est presque toujours suspendue, mais ce n'est pas une règle invariable comme dans la variété précédente. Enfin l'ésérine triomphe facilement de la dilatation pupillaire, au moins d'une façon momentanée.

Quant à la mydriase spasmodique, elle respecte souvent l'accommodation. L'ésérine provoque facilement le rétrécissement pupillaire; l'action d'une vive lumière est également suffisante pour contrebalancer dans une certaine mesure l'influence de l'irritation du grand sympathique.

Traitement. Le traitement doit être dirigé contre le symptôme mydriase et surtout contre ses causes.

1° Pour combattre ce symptôme, on trouve une précieuse ressource dans l'instillation de collyres myotiques, tels que l'ésérine et la pilocarpine, aux doses suivantes :

Sulfate neutre d'ésérine..	0gr,02	Chlorhydrate de pilocarpine	0gr,15
Eau distillée...........	10 gr.	Eau distillée.............	10 gr.

On instille une goutte de ces collyres dans l'œil une ou

deux fois par jour, car leur action est passagère, et on améliore ainsi la vision d'une façon sensible. Toutefois, si la mydriase est due à l'atropine, ces myotiques sont de peu d'efficacité.

La lunette sténopéique ou l'emploi de verres correcteurs de l'anomalie accommodative peut également rendre de grands services au malade, sous le rapport de la fonction visuelle. On choisira les verres convexes les mieux appropriés à la distance réclamée par le malade pour ses travaux habituels.

Beaucoup d'auteurs ont vanté l'emploi des courants continus, d'après la méthode de Remak, c'est-à-dire le pôle positif appliqué sur les paupières fermées et le pôle négatif sur l'apophyse mastoïde. Ce moyen peut être employé à titre d'essai, mais n'a pas souvent grande utilité.

2° Mais c'est surtout dans la recherche des causes que l'on trouve la base d'un traitement efficace. Chez les enfants, les vers intestinaux, l'onanisme, la diphthérie sont souvent en jeu et présentent des indications spéciales. Chez les femmes, les névroses entretenues par la chloro-anémie sont des causes fréquentes de mydriase et réclament l'emploi des toniques et de l'hydrothérapie.

Lorsqu'on soupçonne une cause rhumatismale, il faut s'adresser aux bains de vapeur, aux bains sulfureux et aux sudations provoquées par les injections de pilocarpine.

Enfin, si la syphilis est en cause, c'est au traitement spécifique qu'il est nécessaire d'avoir recours, c'est-à-dire aux frictions mercurielles et à l'usage de l'iodure de potassium. Ce traitement doit être énergique et prolongé, car il faut voir dans la mydriase la première étape de la syphilis cérébrale et un symptôme gros de danger pour l'avenir du malade.

MYOSIS.

Le myosis est le rétrécissement anormal et permanent de la pupille, indépendant de tout état inflammatoire des membranes de l'œil.

Ce rétrécissement existe tantôt à l'état de symptôme isolé, tantôt accompagné de la contraction du muscle ciliaire.

Symptômes. Les caractères du myosis sont, comme nous venons de le dire, le rétrécissement exagéré de la pupille et son immobilité presque complète ou ne s'exerçant du moins que dans des limites très restreintes. Cette diminution de l'orifice pupillaire est souvent assez prononcée pour entraîner certains troubles visuels, tels qu'un rétrécissement appréciable de la vision périphérique et un affaiblissement de la vision centrale, par suite de la quantité insuffisante de lumière qui entre dans l'œil.

En outre, comme le myosis s'accompagne souvent de la contracture du muscle ciliaire, on observe les symptômes du spasme de l'accommodation, qui sont des phénomènes de macropie et un changement dans la réfraction des rayons lumineux qui parviennent dans l'œil. C'est ainsi que l'emmétrope ne voit plus au loin que d'une façon confuse, à moins de se servir de verres concaves ; de près, il peut lire à une distance plus rapprochée que d'ordinaire, mais il en éprouve une certaine souffrance, par suite des contractions exagérées et douloureuses du muscle ciliaire. (Voir *Spasme de l'accommodation*.)

Causes. De même que la mydriase, le myosis peut être de nature paralytique (paralysie du muscle dilatateur de la pupille) ou de nature spasmodique (contraction exagérée du sphincter). Il peut être aussi le résultat de certains agents, qui ont la propriété remarquable de faire contracter la pupille et le muscle accommodateur et qu'on désigne sous le nom de myotiques (myosis artificiel).

1° *Myosis artificiel.* — Un grand nombre d'agents médicamenteux ont en effet, sur le rétrécissement de la pupille, une influence considérable. De ce nombre sont : l'opium, le tabac, l'aconit, le seigle ergoté, la ciguë, etc. ; mais les deux plus puissants sont les alcaloïdes tirés de la fève de Calabar et du jaborandi, c'est-à-dire l'ésérine et la pilocarpine.

L'ésérine (1) a une action myotique très énergique. Il

(1) L'ésérine a une telle importance en thérapeutique oculaire, qu'il est nécessaire de bien connaître ce médicament.

Outre l'action remarquable qu'il possède de faire contracter la pupille et de provoquer le spasme de l'accommodation, on lui reconnaît la propriété de faire contracter les vaisseaux, de s'opposer à la diapédèse et de diminuer, dans certains cas, la tension intra-oculaire (Laqueur).

Par quel mécanisme arrive-t-il à ce dernier résultat? Est-ce par l'action qu'il exerce sur les vaisseaux? Est-ce en tendant l'iris et en permettant, comme les expériences d'Ulrich semblent le démontrer, la filtration plus facile des liquides intra-oculaires qui le traversent d'arrière en avant ? Est-ce en dégageant sa périphérie de l'encoignure de la chambre antérieure, ce qui facilite la circulation des voies lymphatiques de l'angle iridien? Cette dernière hypothèse est celle qui paraît le plus probable.

L'ésérine, instillée dans l'œil, peut provoquer certains accidents. Le plus fréquent est le spasme des paupières, qui peut s'étendre à plusieurs muscles de la face. On a aussi noté des névralgies ciliaires et des vomissements.

L'instillation de l'ésérine est, en effet, souvent accompagnée d'une sensation douloureuse au front et à la tempe qui ne dure que quelques instants, une demi-heure au plus, et se dissipe. Mais cette douleur peut devenir beaucoup plus intense, s'irradier dans toutes les branches de la 5e paire et se prolonger pendant plusieurs heures. Si de pareils accidents se renouvellent après chaque instillation, il est nécessaire de renoncer à son emploi et de le remplacer par le collyre de pilocarpine qui n'a pas les mêmes inconvénients.

Un autre phénomène, que peut également produire l'ésérine, est le vomissement. Ce dernier symptôme accompagne la douleur de tête et peut se manifester à la suite suffit de quelques gouttes d'une solution à 1/500, instillées dans l'œil, pour produire, en cinq ou dix minutes, une contraction de la pupille très prononcée. Cette contraction atteint son maximum entre trente et quarante minutes, diminue après trois ou quatre heures, et disparaît complètement en deux ou trois jours ; mais la lumière conserve encore son influence sur la pupille ainsi rétrécie et la fait contracter davantage.

Mais, quelque énergique que soit l'action myotique de l'ésérine, elle le cède en puissance à l'action mydriatique de l'atropine. En effet une seule instillation d'atropine à 1/500 ramène non seulement à l'état normal une pupille rétrécie par l'ésérine, mais lui fait subir une dilatation très

d'une seule instillation de collyre.

Il est enfin nécessaire de savoir que l'ésérine a quelquefois une action locale irritante sur la conjonctive et peut, comme l'atropine, donner lieu à une véritable conjonctivite toxique.

L'ésérine, ou plutôt son sulfate neutre, s'emploie généralement à la dose suivante :

Sulfate neutre d'ésérine..	0gr,02
Eau distillée	10 gr.

En tout cas il ne doit jamais être employé à plus forte dose qu'au centième, car déjà à 1/500e et même à 1/1000e il possède une action myotique suffisamment énergique.

Sa solution est très soluble dans l'eau. Elle est transparente et incolore pendant les premières 24 heures, mais après 2 ou 3 jours elle prend une teinte rosée, qui devient rapidement rouge acajou. Ce changement de couleur est dû à un produit oxydé qui s'y forme, que Duquesnel appelle rubrésérine et qui enlève au collyre une partie de ses propriétés myotiques. Nous possédons depuis deux ans un collyre d'ésérine à 1/500e dont l'action est aujourd'hui presque nulle. Cette oxydation de l'ésérine n'a pas lieu, quand cette substance est incorporée à la vaseline, de sorte qu'on peut considérer comme stable la pommade suivante, qui peut parfois remplacer les instillations d'ésérine :

Sulfate neutre d'ésérine..	0gr,01
Vaseline	5 gr.

Certains médecins ont attribué aux solutions d'ésérine un pouvoir antiseptique. Mais les expériences de Weber de Darmstadt, qui a cultivé des bactéries dans des solutions d'ésérine concentrées (5 p. 100), contredisent cette opinion.

apparente, tandis que l'ésérine reste pour ainsi dire sans influence sur une pupille atropinisée.

En même temps que l'ésérine rétrécit la pupille, elle fait contracter le muscle accommodateur; mais le spasme de l'accommodation dure beaucoup moins de temps que le myosis et cesse en deux ou trois heures.

Tous ces phénomènes de rétrécissement pupillaire et de spasme de l'accommodation tiennent, selon les physiologistes, à des contractions exagérées du sphincter pupillaire et du muscle ciliaire, dues à l'excitation des terminaisons du moteur oculaire commun. Le myosis artificiel peut donc être regardé comme un myosis d'ordre spasmodique.

La pilocarpine (1) est, comme l'ésérine, un myotique énergique, mais ses effets sont moins durables. Instillée dans l'œil à la dose de 1/500, elle commence à faire contracter la pupille après une dizaine de minutes. Le rétrécissement atteint son maximum en vingt ou trente minutes, persiste pendant trois ou quatre heures, puis va en diminuant peu à peu pour cesser complètement en vingt-quatre heures environ.

Cet alcaloïde fait également contracter le muscle ciliaire, mais le spasme de l'accommodation, qui commence à peu près en même temps que la contraction pupillaire, ne dure guère qu'une heure et demie ou deux heures.

Tels sont les deux plus puissants myotiques dont on fasse aujourd'hui usage.

(1) La pilocarpine est le principe actif du jaborandi, nom donné aux feuilles et aux extrémités des rameaux du *Pilocarpus pinnatus*, plante de la famille des rutacées.

On s'en sert en thérapeutique oculaire, sous forme de chlorhydrate, à la dose suivante:

Chlorhydrate de pilocarpine	0gr,10 à 15
Eau distillée	10 gr.

Ce collyre est incolore et peut remplacer le collyre d'ésérine, lorsque celui-ci se montre irritant, ou est mal supporté, comme cela arrive dans certaines idiosyncrasies.

A côté d'eux, mais sur un rang bien inférieur, on doit placer la morphine. En effet, pour qu'elle agisse énergiquement sur la pupille, il faut qu'elle soit absorbée à assez forte dose. C'est ce qui se voit, par exemple, chez les personnes empoisonnées par l'opium ; le myosis est alors très prononcé et peut même rester permanent.

Un autre genre de myosis, que l'on rencontre plus fréquemment dans la pratique, est celui qui est déterminé par l'abus du tabac, chez les grands fumeurs. Cette variété de myosis est tantôt monoculaire, tantôt binoculaire et constitue un des éléments du diagnostic entre l'amblyopie alcoolique et l'amblyopie nicotinique.

2° *Myosis paralytique.* — Le myosis paralytique est dû à la paralysie du grand sympathique. Ce nerf cessant d'innerver le muscle dilatateur de la pupille ne lui permet plus de contrebalancer l'action du sphincter et laisse celle-ci devenir complètement prépondérante.

Cette paralysie du grand sympathique peut être produite expérimentalement. Pourfour du Petit le premier a arraché le ganglion cervical du grand sympathique et a vu la pupille se rétrécir. Budge et Claude Bernard ont reconnu à leur tour que ce filet cervical n'agit que comme un conducteur de l'innervation, dont le centre se trouve dans la moelle épinière, entre la sixième vertèbre cervicale et la troisième dorsale, région qui, d'après Cl. Bernard, porte le nom de *région cilio-spinale* et dont toute dégénérescence des éléments nerveux entraîne le myosis.

Le myosis paralytique s'observe surtout dans l'ataxie locomotrice.

Duchenne de Boulogne (1) avait depuis longtemps noté

(1) Duchenne (de Boulogne), *De l'Électrisation localisée*, 3e édition. Paris, 1872, p. 630.

ce fait, lorsqu'en 1869 Argyll Robertson fit voir que les pupilles contractées restent insensibles à la lumière et à l'obscurité, mais se meuvent d'une façon très appréciable sous l'influence de l'accommodation, c'est-à-dire se rétrécissent lorsque le malade regarde de près et s'élargissent lorsqu'il fixe un objet éloigné. Ces remarques confirmées par Lebert, Wernicke, Vincent, peuvent être utiles pour le diagnostic du début de l'ataxie, mais elles ne présentent cependant rien de caractéristique, car les mêmes faits se reproduisent dans d'autres affections cérébrales ou médullaires, ainsi qu'au début de la paralysie générale. Toutefois ici, c'est l'inégalité des pupilles qui est le phénomène dominant, inégalité qui se manifeste par la contraction ou la dilatation tantôt d'une pupille, tantôt de l'autre et acquiert une grande importance pour le diagnostic de cette affection (Baillarger).

Quoi qu'il en soit, le myosis de l'ataxie est presque toujours binoculaire. Il est souvent tellement prononcé que la pupille mesure moins d'un millimètre, ce qui rend presque impossible l'examen ophthalmoscopique. Parfois on le voit disparaître à mesure que l'affection fait des progrès, mais le plus souvent il est persistant, malgré tous les traitements employés.

C'est aussi dans le myosis de nature paralytique qu'on range la contraction remarquable de la pupille qui survient dans la chloroformisation. Cette contraction annonce le début de la période d'anesthésie et constitue ainsi un signe important que le médecin doit toujours consulter.

3° *Myosis spasmodique.* — Le myosis spasmodique est beaucoup plus rare que la mydriase, dans les maladies de l'encéphale. On l'observe surtout dans la période d'excitation des affections cérébrales, et tous les pathologistes le signalent au début des méningites et des encéphalites. Il apparaît aussi dans le tétanos, les accès convulsifs et l'hystérie, comme cela a été signalé par l'un de nous pour la première fois.

Une autre variété de myosis spasmodique se rencontre chez les personnes qui font des efforts exagérés d'accommodation, ce qui s'observe surtout dans l'hypermétropie et dans la presbyopie. (Voir *Spasme de l'accommodation.*)

Telles sont les principales variétés de myosis que l'on rencontre dans la pratique. Il en est d'autres encore, mais qui sont en quelque sorte physiologiques. Certaines personnes ont en effet d'habitude les pupilles très étroites, état qui se remarque surtout chez les individus pléthoriques et chez les vieillards. Il est à remarquer aussi que les pupilles sont rétrécies pendant le sommeil, phénomène sur lequel s'appuyait Gubler, pour soutenir que le cerveau est alors congestionné.

L'empoisonnement par l'opium et le tabac amène aussi un certain degré de myosis.

Traitement. Le traitement du myosis varie avec ses causes et s'adresse surtout à la maladie cérébrale ou spinale qui lui a donné naissance.

S'il s'agit d'un myosis consécutif à un spasme de l'accommodation, on mettra le muscle ciliaire au repos, en faisant usage pendant quelques jours du collyre d'atropine, ou mieux encore d'homatropine, dont l'action est moins durable et peut plus facilement être réglée. Il est intéressant aussi de savoir que les courants continus peuvent détendre rapidement l'accommodation, lorsqu'ils sont employés dans le sens des courants descendants de Remak, c'est-à-dire le pôle zinc sur les paupières fermées et le pôle cuivre sur l'apophyse mastoïde.

Nous terminerons ces considérations sur les troubles fonctionnels de l'iris, en faisant remarquer que la mydriase et le myosis, envisagés dans leur pathogénie et comme éléments de diagnostic dans les affections cérébro-spinales, constituent un des chapitres les moins bien connus de la pathologie. Tant de causes diverses influencent les mouvements de l'iris, qu'on n'a pu encore parvenir à faire la part exacte de ce qui revient à chacune d'elles. On se rend compte de ces difficultés, en réfléchissant que les mouvements de la pupille sont sous la dépendance de la sensibilité rétinienne, de l'intégrité de l'axe réflexe qui de la rétine se rend à l'oculo-moteur, et de toutes les influences morbides de nature irritative ou paralysante, qui peuvent atteindre la troisième paire, le grand sympathique et probablement certains centres moteurs de l'écorce cérébrale. Que d'éventualités dont il faut tenir compte dans une question aussi complexe ! Aussi la clinique s'est-elle bornée jusqu'ici à enregistrer des faits et à recueillir des observations, laissant à l'avenir le soin de les classer et de découvrir les lois qui les régissent.

TUMEURS DE L'IRIS.

Parmi les tumeurs de l'iris, nous avons déjà eu occasion de signaler les condylômes, les tubercules et les abcès; il nous reste à étudier les kystes et les mélano-sarcômes.

Kystes. — Les kystes de l'iris sont rares. Ils se présentent sous la forme de petites tumeurs arrondies, demi-transparentes, à surface lisse dépourvue de vaisseaux et sur laquelle on ne reconnaît plus aucune fibre irienne distincte. Les uns sont solides et renferment quelquefois de petits poils, les autres contiennent un liquide transparent; mais un point commun à ces deux variétés de kystes, c'est leur origine qui est presque toujours une lésion traumatique.

Lorsque le kyste est solide, on admet qu'au moment de la blessure de la cornée, quelques parcelles d'épithélium pénètrent dans l'œil en même temps que l'instrument vulnérant et viennent se greffer sur l'iris, où elles continuent à se développer et à proliférer. Si des cils sont en même temps entraînés dans la chambre antérieure avec leur bulbe pileux, on comprend facilement qu'ils puissent s'implanter dans l'iris et y donner lieu à de véritables tumeurs épidermoïdales.

L'origine des kystes liquides est plus difficile à saisir, et a été l'objet des explications les plus variées. Certains auteurs les considèrent comme dus à une sorte de plissement de l'iris, occasionné par un traumatisme, plissement qui constitue une petite loge que l'humeur aqueuse remplit, distend et augmente de plus en plus. D'autres rapportent la maladie au développement de microbes déposés dans une plaie de l'iris par les instruments qui le blessent. Nous pensons pour notre part qu'il existe deux sortes de kystes : les uns simples, séreux, provenant d'un soulèvement de la couche d'endothélium qui recouvre l'iris; les autres reconnaissant pour origine des animalcules, des vibrions, des parcelles épithéliales de la cornée, déposés dans l'épaisseur de cette membrane. Masse a décrit une variété spéciale de kystes perlés, et, par ses expériences récentes, a démontré que l'introduction des parcelles épithéliales de la cornée sur l'iris peut être d'une façon non douteuse la cause des kystes que l'on voit s'y développer.

Diagnostic. Le diagnostic des kystes de l'iris ne présente pas beaucoup de difficultés; néanmoins il est intéressant d'en donner un rapide aperçu.

La surface du kyste est ordinairement lisse, uniforme, d'une teinte semblable à celle de l'iris et sans aucune trace des fibres radiées ou circulaires. Ses contours sont bien circonscrits et arrondis, de sorte que l'ensemble de la tumeur a une forme sphéroïdale. Tantôt cette tumeur est simple, tantôt au contraire bilobée, comme cela a été démontré par Guépin. A mesure que le kyste prend du développement, il se rapproche de la cornée et peut à un moment donné remplir toute la profondeur de la chambre antérieure. En même temps la pupille diminue de plus en plus d'étendue, car elle se trouve masquée et pour ainsi dire coiffée par la tumeur. A l'éclairage ophthalmoscopique, on aperçoit cette pupille toute déformée et ayant un de ses bords limité par une tumeur bosselée, ce qui lui donne la forme de la moitié d'un cercle.

Quoi qu'il en soit, les kystes de l'iris ont une tendance à progresser, ce qui rend toujours leur pronostic sérieux. Les principaux accidents auxquels ils donnent lieu sont : l'ulcération de la cornée, lorsqu'ils sont assez volumineux pour comprimer cette membrane ; des poussées inflammatoires qui peuvent aboutir à une irido-choroïdite et quelquefois enfin des phénomènes sympathiques. Aussi faut-il se hâter de procéder à leur enlèvement, avant qu'ils aient acquis un développement trop considérable.

Traitement.

La ponction du kyste, son broiement avec une pince (Stœber), la dilacération de son enveloppe, sont presque toujours suivis de récidive et doivent être abandonnés. La seule opération à tenter est l'extirpation de la tumeur, avec excision de la partie de l'iris qui lui sert de base d'implantation.

En pratiquant l'excision de l'iris, on doit faire la plus grande attention à ce que le couteau ne pénètre pas dans le kyste et ne vide pas son contenu, car l'extraction en deviendrait difficile, sinon impossible. L'excision du kyste avec la partie de l'iris sur laquelle il est implanté doit être aussi complète que possible, car il suffirait de laisser dans l'œil une portion quelconque de ses parois, pour que la tumeur se reproduise après quelque temps.

Mélano-sarcôme. — Nous ne ferons que signaler les mélano-sarcômes de l'iris, qui débutent exceptionnellement dans cette membrane et ne l'atteignent qu'après avoir envahi les régions voisines et surtout la choroïde.

Mais il existe des cas dans lesquels des tumeurs mélano-sarcomateuses prennent naissance dans l'iris, sans qu'il y ait la moindre altération du côté des membranes internes de l'œil. Hirschberg en a rapporté un cas, et, pour notre compte, nous avons aussi observé et décrit un fait de ce genre.

Le diagnostic de ces sortes de tumeurs n'est point difficile. On les reconnaît à une tuméfaction bosselée, circonscrite dans une portion de l'iris, ayant une teinte brunâtre, saillante dans la chambre antérieure et ne donnant lieu pendant longtemps, à aucun phénomène inflammatoire.

Dès que l'aspect de la tumeur et sa marche rapidement progressive ont assuré le diagnostic, il est nécessaire de recourir à l'énucléation du globe.

TABLE DES MATIÈRES

DU PREMIER FASCICULE

FIN DE LA TABLE DES MATIÈRES.

5291-82. — Corbeil. Typ. et stér. CRÉTÉ.

www.ingramcontent.com/pod-product-compliance
Ingram Content Group UK Ltd.
Pitfield, Milton Keynes, MK11 3LW, UK
UKHW012158240726
13966UKWH00002B/419

9 782011 744678